U0384315

影像科护理标准化流程与应急预案

主　编◎李　伟　伍冬梅　赵俐红
副主编◎张　玮　周洁宏

四川大学出版社
SICHUAN UNIVERSITY PRESS

图书在版编目（CIP）数据

影像科护理标准化流程与应急预案 / 李伟，伍冬梅，赵俐红主编. — 成都 : 四川大学出版社，2023.6

ISBN 978-7-5690-6201-4

Ⅰ. ①影… Ⅱ. ①李… ②伍… ③赵… Ⅲ. ①影像诊断—护理学—标准化 Ⅳ. ① R445-65 ② R47-65

中国国家版本馆 CIP 数据核字 (2023) 第 121796 号

书　　名：影像科护理标准化流程与应急预案
　　　　　Yingxiangke Huli Biaozhunhua Liucheng yu Yingji Yu'an

主　　编：李　伟　伍冬梅　赵俐红

选题策划：周　艳
责任编辑：张　澄
责任校对：倪德君
装帧设计：胜翔设计
责任印制：王　炜

出版发行：四川大学出版社有限责任公司
　　　　　地址：成都市一环路南一段 24 号（610065）
　　　　　电话：（028）85408311（发行部）、85400276（总编室）
　　　　　电子邮箱：scupress@vip.163.com
　　　　　网址：https://press.scu.edu.cn
印前制作：四川胜翔数码印务设计有限公司
印刷装订：四川煤田地质制图印务有限责任公司

成品尺寸：185mm×260mm
印　　张：22.75
字　　数：524 千字

版　　次：2023 年 8 月 第 1 版
印　　次：2023 年 8 月 第 1 次印刷
定　　价：98.00 元

扫码获取数字资源

四川大学出版社微信公众号

本社图书如有印装质量问题，请联系发行部调换

版权所有 ◆ 侵权必究

编 委 会

主　　编　李　伟　伍冬梅　赵俐红

副主编　张　玮　周洁宏

参编人员　李　伟　伍冬梅　赵俐红　张　玮　周洁宏

孟　磊　张正义　彭　丹　马叶梅　邱凯凯

廖　薇　罗　茂　肖文丹　丁婉玉　段　薇

顾寒纳　杨丽丹　熊天祯　兰　琳　邓　双

李慧兰

目 录

第一章　影像护理发展概论

第一节　医学影像学的发展与现状

医学影像学（Medical imaging）也称为医学成像学，指运用X线检查、超声成像（Ultrasonography）、放射性核素成像（Radionuclide imaging）、计算机体层成像（Computed tomography，CT）、磁共振成像（Magnetic resonance imaging，MRI）等成像方法对疾病进行诊断和治疗的一门学科。在临床诊疗中，75%～85%的信息源于影像图像，医学影像学广泛应用于体检、疾病筛查、诊断与鉴别、疗效评价及预后等多个方面，为人民群众提供全方位、全周期的健康保障。近年来，随着CT、MRI、超声成像等影像设备不断更新，生物医学工程和计算机技术日臻成熟，结合5G远程医疗服务大数据、云储存等技术的影像科已从医技辅助科室发展成拥有数字X线成像、CT、MRI、超声成像、介入诊疗及核医学在内的大型临床医技科室或区域医疗影像数据中心。随着精准医疗的提出和发展，精准医疗和循证医学相结合、人工智能（Artificial intelligence，AI）的辅助，使得医学影像学进入发展的新时代。政策引导、技术进步、疾病结构变化及市场巨大需求推动了医学影像学快速发展和进步，新形势下医学影像学学科的内涵和主体任务在悄悄变化，医学影像学也逐渐向精准化、临床化、智能化、院前化和网络化这五个方向发展，从而更好地服务于临床。

一、医学影像学发展历程

自19世纪起，临床上相继出现了X线检查、CT、MRI、放射性核素成像、超声成像、单光子发射计算机体层成像（Single photon emission computed tomography，SPECT）和正电子发射体层成像（Positron emission tomography，PET）等成像方法，逐渐形成了影像诊断学（Diagnostic imaging）。20世纪70年代，迅速兴起的介入放射学（Interventional radiology）在影像诊断学的基础上对某些疾病进行治疗，使影像诊断学发展为医学影像学。医学影像学发展简史见表1－1－1。

表 1-1-1　医学影像学发展简史

时间	设备与技术发展史
1876 年	英国科学家弗朗西斯·高尔顿（Francis Galton）利用气哨实验，产生了高达 30000Hz 的超声波
1895 年	德国物理学家伦琴（Wilhelm Conrad Röntgen）发现 X 线
1896 年	X 线应用于临床
1901 年	X 线的发现成就首个诺贝尔物理学奖
1942 年	卡尔·杜西克（Karl Dussik）首次使用超声图像诊断脑肿瘤
1946 年	A 型脉冲超声检测仪产生
1950 年	英国苏格兰格拉斯哥大学伊恩·唐纳德教授（Ian Donald）于 1950 年发明 B 超，首次用于妇科检查
1972 年	第一台 CT 设备用于临床
1979 年	CT 技术成就诺贝尔生理学或医学奖
1980 年	全身 MRI 设备用于临床
1981 年	医学影像技术进入数字化时代，如计算机 X 线摄影（Computed radiography，CR）、数字化 X 线摄影（Digital radiography，DR）
1983 年	核医学（SPECT 和 PET）设备的发明和使用
1988 年	成功研发螺旋 CT 机
1992 年	ACR/NEMA 第三版正式更名为 DICOM3.0，医学影像存档与通信系统（PACS）应用于医学影像设备
1999 年	首次提出分子影像学概念
2003 年	磁共振领域突破性成就获得诺贝尔生理学或医学奖
21 世纪初	3.0T 超高磁共振设备投入临床使用

二、医学影像技术的分类

临床上不同医学影像技术各有特点，优势互补，除对疾病进行鉴别诊断以外，还有助于病情严重程度的判断、治疗方法的选择、疗效和后期病情康复状况的评价及预后评估等。

（一）X 线检查

X 线检查可以反映人体解剖及病理改变。因此，临床医生在诊治患者的过程中经常使用 X 线检查。

1. X 线普通检查

X 线普通检查采用胶片成像，又称平片（Plain film）检查。近年来，数字摄影逐渐普及，其成像载体为影像板（Imaging plate，IP）及探测器（Detector），以 IP 为成像介质的摄影称为计算机 X 线摄影（Computed radiography，CR），以探测器为成像介质的摄影称为数字化 X 线摄影（Digital radiography，DR）。该检查方法应用最广泛，优点是成像清晰，对比度及清晰度较好；有客观记录，可以共享。其缺点是摄影仅是一个方位和一瞬间的成像，常需做两个或多个方位摄影，如正位及侧位；不能观察功能及运动方面的变化。

2. X 线特殊检查

40kV 以下管电压产生的 X 线能量低、穿透力较弱，称为“软 X 线”，一般由钼靶产生，又称为钼靶摄影，用以检查软组织，特别是乳腺。

3. X 线造影检查

人体内许多组织结构在 X 线普通检查中不能显示其差别，如肝脏及其内部的肝动脉、肝静脉、门静脉、胆道等。此时，可以将高于或低于该组织结构密度的物质引入器官，使影像产生对比差别。引入的物质称为对比剂，使人体组织结构形成对比差别的过程称为造影检查，造影检查显著扩大了检查的范围。造影检查方式根据对比剂引入人体的方式分为直接引入和间接引入两种。

（1）直接引入。①口服法：食管及胃肠钡餐造影；②灌注法：钡剂灌肠造影、逆行胆道造影、逆行尿路造影、瘘管及窦道造影、子宫输卵管造影等；③穿刺注入法：可直接或经导管注入器官或组织，如心血管造影等。

（2）间接引入。间接引入指对比剂先被引入某一特定组织或器官，后经吸收并聚集于靶器官内，使之显影。间接引入包括：①吸收性间接引入，如淋巴管造影；②排泄性间接引入，如静脉胆道造影、静脉肾盂造影和口服胆囊造影等。

（二）计算机体层成像

计算机体层成像（Computed tomography，CT）指用 X 线束对人体特定层面进行扫描，取得信息，经计算机处理而获得的体层影像，密度分辨率明显提高，提高了病变的检出率和诊断的准确率，促进了医学影像学的发展。目前 CT 已广泛应用于病变诊断，如肿瘤性病变、炎性病变、外伤性病变、血管性病变、先天性病变等的诊断，成为临床常规检查手段。

1. 平扫（Plain scan）

平扫指患者不注射对比剂进行的检查。所有检查均需进行平扫。

2. 对比增强扫描（Contrast enhancement scan，CE）

对比增强扫描指经静脉注入对比剂的同时或之后进行的检查。对比增强扫描利于提高病变组织结构与正常组织结构的密度差，以显示平扫上未被显示或显示不清的病变，通过病变有无强化及强化类型，帮助病变的定性诊断。依据扫描方法不同，对比增强扫描可分为常规增强扫描、动态增强扫描、延迟增强扫描、多期增强扫描等。

3. 造影

CT 中造影分为 CT 血管造影（Computed tomography angiography，CTA）和 CT

非血管造影。

（三）数字减影血管造影

数字减影血管造影（Digital subtraction angiography，DSA）是利用计算机处理数字化的影像信息，消除骨骼和软组织背景，突出显示血管的一种造影技术。目前，DSA是诊断心血管疾病的“金标准”，也是血管内介入治疗不可缺少的成像手段。

时间减影是DSA常用的方式，在对比剂进入感兴趣区之前将一帧或多帧影像作为掩模像存储，并与按时间顺序出现的造影像一一相减。这样，两帧中相同的影像部分被消除，而对比剂通过血管时形成的高密度部分被突出显示。这种工作方式因掩模像和造影像获得的时间先后不同，称为时间减影。它的不足之处是，在摄影过程中由于患者自主或不自主的运动，掩模像和造影像不能精确匹配，导致影像可能出现配准不良的伪影或模糊。根据对比剂注入部位，DSA可分为以下两类：

1. 动脉DSA（Intraarterial DSA，IADSA）

IADSA指将对比剂注入动脉进行的造影检查。可将导管前端送入靶血管（管腔内径大于200μm）进行选择性或超选择性血管造影。IADSA血管成像清楚、对比剂用量少，临床常用于血管性病变或实性肿瘤的诊断，也是进行血管性介入治疗的基础。

2. 静脉DSA（Intravenous DSA，IVDSA）

IADSA指将对比剂注入静脉进行的造影检查。临床已较少应用。

（四）磁共振成像

磁共振成像（Magnetic resonance imaging，MRI）是对高强度磁场环境内人体中的氢原子核施加特定频率的射频（Radio frequency，RF），使氢原子核受到激励产生信号而重建成像的一种成像技术。MRI设备包括磁体、梯度线圈、供电部分、射频发射器及MRI信号接收与数据处理器、图像重建设备等部分。MRI已广泛应用于临床，对诊断各系统疾病均显示出它的优越性。MRI是在高强度磁场环境内进行的，体内有磁性异物或置入物时不能进行检查，要严格把握。目前，尚没有MRI所需强度的磁场对人体健康带来不良影响的研究报告，所以MRI是一种非损伤性检查。

1. 常规扫描

进行MRI时，一般均先行常规横断面T1加权像（T1WI）和T2加权像（T2WI）扫描，必要时辅以冠状面、矢状面扫描。扫描过程中采用呼吸门控和（或）呼吸补偿、心电门控、周围门控及预饱和等技术，可以减少由于呼吸运动、血液流动、脑脊液波动等导致的运动伪影，改善图像质量。

2. 特殊平扫

（1）脂肪抑制T1WI和T2WI有助于明确病变内有无脂肪组织。

（2）水抑制T2WI，即FLAIR序列，能够抑制自由水信号，有利于脑室内长T2WI信号病变的诊断。

（3）同、反相位T1WI可用于富含脂质病变的诊断。

3. 对比增强扫描

对比增强扫描指根据病变需要，经静脉注入顺磁性或超顺磁性对比剂后进行对比增强扫描。常用的对比剂为钆－二乙烯三胺五乙酸（Gadolinium－DTPA，Gd－DTPA）。

4. 磁共振血管造影（Magnetic resonance angiography，MRA）

MRA 指利用血管中血液的流空效应使血管成像的方法，不仅可以动脉成像，也可静脉成像。MRA 信号强度与血流速度及方向有关。注入对比剂行对比增强 MRA 可以提高血管的显示能力。目前 MRA 已广泛应用于血管病变的诊断。

5. 功能磁共振成像（Functional magnetic resonance imaging，fMRI）

fMRI 包括血氧水平依赖（Blood oxygenation level dependent，BOLD）功能磁共振成像、弥散张量成像（Diffusion tensor imaging，DTI）、弥散加权成像（Diffusion weighted imaging，DWI）、灌注加权成像（Perfusion weighted imaging，PWI）等技术，目前临床应用越来越多。

6. 磁共振波谱成像（Magnetic resonance spectroscopy，MRS）

MRS 是一种利用核磁共振现象和化学位移作用，进行一系列特定原子核（通常采用氢质子）及其化合物分析的方法。MRS 是目前唯一能检测活体组织代谢产物的无创方法。

7. MRI 分子影像

MRI 分子影像具有精细的空间分辨率和组织分辨率，能够对深部组织的分子影像学特征进行定位、定量分析，是理想的分子影像学分析技术。MRI 分子影像最大的局限性在于成像灵敏度较低，研发 MRI 分子影像高灵敏度特异性探针、发展有效生物放大技术一直是领域内的热点问题。

（五）超声成像

超声成像是利用超声的物理特性和人体组织声学性质上的差异，以图像的形式显示和记录，借以进行病变诊断的检查方法。超声成像是临床主要的诊断技术之一，尤其在心脏、腹部、血管及眼部病变检查方面更有优势。但超声成像也有一定限制：①由于超声的物理性质，其在骨骼、肺和胃肠道检查时会受到限制；②缺少特异性，因此对病变性质的判断需综合分析；③体积过小或声阻抗差不大的病变难以发现；④检查诊断结果对检查人员的技术与经验依赖性较高。

超声成像分类如下：

1. 常规检查

切面方位可用横切面、纵切面或斜切面。患者采取适宜体位，露出皮肤后涂耦合剂，以排出探头与皮肤间的空气，使探头紧贴皮肤扫描。扫描中观察图像，必要时“冻结”（即停帧），以便细致观察，做好记录，并储存数据。

2. 腔内超声检查

如经食管超声检查心脏、经直肠超声检查前列腺等。

3. 超声造影检查

注入对比剂时行超声检查，有利于了解病变的血供状态。

（六）放射性核素成像

核医学（Nuclear medicine）是一门利用开放型放射性核素进行诊断和治疗疾病的学科。利用放射性核素实现脏器和病变成像的方法称作放射性核素成像（Radionuclide imaging），这种成像有别于单纯形态结构的成像，是一种独特的功能成像，为核医学的重要特征之一。

放射性核素成像方法简单、灵敏、特异、无创伤、易于重复、结果可靠，并能反映脏器的功能和代谢，因此在临床和基础研究中的应用日益广泛，目前广泛应用于心血管疾病、肿瘤性疾病、精神神经疾病等的诊疗。放射性核素成像工作中需用的各种放射性探测仪器称为核医学仪器，其基本部件包括γ闪烁探测器及其配套的计算机数据处理系统。

1. γ相机

γ相机是核医学的重要诊断设备，可同时记录脏器内多个部分的射线，以快速形成一帧有关器官的静态平面图像。同时因其成像速度快，亦可用于获取反映脏器内放射性核素分布变化的连续照片，经过计算机数据处理系统处理数据，可观察脏器的动态功能及其变化。因此，γ相机既是显像仪又是功能仪。

2. SPECT

SPECT实际上就是一个可以围绕患者某一脏器进行360°旋转的γ相机，在旋转时每隔一定角度（3°或6°）采集一帧图片，然后经计算机自动处理，将图像叠加，并重建为该脏器不同方位的体层图像，从而极大地提高了诊断的灵敏度和正确性。SPECT同时也具有一般γ相机的功能，可以进行脏器的平面和动态功能显像。

3. PET

PET是目前在分子水平上进行人体功能成像的先进医学影像技术。PET的基本原理是将加速器生产的超短半衰期放射性核素，如^{18}F、^{13}N、^{15}O、^{11}C等，作为示踪剂注入人体，参与体内的生理生化代谢过程。这些超短半衰期放射性核素是组成人体的主要元素，它们发射的正电子与体内的负电子结合释放出一对γ光子，被探头的晶体探测到后得到高分辨率、高清晰度的活体体层图像，以显示人体脏器及肿瘤组织的功能及代谢情况。作为一种无创检查技术，PET可以从体外对人体内的代谢物或药物的变化进行定量、动态检测，成为诊断和指导治疗各类肿瘤性疾病、冠状动脉性心脏病和脑部疾病的最佳方法。PET的发展及其成功的临床应用是当代高科技医疗诊断技术的主要标志之一。

三、医学影像学的展望

21世纪以来，伴随各种高端影像设备的更新换代，在网络信息技术与人工智能的推动下，医学影像学正在以更加迅猛的速度向前发展，给疾病的诊治提供了更便捷的路径。机遇与挑战并存，作为医学影像工作者，我们应该抓住机遇，迎接挑战，不断学习新知识、新技术，为促进全人类健康不断努力。

第二节　影像护理概述

随着护理学和医学影像技术的发展，临床对专科护理提出了更高的要求，影像护理随之产生。在影像诊疗过程中，影像护士作为临床一线人员，直接影响患者的诊疗质量和安全。影像护士通过运用护理学的基本知识，结合医学影像技术的要求，对实施影像诊疗的患者在诊疗前、中、后进行临床评估、干预、管理和教育并提供高质量护理，确保患者诊疗顺利完成。影像护理在学科建设和发展上经历了从无到有的飞跃，临床、教学、科研、管理四者相辅相成、相互促进，不断推动影像护理事业走上新台阶。

一、国内外影像护理发展概况

（一）国外影像护理发展概况

早期，当影像诊疗患者需要护理时，通常是患者所在病房、急诊科、ICU 病房的护士临时充当影像护士完成护理。20 世纪 40 年代，世界上第一位影像科护士在美国波士顿达纳法伯癌症研究所诞生。直到 20 世纪 70 年代，影像科护士逐渐普遍。为促进影像护理队伍的发展，1981 年美国放射护士协会（American Radiological Nurses Association，ARNA）[现放射与影像护理协会（Association for Radiologic& Imaging，ARIN）的前身] 成立，其是代表从事诊断、神经/心血管、介入、超声、CT、核医学、MRI 和放射肿瘤学实践的护士的专业组织。截至 2021 年 3 月，ARIN 拥有 1800 余名成员，其中包括多名学生以及退休成员。在成立之初，各部门工作及具体职能尚未细分，为了统一放射护士工作实践标准，《放射护理：工作范围和实践标准》（*Radiologic & Imaging Nursing：Scope & Standards of Practice*）一书确定了放射护士的主要执业领域，对从事放射护理的工作者列出了每项实践活动及其所需的知识和技能，并于 2013 年进行了更新。美国护士教育考试中心（Center for Nursing Education and Testing，CNET）和放射护理认证委员会（Radiology Nursing Certification Board，RNCB）于 2010 年联合发表的《放射护理实践分析》（*Practice Analysis of Radiology Nursing*）一文中，对放射护士职业时的实践活动内容及其所需的知识技能和其他能力做了详细的要求，初步制定了放射护士的考试框架。2013 年正式出台了《放射护士认证与再认证指南》（*Guidelines for Certification & Recertification Handbook*），以进一步规范放射、影像护士的发展（表 1－2－1）。同时，ARIN 强调高级执业注册护士（Advanced Practice Registered Nurses，APRNs）在放射学和影像学环境中提供高质量护理方面的作用，即在专业实践工作中，有助于促进循证护理、提高患者对健康促进的依从性。2019 年，ARIN 编写了《放射护理高级实践与领导力》（*Advanced Practice and Leadership in Radiology Nursing*），该书围绕高级实践、领导角色、临床患者护理主题、安全主题、设备等几个板块进行叙述，是第一本全面填补空白的放射影像护理教材。

表 1-2-1　欧美国家对放射护士的执业要求

时间	机构	来源	内容
2007 年	ARIN&RNCB	《放射护理：工作范围和实践标准》	实践标准：①评估；②诊断；③结果鉴别；④计划；⑤执行力；⑥评价 专科实践标准：①护理质量；②教育；③专业宣教；④学术能力；⑤团队协作能力；⑥伦理道德；⑦调查研究能力；⑧资源利用能力；⑨领导力
2010 年	CNET&RNCB	《放射护理实践分析》	①患者安全；②对危及生命的并发症的急救措施；③沟通技巧；④镇静、抗焦虑原则及疼痛管理；⑤呼吸道管理；⑥预防和控制感染；⑦体格检查技能；⑧辐射安全原则；⑨处理实验室危急值能力；⑩静脉穿刺技能
2013 年	RNCB	《放射护士认证与再认证指南》	①评估患者和制订护理计划；②管理、监督和评估治疗干预措施；③教育患者及其家属，为患者提供支持环境；④提供安全的环境，能够处理应急事件；⑤参加有关质量保证与持续质量改进的、多学科活动，以及专业实践活动。

（二）国内影像护理发展概况

我国影像护理的发展始于 20 世纪 70～80 年代，当时影像护理工作由技师和临床护士兼任，他们缺少影像护理的基础知识和专业技术，对患者病情的评估、不良反应的处理均存在不足之处。20 世纪 90 年代，随着介入放射学的发展，国内影像科室开始聘用专职护士，但仍然存在人手不足、工作分配不合理、岗位职责不明确、专科知识和技能掌握不全面等问题。到 21 世纪，随着医学影像学成为一门独立的学科、影像介入分支的精细化、区域影像中心的成立，影像护理发展逐渐成熟，医学影像检查专科护理操作规范及理论知识逐渐形成一定的规范和体系，临床、教学、科研、管理互为一体，推动我国影像护理事业的发展。

1. 影像护理专委会或护理学组的成立

2006 年，黑龙江省和辽宁省影像护理专委会率先成立，开启了影像护理学术发展的先河。随后，吉林、山东、河南、重庆先后成立了影像护理专委会或护理学组。2015 年 9 月，中华医学会放射学分会放射护理专委会成立，并于同年 12 月召开第一次学术会议，成立四个亚专业组，即青年学组、介入手术护理学组、放射诊断护理学组和介入病房护理学组。2018 年，中华医学会影像技术分会成立了医学影像护理专委会。2020 年，在四川省护理学会的支持下，四川省成立了影像护理学组，并于 2023 年成立影像护理专委会。2021 年 11 月 13 日，广东省精准医学应用学会分子影像分会护理专业委员会在广州正式成立，引领医学影像学领域的护理队伍融入精准医学大潮。影像护理专委会或护理学组根据相关工作指南，规范流程、统一标准、开拓创新、科学管理，不断提升医学影像护理质量。

2. 影像护理教学发展现状

教学是影像护理人才培养的关键环节，其效果直接影响影像护理的质量与学科发展。由于国内影像护理教学起步较晚，学校教育中基本不涉及影像护理内容，而临床教学开展也较少，主要以大专+本科学历的在职人员进修或规范化培训为主，且各地区发展欠均衡。影像护理教学质量仍受到师资不足、缺乏相应的准入制度、教学计划尚不健全等因素的影响。在师资队伍方面，目前我国影像护理临床教学工作大多数由无临床带教资格和非导师的中级职称护士承担，教学经验相对缺乏，且无相应的选拔和考核标准，难以保证教学质量。在教学计划制订方面，对于影像护理在职培训、实习教学及规范化培训，多数教师在制订时未进行区分，导致教学目标与内容缺乏针对性，无法保证教学效果。在教学内容方面，思政教育在影像护理教学全过程中融入不足。在教学评价方面，虽然采用了多维评价方式，但对于影像护理教学质量的持续改进有待进一步落实。

因此，未来应进一步制订影像护理教师的选拔与考核标准，借鉴其他护理学科成功教学经验，培养“双师素质”教师，即兼具丰富临床工作经验和较高教学水平的教师，以提高临床教学的综合水平。落实分层次教学，在制订教学计划时应根据不同教学对象制订个性化、有特色的内容，培养临床需要的高层次实用型影像护理人才。在教学过程中应不断更新教学观念，加速教学模式转变，在教学计划实施与评价中注重教一学互评及教学问题反馈与持续改进，促进影像护理教学的高质量发展。此外，在未来的影像护理教学中，争取在学历教育中开设影像护理相关选修课程，搭建影像护理专科护士培训基地，丰富影像护理教学形式，促进影像护理人才的培养。

3. 影像护理科研发展现状

影像护理起步晚、缺乏独立的理论体系、学科定位不清，一定程度上制约了影像护理科研的发展。随着影像护理的不断发展和影像护理人才学历的提升，影像护理科研也得到一定的发展。自 1995 年开始，国内逐渐出现影像护理科研相关论文，以“影像”和“护理”为主题词在万方数据库内检索，自 2010 年开始每年可检索到 200～300 篇新论文。国内资深的影像护理专家、学者根据临床经验，结合国外影像护理科研的前沿知识，相继编撰并出版了不少全面而系统的、规范的、具有临床指导价值的影像护理科研方面的专著、指南及专家共识等（表 1－2－2、表 1－2－3）。影像护理科研也越来越多地扩展到循证护理、程序护理、预测护理、延续护理、身心护理科学研究等领域。

表 1－2－2 国内影像护理相关专著

名称	年份	出版社	主编
介入护理学	2006	人民卫生出版社	王滨、曹贵文
介入治疗护理学（第 2 版）	2013	人民军医出版社	毛燕君、许秀芳、李海燕
医学影像科护理工作手册	2014	人民军医出版社	李雪、曾登芬

续表1-2-2

名称	年份	出版社	主编
介入护理学	2015	人民卫生出版社	李麟荪、徐阳、林汉英
影像科护理	2019	人民卫生出版社	郑淑梅、李雪
实用影像护理手册	2019	科学技术文献出版社	刘平、汪茜、王琳等
介入护理实践指南（2019 版）	2019	东南大学出版社	中国医师协会介入医师分会介入围手术专业委员会
影像护理学	2020	人民卫生出版社	秦月兰、郑淑梅、刘雪莲
急诊介入护理学	2020	人民卫生出版社	徐阳、王雪梅、李玫
碘对比剂静脉注射护理实践手册	2020	上海科学技术出版社	毛燕君、李玉梅、曾小红
影像专业基础知识及护理实操手册	2020	科学技术文献出版社	张月英、郭锦丽、王朝霞
介入治疗与护理（第 3 版）	2020	中国协和医科大学出版社	肖书萍、陈冬萍、熊斌

表 1-2-3　国内影像护理相关指南及专家共识

名称	类型	年份	作者
对比剂使用指南（第 1 版）	指南	2008	中华医学会放射学分会、中国医师协会放射医师分会
碘对比剂使用指南（第 2 版）	指南	2013	中华医学会放射学分会对比剂安全使用工作组
急诊经皮冠状动脉介入治疗护理实践指南的构建	指南	2019	国家心血管病中心、中华护理学会心血管专业委员会、北京护理学会心血管专业委员会等
含碘对比剂静脉外渗护理管理实践指南	指南	2021	中华护理学会内科专业委员会
肿瘤患者 CT 增强扫描安全管理专家共识	共识	2017	中国抗癌协会肿瘤影像专业委员会
影像科碘对比剂输注安全专家共识	共识	2018	中华医学会放射学分会放射护理专业委员会放射诊断护理学组
头颈部 CT 血管成像扫描方案与注射方案专家共识	共识	2019	中华医学会放射学分会
经皮肝穿刺胆道引流术管路护理专家共识	共识	2020	中国抗癌协会肿瘤微创治疗专业委员会护理分会、中国医师协会介入医师分会介入围手术专业委员会、中华医学会放射学分会第十五届放射护理工作组
神经介入诊疗中对比剂的规范化应用专家共识	共识	2020	中华人民共和国国家卫生健康委员会脑卒中防治工程委员会、中国医师协会介入医师分会神经介入专业委员会、中国医师协会神经外科医师分会神经介入专业委员会

续表1-2-3

名称	类型	年份	作者
下肢深静脉血栓形成介入治疗护理规范专家共识	共识	2020	中国静脉介入联盟、中国医师协会介入医师分会外周血管介入专业委员会
影像增强检查静脉输注工具规范应用专家共识	共识	2021	中华医学会影像技术分会医学影像护理专委会
肾病患者静脉注射碘对比剂应用专家共识	共识	2021	中华医学会放射学分会质量控制与安全管理专业委员会
心血管介入碘对比剂使用管理护理专家共识	共识	2021	海峡两岸医药卫生交流协会护理分会心血管护技专业学组
下腔静脉滤器置入术及取出术护理规范专家共识	共识	2021	中国静脉介入联盟、中国医师协会介入医师分会外周血管介入专业委员会、国际血管联盟中国分部护理专业委员会
MRI引导下介入手术围手术期护理标准专家共识	共识	2022	马丽、赵晶、何丽等
超声造影规范化护理专家共识	共识	2022	中国研究型医院学会超声专业委员会、中国医师协会超声医师分会、中国医学影像技术研究会超声分会、北京超声医学学会

影像护理科研是推动影像护理学科发展、提高临床护理质量的重要手段，影像护理科研能力也是护士的核心能力之一。随着影像护理等成为一门独立的学科，影像护理等相关管理者也逐渐注重护士科研能力的培养和提升。目前，从事影像护理工作的护士学历以本科为主，职称多为初级、中级，具有丰富的理论知识及临床经验，善于从临床工作中总结经验、发现新思路，这为科研工作的开展奠定了扎实的基础。近年来，医院及相关机构通过搭建学术交流平台，鼓励护士对外学术交流，传播科研思路和技巧，将创新型思维运用到推动影像护理，不断提升影像护理质量。

二、影像护理的工作范畴、护士素质要求

（一）影像护理与临床护理的区别

影像护理工作模式、工作范畴、岗位职责、检查和考核标准等与临床护理不同，专科理论和操作也不完全相同。影像护理对象涉及门诊、住院、急诊等患者，且患者病种复杂、检查项目多样、流动性快，加上工作环境的特殊性，因此，相较于临床护士，影像科护士在常规临床护理基础操作及患者整体护理方面相对涉及较少，但对于护士的专科业务技能、患者病情的快速综合评估能力、突发事件应急处理能力及团队协作能力要求更高，以保证患者诊疗质量与安全。

（二）影像护理工作范畴

影像护理工作范畴主要包括：接受咨询、接待及评估患者、健康宣教、心理护理、

检查前护理、检查中护理、检查后护理；对比剂不良反应的预防处理、对比剂外渗处理；急危重症患者绿色通道建立、患者检查分流；急救物品及药物的准备和管理、耗材计划和管理、环境管理、感染控制管理、设备管理；总结临床经验，学习新理论、新技术，不断探索和创新；承担护理教学工作，开展护理科研工作。

（三）影像护士素质要求

1. 系统的专业知识及技能

影像护士不但要具有基础的护理知识和技能，如吸氧、心电监护、静脉穿刺、管道护理等，还需具备专科护理知识和技能，如安全注射、高压注射器的使用、对比剂不良反应的预防和处理、对比剂外渗的处理，以及影像学、解剖学、健康指导、心理护理学等相关知识。由于影像科的特殊性，影像护士还应具备一定的辐射防护知识。

2. 较强的服务意识和沟通技巧

影像科作为医院的窗口部门，患者流动性大，检查人数多，需要影像护士耐心、细心、言谈举止优雅有度、仪表大方得体，始终坚持“以患者为中心”的服务理念，以良好的沟通技巧为桥梁，尽职尽责为患者服务，保证患者检查顺利完成。

3. 良好的管理意识和应急处理能力

影像科检查区域众多、分散，各个检查室相对独立，需要影像护士管理所在检查区域及检查室的环境、维持秩序、控制感染、管理信息、实施防护、管理物资、管理设备等，因此，影像护士不仅需要熟悉医院及科室相关规章制度、标准和流程并严格执行，同时需要有较强的管理意识和应急处理能力，以确保各个检查区域、检查室的各种检查顺利进行。

4. 较强的急救意识和技能

影像科面对的患者数量多、病种多且复杂，常有急危重症患者前来检查，因此影像护士必须具备较强的急救意识和技能，正确、及时识别急危重症患者并采取正确的急救措施，有效挽救患者生命。

三、医学影像护理的展望

随着影像设备不断更新发展，影像科将会开展更多的新技术、新业务，服务对象也将继续扩大，不仅有门急诊、体检、住院患者，还有社区、家庭病房的患者，工作中会涉及多学科合作，需要各种护理新技术、新理念作为支撑，以推动医学影像护理向更广阔、更深层次发展。作为一名影像护士，须将临床护理与影像护理的理论、技术和管理有机结合起来，真正实现临床整体护理的无缝衔接。未来的医学影像护理应以现代护理理论为指导，结合影像科的专科特点，探索适合医学影像护理发展的新理念、特色技术和特色服务，坚持“以患者为中心”的服务理念，为患者提供优质高效的医学影像护理服务。

第三节 医疗质量管理工具在医学影像护理管理中的应用

传统的护理管理处于经验管理的状态，护理管理者对质量管理多注重事后检查和评比，易出现质量检查多、改进少等现象，护理质量管理缺乏科学的监督和反馈机制，护理质量难以长期持续改进。随着医学影像学的不断发展，医学影像技术在临床上的应用越来越广泛，影像检查的患者越来越多，医学影像护理管理显得尤为重要。目前，医学影像护理管理整体水平不高、专业性不强，尚未形成系统科学的医学影像护理管理体系。质量管理工具在工业领域应用非常广泛，尤其是在流程改进及质量提升方面具有显著的效果。影像科作为医院的一个平台科室，流程改进是其质量管理的重要方面之一。《医疗质量管理办法》指出，医疗质量管理工具指为实现医疗质量管理目标和持续改进所采用的措施、方法和手段。护理领域常用的医疗质量管理工具包括医疗失效模式与效应分析、根本原因分析、质量循环（PDCA 循环）、六西格玛、精益管理、关键绩效指标（KPI）绩效管理、品质管理圈旧七大手法（查检表、柏拉图、因果图、分层法、散布图、直方图、控制图）及新七大手法（亲和图、关联图、系统图、矩阵图、过程决定计划图、箭条图、矩阵数据分析法）、头脑风暴、雷达图和约束理论等。影像护士在患者影像诊疗过程中发挥了重要作用，科学的医疗质量管理工具有助于提升护理质量，提高患者的诊疗质量和效率并保障患者安全，提高医患的满意度。

一、医疗失效模式与效应分析

医疗失效模式与效应分析（Healthcare failure mode and effect analysis，HFMEA）是通过对失效问题的严重程度、发生率等进行系统评估，辨别存在的患者安全风险，预先建立相关预防措施、改善工作流程，以预防不良事件的发生、提高安全指数的一种结构化的系统安全管理工具。HFMEA 源于美国提出的流程改造工具——失效模式与效应分析（Failure mode and effect analysis，FMEA），1990 年医疗行业引入 FMEA 来改善药物管理流程，才形成 HFMEA。为预防不良事件对患者造成伤害，美国医疗机构评审联合委员会要求各医疗机构学习建立预防性的分析管理工具，不要等到不良事件发生后才进行讨论分析，故将 FMEA 引入医疗质量持续改进计划中。2001 年，美国医疗机构评审联合委员会要求各医疗机构每年至少选择一项高风险的照护流程来执行前瞻性风险评估，找到并矫正危险因素，以防范错误的发生。

HFMEA 将风险优先数（Risk priority number，RPN）的计算方法由三维 $S\times O\times D$（S，Severity，严重性；O，Occurrence，发生概率；D，Detectability，检测等级）变为二维 $S\times O$，更加简便、可靠。HFMEA 前瞻性地对系统的各项主流程和子流程进行评估，改善风险流程，以达到避免或减少失效发生的目的，其本质是质量持续改进过程，主要包括评选高风险医疗照护工作流程、组建团队、绘制流程图、失效模式分析、流程再造与成效分析几个步骤。HFMEA 在国内护理领域主要用于临床护理安全管理、职业暴露的防护、用药安全管理、流程优化、不良事件预防、输液输血安全管理、手术管理等方面。管理者运用 HFMEA 可主动筛选出高风险环节，如患者跌倒/坠床、对比剂外渗、对比剂不良反应、管道脱落等，提前采取相关预防措施，改善流程，从而提高患者的诊疗质量和效率并保障患者安全。

二、根本原因分析

根本原因分析（Root cause analysis，RCA）指一种结构化、系统化的回溯性问题处理方法，主要步骤包括确定和分析问题的根本原因、找出解决问题的办法，并制订预防问题再发生的措施。理工领域最早将 RCA 用于风险管理。直到 1996 年，美国医疗界将其用于处理医疗机构的不良事件，之后其逐渐转变为一种医疗质量管理工具。RCA 的具体步骤：①事件发生与 RCA 判定；②提出问题；③组建 RCA 小组；④事件回顾与调查；⑤确定主要问题；⑥找出近端原因；⑦确认根本原因；⑧对策拟订与实施；⑨改善效果确定；⑩标准化与总结。

RCA 不仅可以帮助识别事件发生的内容和方式，而且可以帮助识别护理不良事件发生的原因。当执行 RCA 时，需配备足够的资源并由经过培训的医护人员执行，团队应涉及特定领域所有级别的医护人员，由具有决策权的领导和质量管理的专家组成。护理不良事件指在护理过程中发生的、不在计划中的、未预计到的或通常不希望发生的事件，其发生通常是多种因素共同作用的结果。影像科诊疗工作量大、流动性强，患者病情随时可能发生变化，护理工作稍显复杂，因此在工作中难免出现一些小的错误或缺陷，采用 RCA 可以分析护理不良事件发生的根本原因，提出针对性的改进措施，并从中汲取经验教训以避免类似护理不良事件的发生。

三、PDCA 循环

PDCA 循环又称戴明环，是由美国质量管理专家沃特·阿曼德·休哈特（Walter A. Shewhart）首先提出的，后由戴明采纳、宣传，获得普及，反映了质量管理活动的规律，是全面质量管理所应遵循的科学程序，是一个质量管理标准化、科学化的循环系统。PDCA 循环主要内容有 4 个阶段、8 个步骤。4 个阶段是计划（Plan）、实施（Do）、检查（Check）、处理（Action）；8 个步骤是分析现状，找出问题；分析各种影响因素；找出主要因素；制订计划；执行制订的计划；检查结果；标准化；将遗留下来的问题转入下一个 PDCA 循环。

PDCA 循环是持续质量改进的基本模式，它是一个不断发现问题、不断提高质量的过程。影像诊疗技术涉及许多专科操作，采用 PDCA 循环对影像科所有的护理工作进行全面质量控制，充分发挥了影像科护士的积极性，提高了影像科护士对优质护理服务的认知程度，强化了影像科护士的责任心，提高了影像科护士的业务水平，使科室的护理质量逐步提升。PDCA 循环对于影像护理等相关管理者而言，改善了工作方法、思想方法、领导作风，提供了其处理内外各种关系应采取的正确态度，以推行医疗护理服务技术管理和质量控制规范化、制度化，实现全方位的质量控制和护理安全管理。PDCA循环也使患者能感受到影像科护士的专业性，体会影像科护士的温暖和关怀，有利于患者恢复健康，提高患者满意度。

四、六西格玛

六西格玛（Six sigma，6S）是一种管理策略，由比尔·史密斯（Bill Smith）提出，指以数据为根本，寻找工作中存有不足之处的根本原因，并通过头脑风暴的方式制订针对性的措施以改进不足，进而整体上优化管理质量。六西格玛以数据作为重要指导依据，严格按照DMAIC模式，即定义（Define）、测量（Measure）、分析（Analyze）、改进（Improve）、控制（Control）等步骤进行问题处理。影像科作为临床辅助检查科室，其主要工作内容包括影像学诊断、影像学护理等，三部分相互联系、缺一不可，故影像科护士与医生、技师的配合程度可直接影响患者诊疗的质量、效率与安全性。六西格玛相较于传统管理方法，更加注重患者的真实需求，以提升患者满意度为主要目标，优化检查流程、缩短等候时间、减少医患纠纷。同时，六西格玛能够有效提高影像科医生、技师、影像科护士之间的团队合作能力，激发每位医务工作者的工作热情和积极性，从而提高工作效率。

五、精益管理

精益管理（Lean management）最初是用来描述丰田公司开发的持续质量改进的理念和方法。“精”——少投入、少消耗资源、少花时间，尤其是要减少不可再生资源的投入和耗费；“益”——多产出经济效益，实现企业升级的目标。尽管精益管理最初是在制造业中发展起来的，但是其方法也非常适合依赖影像设备和患者流量的影像科。在影像科，有许多地方可以运用到精益管理，如降低患者对比剂外渗发生率、减少患者等候检查的时间、提高影像科护士工作效率、提高患者满意度、降低科室耗材量等。

精益管理可以概述为以下五项原则。

（1）精确定义特定产品的价值：价值指体现在商品中的社会必要劳动，它通过顾客愿意支付的价格来体现。生产者应根据客户的需求，重新定义价值。

（2）识别每种产品的价值流：价值流即创造价值的过程，指产品形成过程中的技术过程、信息过程、物质转换过程，以及售后服务过程。找到哪些是真正增值的环节，去掉不增值的环节（浪费）。

（3）使价值不间断地流动：即要求生产线流动起来，最终达到单件流作业。单件流作业可暴露生产中存在的问题。

（4）拉动价值：起源于超市的补货系统，服务人员完全根据消费者买走商品的数量和品种进行上架。

（5）永远追求尽善尽美：不断改善，提高效率。

精益管理五项原则为医院实行精益改革提供了努力方向。在实际工作中，精益管理也提供了详细的实践指导，具体而言，医院实现精益管理需要遵循尊重员工、从患者角度出发、消除浪费与创造价值、注重长远发展和在持续改进中追求完美的核心理念。

六、KPI 绩效管理

KPI 即关键绩效指标（Key performance indication）。《“十三五”深化医药卫生体制改革规划》指出，要建立以质量为核心、公益性为导向的医院考评机制，在考核医务人员时要突出岗位工作量、服务质量、行为规范、技术难度、风险程度、服务对象满意度等指标。在护理管理中，质量和绩效是密不可分的，护理管理者根据护士的 KPI 考核结果，有针对性地分析护士发生问题的根本原因，找出护理缺陷的内、外部原因，并做好“缺陷管理”，肯定护士的工作能力，给予奖励，增强其工作信心，同时对护士的薄弱环节进行指导和培训，共同制订改进方案，确定今后的发展方向。

在影像科，KPI 是医院管理部门和影像科共同制订的，其目的是实现影像护理质量全面提升、保障患者安全、提高患者满意度。针对患者检查等候时间、患者安全和护理质量、患者满意度、不良事件上报率、手卫生、医院感染防控等方面，采用专项质量标准进行系统性、针对性的质量控制并形成专项检查标准，如预防高压注射对比剂外渗的专项检查标准，从对患者血管的评估、静脉穿刺方法和技巧、患者检查体位准备、高压注射操作、患者宣教等各个方面预防对比剂外渗的情况，及时发现护理质量问题并采取改进措施，保障质量控制标准规范落地。

七、品质管理圈

品质管理圈（Quality control circle，QCC）简称品管圈，是由日本石川馨博士于 1962 年所创，指由同一部门的人员自动、自发地进行品质管理活动，在自我启发和相互启发的原则下，小组成员应用品管圈各种统计手法作为工具，以全员参与的方式对自己所在工作场所的质量管理品质进行分析，解决存在的问题，以不断改善工作场所质量管理品质的活动。常用的工具是品管圈七大手法（QC 七大手法），有新、旧之分（表 1－3－1、表 1－3－2），旧 QC 七大手法偏重理性面，主要基于大量的数据资料来进行问题发生后的改善，而新 QC 七大手法偏重感性面，主要基于大量的语言资料来进行问题发生前的计划与构想。新 QC 七大手法并不能取代旧 QC 七大手法，两种手法相辅相成。品管圈通常按照 8 个步骤进行，即组圈、选定主体、现况分析、制订活动目标、检查对策、实施对策、确认成效及标准化。2004 年，品管圈作为有效的质量管理工具被海南省率先引入我国医院管理领域。2016 年 11 月 1 日，国家卫生和计划生育委员会颁布实施《医疗质量管理办法》，将品管圈列为我国医院质量管理常用工具。

影像科患者基数大、急危重症患者较多，加之每一位患者的配合程度、病情、检查部位都不一样，可能导致检查时间延长，使等待检查的患者不良情绪增加、医患矛盾极易激化、投诉事件时有发生，如何提升影像科的服务质量及患者满意度成为医院管理的重点。在影像科实行品管圈，其自下而上的管理模式及持续质量改进的特点有利于全科人员共同树立质量改进的意识，提出具有针对性的干预措施并实施，这不仅能实现护理质量的持续改进及患者满意度的提高，且更有利于团队文化建设，实现自身价值。

表 1-3-1 旧 QC 七大手法

工具	概述
查检表	是利用统计表对数据进行整理和初步原因分析的一种手法，其格式可多种多样，这种手法虽然较简单，但实用有效，主要作为记录或者点检所用
柏拉图	又称排列图或重点分析图，是分析和寻找影响质量主要因素的一种手法，其形式为双直角坐标图，左边纵坐标表示频数，右边纵坐标表示频率，分折线表示累积频率，横坐标表示影响质量的各项因素
因果图	又称鱼骨图，以结果作为特性，以原因作为因素，在它们之间用箭头联系表示因果关系
分层法	又称层别法，是将性质相同的、在同一条件下收集的数据归纳在一起，以便进行比较分析
散布图	又称相关图，它是将两个可能相关的变量数据用点画在坐标图上，用来表示一组成对的数据之间是否有相关性
直方图	又称质量分布图、柱状图，它是表示资料变化情况的一种手法
控制图	又称管制图，是一种有控制界限的图，用来区分引起质量波动的原因是偶然的还是系统性的，可以提供系统性原因存在的信息，从而判断生产过程是否处于受控状态

表 1-3-2 新 QC 七大手法

工具	概述
亲和图	是把大量收集到的事实、意见或构思等语言资料，按其相互亲和性（相近性）归纳整理，使问题明确，求得统一认识和协调工作，以利于问题解决的一种手法
关联图	是把关系复杂而相互纠缠的问题及其因素，用箭头连接起来的一种图示分析工具，从而找出主要因素和项目
系统图	是把要实现的目的与需要采取的措施或手段系统地展开，并绘制成图，以明确问题的重点、寻找最佳手段或措施的一种手法
矩阵图	是从问题事项中找出成对的因素群，分别排列成行和列，找出其间行与列的关系或相关程度的大小，探讨问题点的一种手法
过程决定计划图	又称重大事故预测图法，是为了完成某个任务或达到某个目标，在制订行动计划或进行方案设计时，预测可能出现的障碍和结果，并相应地提出多种应变计划的一种手法
箭条图	是通过小组讨论，针对某事项或工程的实施，建立最佳的日程计划并管理，使其能顺利完成的一种手法
矩阵数据分析法	矩阵图上各元素间的关系如果能用数据定量化表示，就能更准确地整理和分析结果，这种可以用数据表示的矩阵图法叫作矩阵数据分析法

八、约束理论

约束理论（Theory of constraints，TOC）是由艾利·高德拉特（Eliyahu M. Goldratt）开发的，最初用于解决制造企业的问题，如今被认为是一种整体管理理念。TOC将每个组织视为一个由许多相互作用的资源组成的系统，这些相互作用的资源通过共同努力实现系统目标。然而，至少一种资源限制了整个系统的性能时，这种限制资源就是约束，约束是整个系统最重要的资源，决定了整个系统的性能。TOC专注于实现组织目标，一旦组织确定目标就将实施举措。TOC共有五大核心步骤（Five focusing steps，5FS）：①识别约束；②决定如何利用约束——如何最大限度地开发利用其容量；③让其他一切服从约束；④提升系统的约束力并消除它；⑤认识系统的约束会发生转移并返回到第一个步骤。TOC是一个持续循环改进的过程。

《“十四五”优质高效医疗卫生服务体系建设实施方案》指出，目前我国优质医疗资源总量不足，区域配置不均衡，医疗卫生机构设施设备现代化、信息化水平不高，为了及时满足患者就医需求及护理需要，必须推动优质医疗资源扩容和区域配置均衡，提高医疗设施设备的现代化、信息化水平。由于接受诊疗的患者基数庞大，影像科影像检查设备数量有限，医护人员需要更多、更快地完成检查、治疗、护理、诊断。患者也必须等待更多的时间才能接受诊疗。另外，质量和安全问题可能导致不良事件发生，医患矛盾激化、患者满意度降低。因此，TOC适用于医疗资源［包括技术资源（设备、设施、诊疗技术、流程）、人力资源（诊断医生、技师、护士、工程师、中央运输人员）及信息资源等］受限的影像科，如对于急危重症患者的诊疗，管理者运用5FS优化影像科的资源配置和流程，能为患者提供及时的诊疗服务，防止病情进一步恶化。

（孟磊、伍冬梅、赵俐红、李伟）

第二章　影像科护理管理标准与实践

第一节　影像科护理人力资源管理

人力资源是人类社会发展中重要且具有活力的资源。人才是衡量一个国家综合国力的重要指标，国家发展靠人才，民族振兴靠人才。党的二十大报告就“实施科教兴国战略，强化现代化建设人才支撑”进行专章部署，强调必须坚持人才是第一资源，并就深入实施人才强国战略做出详细部署。护理是医疗卫生事业的重要组成部分，不仅体现于护士是数量占比最高的卫生技术人员，而且体现于护理在患者管理和医院运营中全方位、全过程、全要素的参与。合理的护理人力资源配置是保证护理质量、改善患者健康结局的基础。提高护士专业队伍的整体素质，开发护理人力资源潜能，推进医院护理学科建设，为人民群众提供高质量的护理服务已成为医院可持续、高质量发展的关键因素。因此，作为护理管理的核心职能之一，护理人力资源管理在护理管理活动中尤为重要。

随着医学影像学在疾病诊疗中的广泛应用，其护理队伍也逐渐发展壮大。作为医技科室，影像科护理岗位与临床科室护理岗位有较大差异，影像科护理人力资源管理应符合护理人力资源管理的基本原则和要求，并结合影像科各亚专业的专科实际和专科特色综合考虑。

一、人力资源管理相关概念及内涵

1. 资源（Resources）

资源指在自然界和人类社会中一切可被人类开发和利用的客观存在，包括自然资源和社会资源。社会资源又包括人力资源、技术资源、信息资源等。

2. 人力资源（Human resources）

人力资源又称劳动力资源，指对一定范围内的人员，通过投资开发而形成的具有一定体力、智力和技能的生产要素资源形式，包括数量和质量两方面的内容。人力资源具有六大基本特点：主观能动性、再生性、时效性、生产和消费的两重性、流动性及社会性。

3. 人力资源管理（Human resources management）

人力资源管理是有效利用人力资源实现组织目标的过程。人力资源管理概念包括两个主要内容：一是吸引、开发和保持一个高素质的员工队伍；二是通过高素质的员工队伍实现组织目标。

4. 护理人力资源（Human resources of nursing）

护理人力资源指经执业注册取得护士执业证书，依照《中华人民共和国护士条例》规定从事护理活动的护士，以及未取得护士执业证书、经过岗位培训考核合格、协助注册护士承担患者生活护理等职责的护士。

5. 护理人力资源管理（Human resources management of nursing）

护理人力资源管理是护理管理部门以实现“以患者为中心”的护理服务目标为核心，从经济学角度指导和实施护理人力与护理岗位匹配的管理活动过程。护理人力资源管理可以保证护理质量的持续改进、促进护理事业的持续发展，是护理工作稳定发展和质量把控的基础与前提。

医疗卫生机构及护理管理部门应根据护理人力资源管理理念建立全面、具体、科学的护理人才选拔体系、护理人才评价体系、护理人才培训体系及绩效评价体系等，让护理人力资源的选拔、培训、评价及管理等有章可循、有据可依。在护理人力资源管理中，护理管理者不仅要关注护士的专业知识及实践技能，还应充分挖掘不同护士的潜在素质，采取多种方法及激励措施激发其潜在素质，从而促进其更好地为护理事业奉献个人能力。此外，护理管理者应结合专业特点及岗位特点，有针对性地对护士的素质能力进行具体要求。

二、护理人力资源管理的目标与内容

（一）护理人力资源管理的目标

1. 人与事的匹配

人与事的匹配指人的数量和质量与工作要求相匹配，即明确有多少事需要多少人去做、事的困难程度与人的能力的对应关系。护理人力资源管理应为医院提供训练有素的护士，并把合适的人安排在合适的岗位，做到事得其人、人适其事、人尽其才、事尽其功，使医院的护理服务更有成效。

2. 人与人的匹配

人与人的匹配指人与人合理搭配、协调合作，使护理组织的结构合理、护士的特长优势互补，提高群体工作效率。

3. 人与物的匹配

人与物的匹配指护士的需求和贡献与工作报酬相匹配，护士的能力与劳动工具和物质条件相匹配，使得酬适其需、人尽其才、物尽其用，最大限度发挥激励作用，实现医院护理人力资源的可持续发展。

（二）护理人力资源管理的内容

人力资源管理的核心功能在于通过识人、选人、用人、育人和留人，实现人力资源的吸引、保留、激励和开发。具体说来，护理人力资源管理主要包括以下几个内容：

1. 人力资源规划

人力资源规划是护理人力资源管理的首要任务，主要包括两个层面的规划，即总体规划和子系统规划。总体规划是根据医院发展战略进行的医院护理人力资源总体供给预测、人力资源规划的定期评价与调整等。子系统规划主要包括护士的更新规划、晋升规划、培养开发规划和配备规划等。

2. 招聘

招聘是组织吸引足够数量的具备应聘条件的个体并使之与具体工作岗位相匹配的过程。护士招聘活动的关键点是寻求足够数量的具备护理岗位任职资格的申请人，以使组织在人员选择上具有更大的自主性，通过保证护士整体队伍质量实现确保护理工作安全的目的。同时为了吸引人才，组织也必须在薪酬、培训开发、管理风格、组织文化等多个方面对应聘者产生吸引力。

3. 培训与开发

培训指根据组织和人员两方面的共同需要，采取多种方式对人员进行培训，是人力资源管理的重要内容，对帮助护士在工作岗位上保持理想的职业态度、知识水平、业务技能和工作能力，使其高效率完成护理工作，促进个人职业的全面发展和自我价值实现具有积极的现实意义。

开发的主要内容包括分析护理人力资源现状、有效利用护理人力资源；按照护士个人需求采取不同的激励措施；为护士提供个人发展空间，充分发挥护士职业成长的主观能动性，使护士职业潜力达到最大化发展；稳定高素质护士队伍；引导护士将个人发展目标与医院的发展目标结合。

4. 绩效管理

绩效管理是人力资源管理的一个中心环节，指根据各岗位职责，对相应岗位人员的工作做出评价，不仅注重最终的组织目标实现和绩效达成情况，而且重视管理过程中对员工的指导和反馈，以提高护士个人工作的效力和部门工作的整体效力。绩效管理的结果是组织和部门管理人员对护士做出奖惩、培训、调岗、解雇等人事决策的重要依据。

5. 薪酬管理

薪酬管理指在组织内建立合理的护士薪酬管理制度及管理机制，根据护士的岗位资历、工作能力、工作表现和绩效等因素制订科学合理、具有吸引力的个人工资和奖金分配措施。此外，按照国家劳动政策提供相应的医疗保险、养老保险、劳动保护和福利也是薪酬管理的内容。

6. 员工关系管理

员工关系管理是护理人力资源管理的一项重要内容，所涉及的主要内容包括员工参与管理、员工的满意度测量、员工流动管理、组织文化建设、争议处理机制、员工援助计划等。它关注的重点是如何通过妥善处理组织和员工之间的关系来确保组织目标的实现和长期发展。

三、护理人力资源配置

（一）概念

护理人力资源配置（Allocation of nursing human resource）是以护理服务目标为宗旨，根据护理岗位合理分配护士数量，保证护士数量、护理岗位、护理服务目标合理匹配的过程。护理人力资源合理配置主要包括以下三方面：一是护士的数量与事的总量的匹配；二是护士的能力与事的困难程度的匹配；三是护士与护士之间知识、能力、性格等结构的匹配。

（二）配置原则

1. 依法配置的原则

医疗卫生机构和护理管理部门在进行护理人力资源配置时要以卫生行政主管部门护理人力资源配置要求为依据，以医院服务任务和目标为基础，配置足够数量的护士，以满足患者需求、护士需求和医院发展的需要。《中华人民共和国护士条例》明确指出，医疗卫生机构配备的护士数量不得低于国务院卫生主管部门规定的护士配备标准。

2. 基于患者需求动态调配的原则

护理人力资源配置要以患者的临床护理服务需求为导向，基于患者的实际需求进行动态调配。患者的临床服务需求随着患者数量、疾病严重程度及治疗措施的变化而变化。科学的护理人力资源配置应通过评估患者的实际需求进行动态、弹性调整。

3. 成本一效益的原则

人力资源配置的出发点及最终目的都是实现效益最大化。在护理人力资源配置过程中，护理管理者要结合实际，不断寻求和探索灵活的人力资源配置方式，重视护士的能级对应及分层次使用，在分析个人能力与岗位要求的基础上实现个体与岗位的最佳组合，充分调动护士工作积极性，高效利用护理人力资源，根据护理工作量的变化及时增减护士数量，由此降低人力成本、提高组织效率。

4. 结构合理化的原则

护理单元整体效率不仅受个体因素影响，还直接受群体结构的影响。护理单元群体结构指科室不同类型护士的配置及其相互关系。结构合理化要求医疗卫生机构在专业结构、知识结构、智能结构、年龄结构、生理结构等方面形成一个优势互补的护理单元群体，有效发挥护士的个体和整体价值。

四、影像科护理岗位配置

（一）护理岗位分类

2012年《卫生部关于实施医院护士岗位管理的指导意见》中指出，医院护理岗位设置分为护理管理岗位、临床护理岗位和其他护理岗位3个类别。与一般临床科室不同，影像科护理岗位主要以临床需求为导向，结合医院规模、护士数量、护理工作量等多种因素综合进行合理设置。

1. 护理管理岗位

护理管理岗位指从事医院护理管理工作的岗位。护理管理岗位可以根据医院的规模设置两级或三级管理体系。三级医院要求实施三级管理体系，即护理部主任或护理行政主管、科护士长或管理协调者、护士长或护士管理者。两级管理体系包括护理部主任或科护士长、护士长两个层次。影像科通常设置科护士长、护士长两个层次。

2. 临床护理岗位

临床护理岗位指为患者提供直接护理服务的岗位，如病房护士岗位、专科护士岗位和临床护理教学岗位。

3. 其他护理岗位

其他护理岗位指为患者提供非直接护理服务的岗位，主要设立在医院消毒供应中心、院感管理部门。

（二）影像科护理岗位设置与人员配备

根据影像科设备分布和实际工作量可设置以下岗位：责任护士、各区域（放射、超声、核医学、介入）责任组长、总务护士、护士长，此外各区域还设置院感护士、教学护士等兼职岗位。

护士的配备建议以每天8h上班、机器满负荷运转为标准：CT岗位每台设备配备2.0～2.5名护士，MRI岗位每台设备配备1.0～1.5名护士；X线特殊检查（胃肠检查室）岗位每台设备配备1名护士；核医学岗位每台设备配备1～2名护士。根据需求可配置检查预约登记护士、超声科护士、夜班护士。

1. 护士长

影像科护理管理岗位的设置受医院级别及科室护士人数等影响，一部分医院设置了护士长，另一部分医院由于影像护理单元人数较少，仅设置护理组长进行管理。护士长在科主任、护理部主任及大科护士长的指导下，全面负责科室的护理运营、护理质量与安全、人力资源管理、临床教学与科研管理，确保本科室的临床护理、护理教学、护理学科建设安全、高效、有序发展。同时还需与科主任及其他相关部门建立良好合作关系。

2. 责任护士

根据科室性质不同，影像科责任护士的工作内容也有很大的差异。检查性质科室的责任护士，要求在护士长的领导下，严格执行护理核心制度和其他规章制度，完成增强CT、增强MRI及超声造影相关增强影像检查前的评估、宣教、静脉通道建立、对比剂注射等临床护理工作，保证增强影像检查的质量与患者安全。此外，部分医院的检查预约登记工作也由责任护士完成。介入手术室责任护士则与外科手术室工作内容相似，分为洗手护士和巡回护士。由于核医学科涉及病房，核医学科责任护士还需要承担住院患者的一系列病房护理工作。

3. 责任组长

在科主任与护士长的带领下，责任组长负责科室的临床、科研、教学工作，负责科室高难度护理工作，协助护士长完成科室临床质量安全管理。

4. 总务护士

在护士长的领导下，总务护士协助护士长做好科室内的护理后勤管理工作，并参与部分临床护理质量管理工作，如负责科室内物资的申请领取、分发、保管、报修等。

5. 院感护士

在院感科及护士长的指导下，负责科室内的院感管理工作。其主要职责为与院感控制团队保持联络，并及时报告病区任何疑似或感染的患者；采取适当的预防措施并提供信息，协助发现感染暴发，参与科室的感染控制和记录；介入感染性疾病接触防护、针刺伤处置和随访记录；参与医护人员、工勤人员感染控制管理规范及实践培训教育等。院感护士多为科室中高年资护士兼任。

6. 教学护士

在护士长的指导下，负责本科室内实习学员、规培学员、进修生等的护理教学、技能培训、考核等工作，参与本院护士的“三基三严”培训管理，落实继续教育培训相关制度。教学护士也多由科室内护士兼任，护士长可根据教学任务工作量合理进行岗位排班。

（三）影像科护理岗位任职基本条件

（1）护理专业毕业，并取得大专及以上学历，符合国务院卫生主管部门规定的健康标准。

（2）取得中华人民共和国护士执业证书，并按照要求定期进行延续注册。

（3）通过辐射安全防护培训，取得《放射工作人员证》，掌握辐射防护知识后，方可从事影像科工作。

（4）根据《放射工作人员职业健康管理办法》《中华人民共和国职业病防治法》的规定，影像科护士需定期进行职业健康体检，定期进行辐射剂量检测，合格后才可上岗。

（5）新入影像科护士需在上岗前进行系统的专科培训，熟悉影像检查及诊疗护理技术，熟练掌握高压注射、对比剂外渗及不良反应的处理方式、急危重症患者的抢救等各项专科技术与应急事件的处理流程，具备一定的团队协作能力、沟通能力及应急处理能力。

（6）参与临床护理教学工作。组织、参与护理查房、教学查房。

（7）关注学科及专业发展动态，积极参加专业学术会议和继续教育学习，不断更新知识与技能，以更好地适应护理专业的发展要求。

五、护理绩效管理

（一）绩效相关概念

1. 绩效（Performance）

绩效指员工在工作过程中所表现出来的与组织目标有关的并且能够被评价的工作业绩、工作能力和工作态度。其中工作业绩主要指工作的结果，工作能力和工作态度主要指工作的行为。

2. 绩效评价（Performance appraisal）

绩效评价指组织采取特定的方法和工具评价员工在工作过程中产出的工作业绩（工作数量、质量和社会效益等）、工作能力、工作态度，以此判断员工的能力与岗位的要求是否相匹配。绩效评价是人力资源管理的重要职能。

3. 绩效管理（Performance management）

绩效管理指管理者与员工为了达到组织目标共同参与绩效计划制订、绩效考核评价、绩效结果应用、绩效目标提升的持续循环过程。

绩效评价和绩效管理虽然只是两字之差，但其内涵却有不同。绩效评价侧重于管理者对员工的工作评价过程；而绩效管理强调通过员工的积极参与和上下级之间的双向沟通来达到组织目标。

（二）影响护理绩效的因素

护理绩效受诸多主观、客观因素影响，主要涉及的因素有外部因素、组织因素和个人因素。

1. 外部因素

外部因素主要指与护理工作有关的外环境，包括政策法规、行业标准、社会风气、经济形势、人文环境、劳动市场状况等。

2. 组织因素

组织因素包括护理工作条件、工作场所布局、工具设备、工作人际关系及部门工作氛围、护理管理组织结构、护理文化、医院战略及发展目标、护理工作性质、护理团队结构、工作流程、护理管理者的风格及经验等。

3. 个人因素

（1）知识水平：在其他条件相同的情况下，有较高知识水平的护士通常能取得较好的护理绩效。

（2）工作技能：护士的工作技能主要取决于本人的知识水平、智力、工作经历和受教育程度。一般情况下，具备较高工作技能的护士会取得较好的护理绩效。

（3）工作态度：指护士在岗时的工作积极性和工作热情，是护士在工作过程中主观能动性的具体体现。工作态度良好、工作积极性高的护士护理绩效一般较好。

（三）护理绩效管理的原则

科学地评价护理绩效是管理者一直关注和研究的内容。护理绩效指与护理工作有关的行为表现及其结果，是护士在临床工作中做出的成绩和贡献，也是体现护士工作能力的一个重要方面。构建一个客观公正、科学合理的护理绩效考核评价体系，不仅可以评估护士在护理活动中所做出的成绩和表现，还能帮助护士明确自我工作的目标，更能进一步体现护士之间专业技能、劳动强度、工作风险、岗位能级、工作质量与数量等的差异，体现劳动价值，调动护士的积极性。因此，健全护士的绩效考核制度，对护理团队及护理学科的发展至关重要。

1. 基于岗位的原则

护理绩效考评标准应根据工作岗位内容来建立，用以评价护理绩效的标准必须与护理工作相关，制订评价标准的依据是具体岗位的职责，如护士、护士长、护理部主任的岗位职责在内容上有不同要求，其评价指标就应当有所区别。制订评价标准时应尽量使用可衡量的描述，以便提高评价标准的可操作性。

2. 标准化原则

绩效管理的标准化有四层含义：第一，在同一管理者领导下从事同种护理工作的人，应使用同一评价方法或工具进行评价；第二，评价的间隔时间应该是基本相同的；第三，重视评价反馈并有效落实；第四，提供正式的评价文字资料，被评价人应在评价结果上签字。

3. 公开化原则

公开化包括两个方面的内容：一是标准公开化，护理绩效评价标准应尽量具有客观性，并在实施前公之于众，使护士明确知道组织对他们的期望行为和绩效要求，帮助他们找准自己努力的方向；二是结果公开化，好的评价体系会随时向护士提供持续性的反馈，以帮助他们把工作做得更好。不公布评价结果对促进工作持续改进不利，最终会影响医院和部门的工作效率。允许护士询问评价结果，也就是允许他们发现任何可能或已经出现的错误。

4. 激励原则

绩效管理的目的是通过绩效考评，把护士聘用、职务聘任、培训发展、评先评优相结合，以激励护士不断提高护理绩效。同时通过绩效评价结果，对工作出色的护士进行肯定奖励，实行成就激励，以巩固和维持其组织期望的绩效水平；对工作表现不符合组织要求的护士要给予适当批评教育或惩罚，帮助其找出差距，建立危机意识，促进工作改进。

5. 绩效反馈原则

绩效反馈为护理管理者和护士双方提供了一个交流思想的极好机会，无论护理管理者工作多么繁忙，都必须进行绩效评价面谈。绩效评价面谈对护士本身的发展也是极为重要的。绩效评价面谈一般包括 3 个方面的内容：讨论被评价人的工作业绩；帮助被评价人确定改进工作的目标；提出实现这些目标可采取的措施和建议。

第二节　影像科护理管理制度

一、值班与交接班制度

值班与交接班制度指医疗卫生机构及其医护人员通过值班与交接班机制保障患者诊疗过程连续性的制度。

1. 基本要求

（1）明确各值班岗位职责、值班人员资质和人数，当日值班人员应当在病房或相应位置公开。

（2）当日值班护士中必须为本院注册的执业护士，非本院注册执业护士不得单独值班。当日值班护士不得擅自离岗，休息时应当在指定的地点休息。

（3）各级值班护士应当确保通信畅通。

（4）在有病床的科室，护士交接班在床旁进行。

（5）值班期间患者的病情变化及治疗处置应及时记录。

（6）交接班内容应当专册记录，并由交班人员和接班人员共同签字确认。

2. 实施细则

（1）病房护士实行三班轮流值班制，必须严格遵照医院规定的上班时间与护士长安排的班次进行，不得擅自减少或变更。

（2）值班人员必须坚守岗位，遵守劳动纪律，做到“四轻”（说话轻、走路轻、操作轻、关门轻）、“十不”（不擅自离岗外出、不违反仪表规范、不带私人用物入公共场所、不在公共场所吃东西、不接待私人会客和不接打私人电话、不做私事、不打瞌睡或闲聊、不与患者和探陪人员争吵、不接受患者礼物、不利用工作之便谋私利）。

（3）勤加巡视，严密观察与了解病室动态及患者的病情与心理状态，及时解决本班的问题，保证各项治疗及护理工作准确及时进行。

（4）必须按时交接班，接班人员提前 15min 到科室，了解患者情况，交接物品。交接清楚之前，交班人员不得离开岗位。

（5）交班前，护士长应当检查对比剂外渗、对比剂不良反应及急危重症患者等特殊患者情况，病房性质科室重点巡视危重患者和新患者，并安排护理工作。

（6）值班人员必须在交班前完成本班的各项工作，做好记录，处理用过的物品，并为下一班做好用物准备。

（7）科室应当建立日夜交班本和物品器械交接本。交接班必须认真详细，如发现病情、治疗情况、器材物品等交代不清时应立即查问。接班时发现的问题应由交班人员负责，接班后发现的问题应由接班人员负责。

（8）晨间交接班时，由夜班护士重点报告增强影像检查量、对比剂外渗患者数量、对比剂不良反应发生量、手术量等与护理有关的事项。

（9）早晚交班时，日夜班护士应详细阅读交班记录，了解患者动态。护士长和交接班护士应重点巡视患者并做床旁交接班（涉及病房性质科室）。

（10）各种护理记录应及时、准确填写，要求字迹工整，内容及格式符合医院及科室统一规定，当日值班人员将患者的生理状况、心理状况、治疗护理落实情况等记录于护理记录单上。特殊情况交班需在交班报告上填写。

（11）交接班的内容。

①患者的动态（影像检查相关动态，如各类影像检查总量、白班及夜班增强影像检查量、急诊增强影像检查量、发热门诊增强影像检查量、对比剂外渗患者数量、对比剂不良反应发生量；病房科室涉及患者总数，出入院、死亡、转科、一级护理和危重患者数量等；介入手术室还涉及手术总量、急诊手术量）。

②对比剂外渗、对比剂不良反应、急危重症患者等特殊患者的交接。

③常用药物的准备，贵重药物，毒、麻、精药物等高危药物，基数药物等的数量、保存及使用，急救物品及仪器的备用情况。

④环境的整洁与安全情况，各项物品的处置情况。

⑤各个病房、检查室或手术室的设备仪器情况，如遇故障应及时交接，关注维修进度，确保医疗过程顺利进行。

（12）交接班的要求。

①集体交接班：要求交班人员的书面记录要写清，口头交代要讲清，交班人员对交班内容讲述清晰、主次分明、重点突出；所有参加交接班的人员要准时到场，工作衣帽穿戴整齐，认真聆听，不得在交接班未结束前离开。

②个别交接班：坚持床旁交接，做到交班清楚、接班仔细。

③认真执行“十不交接”：衣着穿戴不整齐不交接；急危重症患者抢救时不交接；患者出入院或死亡、转科未处理好不交接；床边处置未做好不交接；皮试结果未观察、未记录不交接；医嘱未处理不交接；物品数目不清楚不交接；清洁卫生未处理好不交接；未为下班工作做好用物准备不交接；各种记录未完成不交接。

二、查对制度

查对制度的认真执行是保证护理工作质量、防止差错事件发生的有效措施。适用于医院各临床科室、医技平台科室等，涉及护理各个环节。操作中断后应重新启动查对程序。

1. 患者身份查对

（1）在进行任何涉及患者的医疗行为、护理操作之前必须首先查对患者身份。

（2）至少使用患者姓名和登记号（门诊患者采用就诊卡号）两种方式查对患者身份。性别、年龄、住址、电话号码等作为患者身份识别的补充信息。病房号和床号不得作为患者身份查对标志。

（3）在实施任何侵入治疗活动前，实施者应亲自与患者（或家属）沟通，让其陈述患者姓名，以确保对正确的患者实施正确的操作。

（4）对昏迷、神志不清、无自主能力、新生儿、手术等患者，使用腕带作为患者身份查对的标志。

（5）身份不明的患者以“无名氏”表示姓名，待确认患者身份后及时修改。

（6）腕带上填写的信息应字迹清晰规范、准确无误，包括科室、姓名、性别、年龄、登记号等信息。

（7）应重点关注急危重症患者、新生儿、婴幼儿、老年人、精神异常者、手术患者、不愿或无法提供个人信息者、语言沟通不畅者、有疑问者等。

（8）护理管理者定期监督患者身份识别的落实情况，持续质量改进。

2. 用药查对

（1）严格遵循“三查”“八对”“一注意”原则。

①“三查”：操作前、操作中、操作后检查。

②“八对”：认真、严格地核对患者姓名、登记号，药物名称、浓度、剂量、用法，用药时间和药物有效期。

③“一注意”：用药过程中和用药后，须严密观察药效及不良反应，做好有关记录。

（2）应注意医嘱或药品说明书中注意事项，按药品说明书和医嘱用药。

（3）对有疑问的医嘱，应及时查对，确认无误后方可执行。

（4）增强检查时使用对比剂前，应询问患者有无对比剂过敏史及对比剂使用禁忌证；使用毒、麻、精药物时，用后保留药瓶；使用多种药物时，要注意配伍禁忌；注意正确选用溶媒；配药后应再次检查药物质量；使用多种用法药物（如硫酸镁）时，应着重向患者强调用法，避免用法错误产生的不良反应。

（5）使用高危药物时需双人查对后才能使用，用后双人及时签名。

3. 备药查对

（1）备药前应认真查对医嘱，按照医嘱备药。

（2）备药前应检查药物质量，特别是药物是否过期、药液中有无杂物、药物有无变质、包装是否完整等，如不符合要求，不得使用。

（3）对药剂科发放的药物有疑问时，应及时沟通，确保药物准确无误。

4. 医嘱查对

（1）执行各项医嘱前应认真查对患者身份、病史及医嘱。

（2）口头医嘱查对仅适用于抢救患者时和手术过程中。抢救医嘱应在抢救完成6h内及时补充，并由抢救医生与护士双方核实无误后签字确认；手术医嘱应在手术完成后及时补充，核实医嘱与术中情况相符后，方可签字确认。

（3）对于医嘱信息与患者身份、病史不相符，检查项目在原医嘱基础上有增项或漏项，医嘱信息与所用对比剂不匹配等有疑问的医嘱，护士应主动询问责任医生，必要时请示上级领导，待医嘱核实后方可执行。

5. 监督考核管理

（1）各级医护人员应严格落实查对制度，确保将正确的治疗在恰当的时间、按照准确的剂量、以正确的方式给予正确的患者，确保医疗护理质量与安全。

（2）发生查对制度执行缺陷时，应及时按相应流程处理，并分析发生原因，及时整改。

（3）职能部门和科室应定期对查对制度执行情况进行督查，针对发现的问题及时改进。

三、影像检查患者知情同意制度

1. 患者知情同意的内容

患者具有对病情、检查措施、风险－益处、费用开支、用药安全及风险等真实情况的了解及被告知的权利，且在知情的情况下有选择、接受或拒绝的权利。

2. 影像科涉及需要书面患者知情同意的情况

增强影像检查患者知情同意、自费药物及材料患者知情同意等。

3. 对履行患者知情同意人员的要求

（1）由患者本人或其监护人、委托代理人行使患者知情同意权。

（2）患者具有完全民事行为能力的，在不违反保护性医疗制度的前提下，应将告知内容直接告知本人，必须履行书面签字手续的由本人签字。

（3）对于不能完全行使民事行为能力的昏迷、痴呆、未成年、残疾、精神疾病等患者，由符合相关法律规定的人员代为行使知情同意权。

（4）由患者委托代理人行使知情同意权的情况。

①患者虽具有完全民事行为能力，但如实告知病情、医疗措施、医疗风险后可能造成患者不安，进而影响医护人员开展诊疗工作的，由委托代理人行使知情同意权。

②患者虽具有完全民事行为能力，但不能理解或不愿了解各项诊疗措施，由委托代理人代为行使知情同意权。

4. 特殊情况

对急危重症患者，在患者本人无法履行知情同意手续又无法与家属取得联系或其家属短时间内不能来院履行相关手续，且病情又不允许等待时，应由专科主管医生或急诊科医生签署相关知情同意书。

5. 履行知情同意手续的要求

实施检查、安置留置针、注射对比剂前，操作者亲自与患者及其家属交代检查目的、可能发生的不良反应等情况，医患双方签署知情同意书后，方可实施操作。

四、急危重症患者抢救制度

1. 适用范围

（1）重度药物不良反应的患者，如低血压性休克、意识丧失、呼吸心搏骤停的患者。

（2）生命体征不稳定，病情变化快，两个以上的器官系统功能不稳定、减退或衰竭，病情不立即处置可能存在危及生命或出现重要器官功能损害的患者。

2. 放射科检查室设置

放射科检查室应与急诊科就近设置，并保证各种抢救物品齐全、性能良好。抢救物品必须实行“四定三无二及时一专”，即“四定”：定种类、定数量、定位放置、定人管理；“三无”：无过期、无变质、无失效；“二及时”：及时检查、及时补充；“一专”：专人管理。每班交接清楚，做好清洁、清理、补充等工作。

3. 急危重症患者的处理

对于急危重症患者或在检查过程中急危重症相关病情发生变化时，实行“绿色通道”，一律优先检查。发生严重药物不良反应或出现急危重症情况需要抢救时，若在检查过程中，应立即停止检查，并立即联系急诊科院内出诊，由急诊科医生主持和指挥抢救；若为住院患者，需同时通知患者所在科室主管医生或责任护士。

4. 熟练技能

护士须掌握抢救物品的性能及使用方法，包括抢救药物的编号、定位、名称、用途、剂量、用法和抢救仪器设备的定位、用法等。积极配合，全力协助医生抢救，不得以任何借口延误抢救工作。在紧急情况下医生未到场时，为抢救垂危患者生命，护士应当先行实施必要的紧急救护措施，做到处理及时、记录完整。

5. 及时、准确执行医嘱

医生下达的口头医嘱，护士应复述一遍。抢救结束后应即刻据实补记医嘱；抢救使用的药瓶/安瓿需在抢救结束后经查对确认无误后方可丢弃。

6. 积极抢救、必要沟通

对病情危重、可能危及生命的患者均需积极组织抢救，并向家属或委托代理人就患者病情危重性进行必要的沟通。

7. 报告医务部或医院总值班

凡涉及不良事件、医疗纠纷的抢救工作需报告医务部或医院总值班，以便及时组织相关科室协同抢救工作，并做好救治记录，详细交接班。

8. 记录管理

对病情变化、抢救经过应准确、及时、完整记录，因抢救患者未能及时记录的，有关护士应当在抢救结束后 6h 内据实补记，并加以注明。

9. 监督考核管理

职能部门应定期或不定期对科室进行检查，包括抢救物品的储备情况、护理记录质量等，对于违反上述制度的行为按照医院缺陷管理制度进行处理。

五、放射科危急值报告制度

放射科危急值指在放射科影像检查中意外发现（临床已经诊断的除外）或超出预估的危急情况，如不给予迅速有效的处理，可能危及患者生命或引起严重不良后果。

1. 放射科需要报告的危急值

（1）严重急性脑干出血。

（2）颈、胸段脊柱爆裂骨折和（或）脱位成角。

（3）张力性气胸。

（4）肺动脉栓塞。

（5）肝、脾、肾等器官破裂。

（6）绞窄性肠梗阻。

（7）消化道穿孔。

（8）主动脉弓平面食管异物。

（9）大面积急性肺动脉栓塞。

（10）气管异物、损伤引起呼吸困难。

（11）胸腹主动脉夹层动脉瘤。

2. 危急值报告流程和要求

（1）电话通知。按照顺序，确保 1 人接到通知。电话通知顺序为开单医生、值班医生和护士（工作时间：主班护士；非工作时间：值班护士）。

（2）网络通知。有条件时开启网络通知，并要求被通知人回复。

（3）危急值报告记录。内容包括检查日期，患者姓名、住院号、床号，检查结果，通知方法，通知时间，报告人和接收人。

（4）技师或护士在检查过程中发现患者不适，经医生诊断后应根据患者病情轻重缓急采取相应措施。

六、影像科药物安全使用管理制度

1. 治疗前用药

（1）掌握所用药物的基本知识，如适应证、禁忌证、常见不良反应等。

（2）询问患者过敏史、用药史、治疗史，既往有无采用与本次相同的药物与治疗、有无不良反应。如果既往用此药物有严重不良反应，应及时向医生汇报，必要时修改医嘱。

（3）严格执行患者身份核查制度与查对制度。

（4）按照用药或治疗的要求进行准备。

（5）告知患者治疗前用药的目的、作用，提前告知常见的不良反应，提醒患者如有不适，应及时告知医护人员。

2. 治疗中用药与治疗后用药

（1）按相应的操作要求进行操作。

（2）对于特殊患者，如婴幼儿、儿童、老年人、孕产妇，和过敏体质者、心功能不全者、肝肾功能不全者等，应加强巡视，密切观察患者情况。

（3）如患者出现可能与本次治疗有关的不适或不良反应，应视情况暂停用药/治疗，并立即通知医生。

（4）如患者发生不良反应，应及时处理，并如实记录在护理记录上。及时填写药物不良反应填报单，必要时及时向相关部门汇报。

（5）对特殊情况做好交接班。

3. 医嘱规范

（1）检查临时用药，如镇静剂、对比剂等，应由有资质的临床门诊或急诊科医生开具。

（2）在检查科室使用的抢救用药，应由组织抢救的有资质的检查科室医生开具。

七、对比剂不良反应或外渗患者随访制度

1. 随访对象

增强检查时发生对比剂不良反应或外渗的患者。

2. 随访目的

了解检查后患者的不良反应恢复情况或外渗部位肿胀变化情况，对处理方式和预后注意事项等进行指导，体现医院人性化关怀。加强与患者沟通，了解患者需求及对医院的合理化建议。了解患者在检查期间对医护人员和窗口科室服务人员工作情况的满意度。

3. 随访方式

门诊患者一般采用电话随访，住院患者采用电话随访或当面随访。

4. 随访要求

充分了解随访患者的基本情况，如姓名、年龄、疾病诊断、检查项目、检查部位及检查时间。随访出现对比剂不良反应的患者时，要掌握患者用药信息、首发不良反应的症状、用药处理情况；随访出现对比剂外渗的患者时，要掌握发生外渗的部位和药物名

称。随访时首先主动介绍自己的身份，取得对方的信任，随访过程中认真听取患者或者家属反映的情况并认真进行解答。对于敏感的问题要注意沟通技巧，做好患者或者家属的解释工作。

5. 记录与上报

及时记录随访情况，对于恢复情况不佳或有潜在纠纷风险的患者应持续关注，及时上报护士长。

八、跌倒/坠床管理制度

（1）护理部组织管理，实行“护理部－科护士长－护士长”三级跌倒/坠床管理架构。

（2）建立跌倒/坠床的评估流程，筛查高危人群进行重点预防。

（3）建立患者跌倒/坠床后的处置预案，密切关注患者跌倒/坠床相关病情的发展与转归，以及患者及其家属的情绪状况，并及时上报。

（4）对跌倒/坠床事件应当有原因分析、事件讨论记录与整改措施记录，并有持续追踪记录；对护士应有防跌倒/坠床的相关知识教育。

（5）保持检查室、走廊、厕所等地面清洁、干燥、无障碍，对于环境中的跌倒/坠床隐患应及时排除或尽量减少，并恰当设置警示标志，提示跌倒/坠床风险。

（6）老年患者及小儿、精神异常者、孕妇、残疾患者应有家属陪伴，需要时用推车或轮椅送检、陪检。转运患者时必须用护栏或约束带固定肢体，并有 2 人陪送以防跌倒/坠床。

九、患者转运制度

（1）患者转运指所有患者从原来楼层或部门通过推床、轮椅等转运到其他部门。

（2）一般患者转运须有护士或医院内其他人员陪同。

（3）除患者的责任护士以外的工作人员在转运患者前须先通知责任护士。检查科室在检查过程中对该患者安全负责。

（4）转运工具的选择由主管医生和家属共同商讨后决定，并根据患者病情安排人员护送。

（5）急危重症患者转运前护士应协同医生稳定患者病情，妥善固定各种管道，确保患者各项指征能在一定时间内维持平稳后方可转运。

（6）躁动患者转运前应向患者及其家属做好解释、沟通工作。

（7）负责转运急危重症患者的医护人员要具有一定的临床经验，转运途中（或检查时）应严密观察患者的生命体征和病情变化，关注管道是否固定、通畅和随身的各种仪器的工作情况。

（8）转运过程中，患者一旦出现意外情况，遵医嘱利用随身携带的仪器、物品和药物进行就地抢救，并在事后及时补记病情记录和抢救过程。

（9）转运后应向接诊人员详细交接班。

十、辐射防护安全管理制度

1．接受辐射检查患者的防护

（1）辐射检查过程中，不支持家属陪同。如果必须家属陪同，需让家属穿上防护铅衣、戴铅帽等。

（2）妊娠期妇女不宜进行辐射检查。已终止妊娠或病情需要需进行辐射检查者，须与医生联系沟通，并由患者签字确认。

（3）对患者进行辐射检查时，对非检查部位的射线敏感部位应使用防护用品进行保护。

（4）对儿童进行辐射检查时，对其性腺等射线敏感部位应使用防护用品进行保护。

（5）及时认真查对、评估，操作熟练，定位准确，防止因准备不足、操作失误等导致患者重复检查，增加射线辐射。

（6）检查中提倡以最小的受照剂量达到诊断目的。

2．放射工作人员的防护

（1）放射工作人员需进行上岗前、在岗期间、离岗时及应急辐射状况时的职业健康检查，在岗期间每两年开展一次职业健康检查，且需要到经过卫生行政部门审核备案的职业健康检查医疗机构进行。

（2）放射工作人员应通过辐射防护和有关法律知识培训，并考核合格，且持有《放射工作人员证》。

（3）放射工作人员须遵守相关法规和规章制度，接受职业健康监护和个人剂量监测管理；正确佩戴个人剂量仪，外照射个人剂量监测周期一般为 30 天，最长不应超过 90 天。

3．辐射工作环境及设备管理

（1）对新、改、扩建项目，必须在项目立项时向卫生监督部门提出申请，并要求进行职业病危害预评价、控制效果评价和竣工验收。

（2）引进新设备安装调试完毕后，须取得《辐射安全许可证》后方可投入使用。

（3）辐射工作场所所有电离辐射禁止标志及工作指示灯必须清晰。

（4）每年对已开展工作的辐射设备进行检测，内容包括辐射剂量、图像分辨率、线性、可重复性等。

4．防护用品保养、清洁与消毒

（1）做好防护用品交接班记录。每班技师交接班前负责清点防护用品的数量，对于使用后的防护用品应及时消毒并放回指定位置。如发现防护用品有丢失、损坏等情况应及时上报，并做好记录。

（2）防护用品使用后应平放或放在相应支架上挂起，不能折叠，以免长期折叠造成破裂，影响防护效果。

(3) 防护用品应储存在相对湿度不大于 80%、无阳光直射、远离热源、无腐蚀气体和通气良好的室内；严禁与酸、碱等有损于防护用品的物品接触，延长其使用寿命。

(4) 防护用品的使用年限为 4~5 年，应定期检查。检查方法是用手平摸，或拆下布面以目测观察，如果有多达三分之一面积的裂纹，防护用品就不能使用，必须报废更新。

(5) 防护用品表面有污渍时应尽快清洗，可用冷水或柔性清洁剂擦洗，不能用高温消毒处理。

【知识拓展】

放射诊断放射防护要求

放射诊断包括 X 线影像诊断和介入放射学相关诊断，是应用广泛的放射诊疗手段。做好相关的放射防护工作，是放射诊疗工作持续健康发展的前提。放射防护包括 X 线影像诊断和介入放射学相关诊断所用设备的防护性能、机房防护设施、防护安全操作要求及其相关防护检测。规范放射防护，有助于相关设备使用的安全管理，可有效控制放射工作人员、患者和公众的受照剂量，降低辐射危害的发生，见表 2-2-1。

表 2-2-1 放射诊断放射防护要求（GBZ 130—2020）

放射诊断类型	工作人员		患者	
	个人防护用品	辅助防护设施	个人防护用品	辅助防护设施
放射诊断学用 X 线设备隔室透视、摄影[a]	—	—	铅橡胶性腺防护围裙（方形）或方巾、铅橡胶颈套；选配：铅橡胶帽子	可调节防护窗口的立位防护屏；选配：固定特殊患者体位的各种设备
放射诊断学用 X 线设备同室透视、摄影[a]	铅橡胶围裙；选配：铅橡胶帽子、铅橡胶颈套、铅橡胶手套、铅防护眼镜	移动铅防护屏风	铅橡胶性腺防护围裙（方形）或方巾、铅橡胶颈套；选配：铅橡胶帽子	可调节防护窗口的立位防护屏；选配：固定特殊患者体位的各种设备
口内牙片摄影	—	—	大领铅橡胶颈套	—
牙科全景体层摄影，口腔锥形束 CT（CBCT）	—	—	大领铅橡胶颈套；选配：铅橡胶帽子	—
CT 体层扫描（隔室）	—	—	铅橡胶性腺防护围裙（方形）或方巾、铅橡胶颈套；选配：铅橡胶帽子	—
床旁摄影	铅橡胶围裙；选配：铅橡胶帽子、铅橡胶颈套	—	铅橡胶性腺防护围裙（方形）或方巾、铅橡胶颈套；选配：铅橡胶帽子	移动铅防护屏风[b]

续表2－2－1

放射诊断类型	工作人员		患者	
	个人防护用品	辅助防护设施	个人防护用品	辅助防护设施
骨科复位等设备旁操作	铅橡胶围裙； 选配：铅橡胶帽子、铅橡胶颈套、铅橡胶手套、铅防护眼镜	移动铅防护屏风	铅橡胶性腺防护围裙（方形）或方巾、铅橡胶颈套； 选配：铅橡胶帽子	—
介入放射学操作	铅橡胶围裙、铅橡胶颈套、铅防护眼镜、介入防护手套； 选配：铅橡胶帽子	铅悬挂防护屏/铅防护吊链、床侧防护帘/床侧防护屏； 选配：移动铅防护屏风	铅橡胶性腺防护围裙（方形）或方巾、铅橡胶颈套； 选配：铅橡胶帽子	—

注 1：“—”表示不做要求。

2：各类个人防护用品和辅助防护设施，指防电离辐射的用品和设施。鼓励使用非铅材料防护用品，特别是非铅介入防护手套。

a 工作人员、患者的个人防护用品和辅助防护设施任选其一即可。

b 床旁摄影时的移动铅防护屏风主要用于保护周围病床不易移动的患者。

十一、清洁与消毒管理制度

1. 环境

（1）空气消毒：检查后及时采用消毒液湿式拖地以减少尘埃飞扬，各检查室定时开门通风，保持室内空气流通，CT 检查室每晚紫外线消毒（或安装换气系统），建立消毒登记本。MRI 检查室可安装换气系统或无磁空气消毒机。

（2）桌面、地面消毒：每天检查结束后用 500～1000mg/L 含氯消毒液擦拭桌面和地面，如有血液、粪便、体液污染，应用 1000mg/L 含氯消毒液擦拭或拖地。

2. 物品

对使用 CT、MRI、X 线透视等设备进行各类检查时，由于未能区分感染与未感染患者，病原微生物可通过设备在患者之间传播或传播给医护人员。特别是患者的分泌物、血液、尿液等污染设备（如接触患者体表的 X 线摄片盒、检查床等）时，应及时进行消毒处理，避免交叉感染。

（1）检查床：及时更换检查用床单（一人一单），每日用 50～60℃温热水（或 75%乙醇）擦拭检查床。如遇患者的分泌物、血液、尿液污染，应先用 1000mg/L 含氯消毒液消毒，再用热水擦拭干净后再进行下一位患者的检查。

（2）线圈：应定期对线圈进行保养及消毒处理，每天检查患者后用 75%乙醇擦拭消毒线圈，防止交叉感染。特殊感染患者污染后用 1000mg/L 含氯消毒液擦拭后再用清水擦拭。

（3）高压注射装置：应每日清洁擦拭一次，高压注射装置每日用50～60℃温热水擦拭，如不慎被分泌物、血液、尿液污染应及时消毒处理后擦拭干净再用。

（4）一次性耗材：增强检查使用的高压注射器针筒、高压连接管应一人一筒/管，禁止一筒/管多用，并有出入库记录，由专人定时回收，当班护士和回收者签字确认，禁止重复使用和回流市场。

3. 垃圾分类

医用垃圾和生活垃圾应分类放置，标志醒目，医疗锐器放入锐器盒内；空针、高压注射器、高压连接管应放入医用垃圾专用垃圾袋，专人定时回收。

4. 手卫生

关注摆放体位、技术操作时能否正确、及时地进行手卫生。应在每个操作间放置速干手消毒液。检查室门外放置速干手消毒液，供患者及其家属使用，减少交叉感染的发生。接触患者分泌物、血液、尿液等时需戴手套，按标准预防隔离。

5. 隔离传染病患者检查

隔离传染病患者检查时，必须在申请单上注明隔离种类，受污染的检查床或者其他物品按照感染控制要求进行消毒处理。

十二、信息安全管理制度

1. 医院计算机的安全使用管理制度

（1）各用户单位对所属计算机负有直接的管理责任，并对资产的安全负责。

（2）医院计算机的范围包括医院各类临床业务配置的业务用机和科室行政事务处理的办公用机。业务用机和办公用机需严格执行专机专用，严禁挪作它用。禁止非授权人员操作医用计算机。严禁擅自扩展医用计算机的业务处理范围。严禁将外来数据通过各种接口插入业务用机进行读写。操作人员须增强防范计算机病毒的意识，防止计算机病毒的侵入和扩散。工作结束时，操作人员必须关闭电源后才能离开。

2. 信息系统用户授权管理制度

（1）为保证医院信息系统的安全管理，按照岗位身份对用户的访问权限进行管控。用户授权管理内容包括系统用户的增加、修改、终止、访问权限变更、使用权限分配，用户密码修改，用户的安全管理等。信息系统授权实行分类归口管理，由相关部门审批后进行系统授权。

（2）每个用户需要妥善保管各自的账号密码，对各自的账号安全负责，用户需不定期对账号密码进行修改以保障账号安全，由于账号保管不当引起的信息泄露、信息错乱等，由用户自行承担后果。

3. 信息数据的安全使用管理制度

（1）信息数据的范围：基于医疗、教学、科研和管理活动的各类业务系统产生的数字化成果。

（2）医院信息数据所有权归医院所有，信息数据的服务工作由信息中心负责。使用部门负责人和数据使用人需严格对信息数据承担保密责任和安全责任。

（3）医院信息数据的使用需遵循的要求。

①使用登记要求：按照使用部门和使用目的进行实名登记。

②逐级审批要求：由数据申请部门分管院领导、数据管理部门分管院领导共同签批。

③局域网使用要求：对于用户从信息中心获取的数据及自行通过业务系统导出的数据，需在医院办公局域网机器中使用。

④有限交互要求：凡有第三方参与，其参与人员只能接触脱敏后的汇总数据。数据使用中应签订配套数据保密协议，即只能应用于协议中申明的学术和研究活动。

⑤数据脱敏要求：对于药物和材料等敏感数据的统计查询，原则上均不能按医嘱项目统计到科室或医生名下。

⑥数据隐私保护要求：为保护患者数据隐私，除特殊数据需求（公安办案、随访等）外，一律需对姓名、身份证号码、居住地和电话号码等唯一身份识别信息做隐私化处理。

4. 监督考核管理

（1）信息中心负责对全院信息安全进行监督和管理，当发现任何可能危害到医院信息安全的事件，应及时向分管院领导汇报。

（2）数据使用方和数据提供方若未按以上要求使用医院信息数据，造成信息泄露，将按相关管理制度追究双方的责任。由于数据泄露所造成的任何形式的损害，医院保留进行法律追诉的权利。

第三节　影像科常用医疗物资及设备管理

一、医疗物资管理

（一）医用耗材管理

医用耗材指经相关监督管理部门批准的使用次数有限的消耗性医疗器械，包括一次性医用耗材及可重复使用医用耗材。在日常管理中，为了有针对性地管理，以达到更好的管理效果，根据医用耗材价值，并结合临床实际应用情况将医用耗材划分为普通耗材和高值耗材两类，其中普通耗材又分为计价耗材与非计价耗材两类。

1. 医用耗材申领与发放

（1）科室或部门根据需要，向医用耗材管理部门提出领用申请。

（2）医用耗材管理部门按照规定进行审核和发放。

（3）申领人应对出库耗材有关信息进行复核，与发放人共同确认。

2. 医用耗材储存库房管理

（1）科室或部门应设置相对独立的医用耗材储存库房，配备相应的设备设施，制订相应的管理制度，定期对库存的医用耗材进行养护与质量检查，确保医用耗材安全有效储存。

（2）对库存医用耗材的定期养护与质量检查情况应当做好记录，如有效期的监控，库房环境及温度、湿度的控制等。

3. 出库后的医用耗材管理

出库后的医用耗材管理由使用科室或部门负责，使用科室或部门应当指定专人负责医用耗材管理，保证领取的医用耗材品种、品规和数量既满足工作需要，又不形成积压，确保医用耗材在科室或部门的安全和质量。

4. 医用耗材临床应用的分级、分类管理

（1）医用耗材的临床使用分三级管理。国家药品监督管理局将医用耗材分为Ⅰ、Ⅱ、Ⅲ级。Ⅰ级医用耗材，由卫生技术人员使用；Ⅱ级医用耗材，由有资格的卫生技术人员经过相关培训后使用；Ⅲ级医用耗材，按照医疗技术管理有关规定，由具有有关医疗技术操作资格的卫生技术人员使用。

（2）植入类医用耗材应由具有有关医疗技术操作资格的卫生技术人员使用，并将拟使用的医用耗材情况纳入术前讨论，包括拟使用医用耗材的必要性、可行性和经济性等；非植入类医用耗材的使用，应符合医疗技术管理等有关医疗管理规定。

5. 高风险医用耗材使用知情同意书

（1）使用安全风险程度较高的医用耗材时，应与患者充分沟通，告知可能存在的风险。

（2）使用Ⅲ级或植入类医用耗材时，应签署知情同意书。

6. 医用耗材使用人员培训

（1）医疗机构应加强对医用耗材使用人员培训，提高其医用耗材使用能力和水平。

（2）在新医用耗材临床使用前，应对相关人员进行培训。

7. 医用耗材临床应用登记制度

应建立医用耗材临床应用登记制度，使医用耗材信息、患者信息以及诊疗相关信息相互关联，保证使用的医用耗材向前可溯源、向后可追踪。

8. 医用耗材临床使用中的感染与处置管理

（1）一次性医用耗材不得重复使用。

（2）可重复使用医用耗材，应当按照要求清洗、消毒或者灭菌，并进行效果监测。

（3）医用耗材使用后属于医疗废物的，应当严格按照医疗废物管理规定处理。

9. 医用耗材相关质量安全事件管理

（1）发生医用耗材相关质量安全事件，科室或部门应先上报设备物资部，设备物资部再根据情况按照《医疗器械不良事件监测和再评价管理办法》向卫生健康、药品监管行政部门报告相关信息，并采取措施做好暂停使用、配合召回、后续调查以及对患者的医疗救治等工作。

（2）通过监测发现医用耗材相关质量安全事件或者可疑相关质量安全事件时，应当按照有关规定报告。

（二）急救物品和抢救车的管理

1. 急救物品管理

（1）急救物品只限抢救患者时使用，不得随意挪用。

（2）由专人负责急救物品的管理，定期整理保养，保证急救物品完好、清洁、整齐、适用。

（3）各种急救物品应每班交接，交接时注意检查数量、性能、有效期等，确保其完好够用。

（4）各类急救物品分类存放，标签清晰，做到“四定”：定种类、定数量、定位放置、定人管理。

（5）急救物品使用后须及时整理、清洁、消毒、补充，保持其完好备用。

2. 抢救车管理

（1）抢救车应放在方便推取之处。车内应配置“抢救车物品设置卡”，卡上标明抢救车各区域内放置的急救物品的名称、剂量（型号）、数量等，做到“卡数相符”。

（2）每个班次对照抢救车交接班本交接急救物品，按要求认真查对填写，做好交接记录，并在抢救车交接班本上签名。

（3）急救物品必须定人保管、定位放置、定量储存、定时检查。

（4）护士长每月对常接触的急救物品进行专项检查，及时整改。

（5）对科室护士每季度进行 1 次抢救技能培训，每人必须熟记急救物品的位置、用途、剂量、用法等，熟练掌握各种抢救设备的性能及使用方法。

（6）抢救车应按照医院的相关要求配备急救物品，包括但不限于急救药品、输液物品、其他物品（开口器、压舌板、监护仪电极片等），备用电池、电源，除颤仪（安装好电池处于备用状态），呼吸支持物品，吸引装置，吸氧装置，应急灯等。根据“抢救车物品设置卡”分区规范摆放。

（7）抢救车标签张贴规范、醒目，能起到更好的提示效果，急救物品及药品按照要求进行统一编号，定位存放。急救药品摆放顺序原则上应按编号从左至右、从里至外的顺序。近效期药品、多规格及易混淆药品应在药盒上张贴相应的标识加以提醒。

（三）治疗车管理

（1）用于摆放无菌治疗盘和各种护理操作所需的用品。

（2）各班次岗位的人员负责各自的治疗车使用，包括使用中的整理和使用后的清洁。

（3）每台治疗车放置位置应固定、合理，能有效利用环境空间且方便使用。

（4）治疗车上的无菌盘和无菌用品需保证有效期限，每 4h 更换一次无菌铺盘并贴好有效期限标签。消毒液开启时需要标注开启时间、失效时间、开启人姓名，开启后 48h 内可以使用。锐器盒需要标注开启时间及使用科室名称，装满桶内容积的 3/4 时，应封存并更换新的锐器盒。

（5）治疗车上垃圾桶按照院感管理部门要求进行垃圾分类，医疗垃圾和物品外包装及损伤性废物分类丢弃，严禁混装在一起。

二、医疗设备管理

医疗设备应安排专人管理，分类保管，定期进行清洁检查和维护保养。护士应了解各类医疗设备性能、使用方法和操作要求。对各类医疗设备应有操作流程规范，新设备使用前应进行相关培训。对于损坏或故障的医疗设备应有明确标识，并及时联系相关部门维护处置。医疗设备的申请领用、维修、借出、报废等应按医院相关部门要求进行。医疗设备消毒管理按院感管理部门相关要求进行。

（一）高压注射器管理

（1）由专业人员对设备进行校正和日常维护。

（2）设备应定期校正维护，每年一次：①设备机械性能维护，如各机械限位装置有效性检查、各种运动运转检查、操作完整性检查；②设备电气性能维护，如机器与显示器开关有效性检查、网络线缆检查。

（3）建立设备档案、建立设备记录本，每天对使用时间、维护保养、维修故障做好记录。

（4）日常维护：①每日工作前，用消毒湿巾对机器进行一次清洁工作；②要经常注意控制台面的各调节器位置是否松动、移位；③注射时应密切注意机器运转情况，注意有无异常响声；④保持机器清洁干燥，每天撤掉管路后用温水清洁；⑤检查机器各部件间固定螺丝、螺母有无松动现象，发现问题要及时处理；⑥发现机器故障要及时记录故障现象，并且向科主任或者护士长汇报。

（5）工作中设备出现故障，不能正常使用时，及时汇报并联系厂家维修部，及时处理设备问题，以免影响检查工作的顺利进行。

（6）医疗设备的维护以预防为主，注重日常的维护保养和检查工作，及时地排除和纠正设备非正常现象。对于处在保修期内的设备，未经保修厂商的同意，不得拆机维护、检修。

（二）心电监护仪管理

（1）心电监护仪属于科室常规急救设备，专门用于患者在整个检查过程中病情发生变化时的监测，不得随意借走。

（2）每日上班须对设备进行检查，包括电源电池是否充足、使用有无异常，并保持线路整洁干净，保证设备 24h 处于备用状态。

（3）建立设备档案交接班本，每日设备检查后应做好记录。

（4）平时加强培训护士对急救设备的熟练使用，每季度科室组织全科人员学习急救知识及急救设备的正确使用，每半年考核 1 次，以保证患者急救工作的顺利开展。

（5）心电监护仪旁需有电源，以备蓄电池无电或接触不良时可以直接插电使用，保证抢救患者的工作顺利进行。

（6）抢救使用后用消毒湿巾擦拭心电监护仪设备表面，若有肉眼可见污染物应先清除污染物后再消毒。

（7）医疗设备的维护以预防为主，注重日常的维护保养和检查工作，及时地排除和纠正设备的非正常现象。对于处在保修期内的设备，未经保修厂商的同意，不得拆机维护、检修。

（三）除颤仪管理

（1）科室常规备用除颤仪应定期检查，及时充电。当设备放置于抢救车内时，则属于急救物品，仅适用于抢救时使用，不得随意挪作他用。

（2）建立设备档案交接班本，每日交接班两次。交接时检查设备性能状态、电池备用状态是否正常，签全名及对交接时间做好登记。

（3）抢救使用后用消毒湿巾擦拭设备表面，若有肉眼可见污染物应先清除污染物后再消毒。

（4）设备维修部应定期检查设备工作状况，确保设备运转良好，做好维修、维护登记。

（5）如遇设备出现蓄电池无电、意外停电、接触不良等故障时，医护人员应快速检查以排除故障，保证患者的安全。如果为蓄电池无电，应尽快更换备用电池，或者连接电源使用。如果故障不能排除导致除颤仪不能正常使用时，应立即到相邻护理单元借除颤仪，严密观察患者的生命体征及病情变化。

（6）医疗设备的维护以预防为主，注重日常的维护保养和检查工作，及时地排除和纠正设备的非正常现象，处在保修期内的设备，未经保修厂商的同意，不得拆机维护、检修。

（7）平时加强培训护士对急救设备的熟练使用，每半年考核 1 次。

（四）空气消毒机管理

（1）每个检查室和办公区域放置一台空气消毒机，每日正常消毒两次。

（2）建立空气消毒机消毒时间登记本，每日每次消毒后及时登记签字。

（3）日常维护：①每日工作前，用消毒湿巾对机器进行一次清洁工作；②使用时应密切注意机器运转情况，注意有无异常响声；③发现机器故障要及时记录故障现象并且向科主任或者护士长汇报。

（4）当空气消毒机报“UV 灯管故障”时，及时通知厂家更换紫外线灯管；当空气消毒机提示“清洗滤网”时：①更换活性炭网、光触媒网（适用于平板壁挂式空气消毒机、平板柜式空气消毒机)；②清洗初效过滤网，更换中效过滤布、活性炭网、光触媒网（适用于移动式空气消毒机)。

（5）医疗设备的维护以预防为主，注重日常的维护保养和检查工作，及时地排除和纠正设备的非正常现象，处在保修期内的设备，未经保修厂商的同意，不得拆机维护、检修。

（6）普通空气消毒机禁止推入磁共振检查室使用，应使用无磁循环空气消毒机对磁共振检查室进行空气消毒。

（五）恒温箱管理

（1）恒温箱主要用于对比剂加热保温使用，CT 检查室均需放置恒温箱，用于存放当日检查数量的对比剂，温度设置为 37℃。

（2）确保恒温箱处于开机状态，持续保温。机房护士每 2～4h 检查一次存放物品的安全情况，确保存放物品的可靠性、稳定性、安全性。

（3）每日固定岗位的护士按照检查患者预约量补充恒温箱内药物，确保第二天的工作顺利进行。每日检查工作结束后，当日值班护士需锁好恒温箱，如遇夜间急诊需使用药物时，按照“用一拿一”的原则，避免药物丢失。

（4）保证恒温箱的清洁整齐，每日用消毒湿巾擦拭清洁。箱内存放的物品需摆放整齐，彼此间隔适中，不可超量存放，更不能将进风口或排风口堵塞，以免设备压缩机连续工作不停机，影响设备正常运转，造成存放物品损坏。

（5）使用恒温箱时务必要确保电压的稳定性，以免不稳定的电压对恒温箱温度精准度产生影响。

（6）在恒温箱使用过程中，切勿长时间敞开箱门，防止箱内和箱外空气形成对流。严重影响恒温箱设备的温度精准度及对存放物品造成损坏。

（7）如果恒温箱发生故障，第一时间联系厂家维修部，切忌不能私自拆机维修、安装非正规配件，避免发生更严重的事故。

第四节　影像科对比剂管理

以医学成像为目的，将某种特定物质引入人体，以改变机体局部组织的影像对比度，这种被引入的物质称为对比剂，也叫造影剂。目前，对比剂已成为医学影像学检查和介入放射学操作中常用药物之一，主要用于血管、体腔的显示。常用的对比剂有碘对比剂、钆对比剂、超声对比剂及钡对比剂。

对比剂的管理要求做到以下三点：①台账管理，建立出入库登记本，做到账物相符；②有效期管理，按有效期顺序放置和使用，定期检查，确保对比剂无过期失效；③对比剂放置，30℃以下、避光、防 X 线照射、密闭保存放置，防止对比剂效能降低。

一、碘对比剂

（一）碘对比剂理化特性及分类

碘对比剂为三碘苯环衍生物，碘原子量大，吸收性能较强，与苯环键结合形成的分子结构非常稳定。苯环结构具备多个有效侧链结合点，提高了亲水性能，同时降低了不良反应的可能性。碘对比剂的理化特性包括稳定性、溶解性、渗透压、黏滞度和水溶性等。碘对比剂经肾脏排出时间：肾功能正常的患者使用诊断剂量的碘对比剂经肾小球滤过后，以原形经尿液排出，给药后 30min 排泄量占总注射量约 18%、60min 排泄 30%～40%、3h 排泄约 60%；8h 排泄 80%～90%、24h 排泄达到 98%左右。

常见碘对比剂分类和理化特性见表 2－4－1。

表 2－4－1　常见碘对比剂分类及理化特性

分类	结构	通用名	分子质量（MW）	碘含量（mg/mL）	渗透压（$mOsm/kgH_2O$）
第一代（高渗碘对比剂）	离子型单体	泛影葡胺（Meglumine diatrizoate）	809	306	1530
第二代（次高渗碘对比剂）	非离子型单体	碘海醇（Iohexol）	821	300 350	680 830
		碘帕醇（Iopamidol）	777	300 370	680 800
		碘普罗胺（Iopromide）	791	300 370	590 770
		碘佛醇（Ioversol）	807	320 350	710 790
		碘美普尔（Iomeprol）	777	400	726
	离子型二聚体	碘克酸（Ioxaglate）	1270	320	600
第三代（等渗碘对比剂）	非离子型二聚体	碘克沙醇（Iodixanol）	1550	320	290

1. 按化学结构分类

（1）离子型碘对比剂：属于盐剂，在水溶液中解离成大量阴离子、阳离子。国内常见的为泛影葡胺，分为 60%和 70%两种浓度。其特点是渗透压高、黏稠度高、带电荷，扰乱了电离环境和电解质平衡，与钙离子相互作用，增加血浆蛋白结合率，有一定的毒性，不良反应较常见。

（2）非离子型碘对比剂：不属于盐剂，在溶液中不解离成离子，不参与机体的代谢过程，所以具有水溶性高和弥散力强的优点。它的低血浆蛋白结合率使之具有低渗透压、低化学毒性、低黏度和吸收快等优点，从而增强了组织对其的耐受性，很少发生严重不良反应。

2. 按分子结构分类

离子型单体碘对比剂（如泛影葡胺）；离子型二聚体碘对比剂（如碘克酸）；非离子型单体碘对比剂（如碘普罗胺、碘佛醇、碘美普尔）；非离子型二聚体碘对比剂（如碘克沙醇）。

3. 按渗透压分类

按照渗透压的不同可将碘对比剂分为高渗碘对比剂、次高渗碘对比剂（原低渗碘对比剂）及等渗碘对比剂。高渗碘对比剂的渗透压是血浆渗透压的5～8倍（如泛影葡胺）；次高渗碘对比剂是相对高渗碘对比剂而言的，事实上，次高渗碘对比剂的渗透压仍高于血浆渗透压的数倍；等渗碘对比剂的渗透压与血浆渗透压相当。高渗碘对比剂不良反应较多，目前临床极少应用。次高渗碘对比剂中的碘普罗胺、碘美普尔和碘佛醇等均属于非离子型单体碘对比剂，不良反应发生少，安全性明显提高，临床应用广泛。非离子型二聚体碘对比剂——碘克沙醇，其渗透压与血浆渗透压相当，为等渗碘对比剂。

4. 按浓度分类

特高浓度碘对比剂碘含量为400mg/mL；高浓度碘对比剂碘含量为350～400mg/mL；中等浓度碘对比剂碘含量为280～320mg/mL；低浓度碘对比剂碘含量为80～240mg/mL。

（二）碘对比剂使用方法

1. 绝对禁忌证

确诊严重甲状腺功能亢进的患者。

2. 慎用碘对比剂的情况

（1）肺动脉高压、支气管哮喘、心力衰竭等患者，应避免短期内重复使用，选用次高渗或等渗碘对比剂。

（2）疑为嗜铬细胞瘤的患者，在注射碘对比剂前需口服肾上腺素受体阻滞剂。

（3）妊娠和哺乳期妇女可使用碘对比剂，但不宜行X线检查、CT检查。碘对比剂极少分泌到乳汁中，因此使用碘对比剂不影响哺乳。

（4）骨髓瘤和副球蛋白血症患者若已发生肾功能不全，应在充分“水化”的基础上使用碘对比剂。

（5）对于重症肌无力患者，碘对比剂可能使重症肌无力症状加重。

（6）碘对比剂可引发高胱氨酸尿患者血栓形成和栓塞。

（7）碘对比剂可诱发哮喘，不稳定性哮喘患者应备用哮喘吸入药物。

（8）因甲状腺功能亢进而正在治疗的患者，需咨询内分泌科医生是否可以使用碘对比剂。若可以，建议使用能满足诊断需要的最低剂量，并注意密切观察患者情况。

（9）既往因使用碘对比剂出现中、重度不良反应者，再次使用碘对比剂可能出现更加严重的不良反应。

3. 碘对比剂血管外使用

由于碘对比剂血管外使用时可能被吸收，产生与血管内使用时相同的不良反应和过敏反应，故应予以重视。

（1）适应证：窦道或瘘管造影、关节腔造影、子宫输卵管造影、胆道“T”管造影、胰胆管造影。

（2）禁忌证：既往因使用碘对比剂出现严重不良反应、严重甲状腺功能亢进、严重的局部感染或全身感染（可能形成菌血症）以及急性胰腺炎的患者禁用碘对比剂。

4. 准备工作

（1）碘过敏试验：一般无需碘过敏试验，除非产品说明书注明特别要求。

（2）签署知情同意书。

（3）告知适应证、禁忌证和可能发生的不良反应。

（4）询问是否有使用碘对比剂后出现不良反应的经历，以及哮喘、糖尿病、肾脏疾病等病史，如病情需要，应和相关医生联系。

（5）高风险患者可签署高风险患者再次沟通同意书。

5. 肾功能正常患者血管内使用碘对比剂的一般原则

（1）按说明书中确定的剂量和适应范围使用。

（2）建议使用前将碘对比剂加温，有助于降低碘对比剂不良反应的发生率。

6. 具有对比剂肾病高危因素患者使用碘对比剂的注意事项

对比剂肾病指在排除其他原因的情况下，应用对比剂 3 天后，血清肌酐升高至少 44mmol/L 或超过基础值的 25%。对比剂肾病高危因素有慢性肾病、糖尿病肾病、血容量不足、心力衰竭、使用肾毒性药物、低蛋白血症、低血红蛋白症、高龄（大于 70 岁）、低钾血症、副球蛋白血症等。

具有对比剂肾病高危因素患者使用碘对比剂的注意事项如下：

（1）尽量选择其他不用碘的影像检查，如确实需要则使用能达到诊断的最小剂量，避免重复使用，2 次间隔时间至少 14 天。

（2）不使用高渗或离子型碘对比剂。

（3）使用碘对比剂后给患者进行充分“水化”，但有心力衰竭的患者应根据临床病情决定。

（4）停用肾毒性药物至少 24 后才能使用碘对比剂。

（5）应择期检查，检查前 7 天检查血清肌酐（若为急诊，可不进行血清肌酐检查）。

（6）对于糖尿病患者，可参考我国《二甲双胍临床应用专家共识（2016 年版）》的建议，肾功能正常的糖尿病患者，造影前不必停用二甲双胍，但使用对比剂后应在医生的指导下停用 48～72h，复查肾功能正常后可继续用药；而肾功能异常的糖尿病患者，使用对比剂及全身麻醉术前 48h 应当暂时停用二甲双胍，之后还需停药 48～72h，复查肾功能正常后可继续用药。

（三）碘对比剂不良反应及处理

1. 分类

总体来说次高渗碘对比剂急性不良反应的发生率很低，并且大部分急性不良反应较少危及生命。静脉内注射次高渗碘对比剂发生严重急性不良反应很罕见，历史数据显示每10000次大约会发生4例（0.04%），迟发性过敏样反应的报告发生率为0.5%～1.4%。碘对比剂不良反应可按照发生机制、严重程度及发生时间分类，分别见表2－4－2、表2－4－3、表2－4－4。

表2－4－2　碘对比剂不良反应按发生机制分类

发生机制分类	内容
特异性/过敏样反应（非剂量依赖性）	与碘对比剂剂量、注入方式和速率无关，其临床表现通常与其他变应原产生的过敏样反应相同，但是在多数发生反应的患者中无法识别出抗原－抗体反应，因此被归类为特异性/过敏样反应
非特异性/类生理反应（剂量依赖性）	与碘对比剂的剂量、注入方式、速率和理化性质相关，一般表现为碘对比剂对器官或系统所产生的反应，常累及的器官或系统为肾脏、心血管系统、神经系统

表2－4－3　碘对比剂不良反应按严重程度分类

严重程度分类	内容
轻度	体征和症状具有自限性且无进展依据
中度	体征和症状更明显
重度	体征和症状通常会危及生命

表2－4－4　碘对比剂不良反应按发生时间分类

发生时间分类	内容
急性	发生在碘对比剂注射后1h内
迟发性	发生在碘对比剂注射后1h至1周
晚发性	发生在碘对比剂注射1周后

2. 临床表现

（1）过敏反应型：表现为荨麻疹、支气管痉挛、黏膜水肿，甚至呼吸困难、窒息。

（2）神经系统障碍型：表现为抽搐、癫痫。

（3）心血管系统反应型：表现为血压下降、心动过速（为过敏反应）、心动过缓（迷走神经反应）、休克或心搏骤停。

3. 预防和处理

（1）使用非离子型碘对比剂，动脉内使用时必须是次高渗和等渗碘对比剂。

（2）注意药物过敏史、哮喘病史、糖尿病史、肾功能异常等，使用前询问病史并有知情同意书签字备案。

（3）注意迟发性过敏反应，检查结束后保留静脉通道，观察15～30min，如无异常再给患者拔除静脉针，并嘱患者大量饮水。

（4）科室需有相应的应急预案，并定期演练。必须备有抢救物品和药物，如氧气瓶（有条件的单位可安装管道氧气）、吸引器、肾上腺素、地塞米松、甲泼尼龙、氨茶碱等［详见《碘对比剂使用指南（第2版）》］。必须和急诊科、麻醉科等相关科室建立绿色通道，以确保患者能得到及时的救治。

（5）现场急救措施：可遵循ABCD原则。A：Airway，保持呼吸道通畅、拉舌、低头、清除黏液；B：Breathing，给氧；C：Circulation，测心率、血压，保持静脉通道开放；D：Definitive drug，配备关键性药物，如地塞米松、肾上腺素等。

二、钆对比剂

（一）钆对比剂理化特性及分类

钆对比剂用于MRI临床检查起源于20世纪80年代后期。钆本身并不产生信号，而是缩短组织质子的T1和T2弛豫时间，从而间接引起组织中质子信号变化。

钆对比剂对组织信号强度的影响与其剂量密切相关：较低剂量时，以缩短T1弛豫时间为主，强化组织表现为高信号；随剂量增加，T2缩短效应渐趋明显；当钆对比剂的剂量大大地高于临床批准剂量（0.1～0.3mmol/kg）时，T2缩短效应显著，呈负性增强，强化组织表现为低信号。

钆对比剂是小分子的细胞外间隙对比剂，根据其螯合物结构的不同，可分为大环状和线性；根据其在水溶液中的解离程度，可分为离子型和非离子型。钆对比剂的稳定性越高，相关的不良反应越少。大环状钆对比剂的稳定性要强于线性，离子型钆对比剂的稳定性要强于非离子型。不同类型钆对比剂综合稳定性由强至弱排序如下：大环状钆对比剂＞离子型线性钆对比剂＞非离子型线性钆对比剂。钆对比剂在健康志愿者体内分布的药代动力化学特征见表2－4－5。

表2－4－5 钆对比剂在健康志愿者体内分布的药代动力化学特征表

对比剂	化学结构	作用部位	批准剂量（mmol/kg）	浓度（mol/L）	蛋白结合率	血清消除半衰期
钆双胺	线性螯合物（非离子型）	中枢神经系统，全身	0.1～0.3	0.5	无	70min
钆弗塞胺	线性螯合物（非离子型）	中枢神经系统，全身	0.1	0.5	无	103min
钆喷酸葡胺	线性螯合物（离子型）	中枢神经系统，全身	0.1～0.3	0.5	无	90min

续表2-4-5

对比剂	化学结构	作用部位	批准剂量（mmol/kg）	浓度（mol/L）	蛋白结合率	血清消除半衰期
钆贝葡胺	线性螯合物（离子型）	中枢神经系统，全身	0.05～0.10	0.5	<5%	70～102min
钆磷维塞三钠	线性螯合物（离子型）	中枢神经系统，全身	0.03	0.25	>85%	18.5h
钆特酸葡胺	大环状螯合物	中枢神经系统，全身	0.1～0.3	0.5	无	96min
钆特醇	大环状螯合物	中枢神经系统，全身	0.1～0.3	0.5	无	96min
钆布醇	大环状螯合物	中枢神经系统，全身	0.1～0.3	1.0	无	78～126min
钆塞酸二钠	器官特异性线性螯合物（离子型）	肝脏	0.025	0.25	<10%	60min

（二）钆对比剂使用方法

1. 适应证

（1）中枢神经系统、胸部、腹部、盆腔、四肢等人体脏器和系统增强扫描。

（2）增强 MRI 血管成像。

（3）灌注成像。

2. 禁忌证

（1）既往因使用钆对比剂出现过中、重度不良反应的患者，肾功能不全的妊娠患者和哺乳患者，钆对比剂说明书中规定禁用的其他情况的患者，均禁止使用钆对比剂。

（2）急性肾功能不全的患者、终末期肾功能不全且未进行规律透析的患者，禁止使用线性钆对比剂。不同肾功能成人患者的钆对比剂使用推荐见表 2-4-6。

（3）既往因使用钆对比剂出现轻度不良反应、过敏反应的患者，对一种或多种变应原产生重大过敏反应的患者，不稳定性哮喘患者，慢性轻、中度肾功能不全患者，需要慎重使用钆对比剂。

表 2-4-6　不同肾功能成人患者的钆对比剂使用推荐

不同肾功能程度	推荐意见
60ml/（min·1.73m²）≤GFR<90ml/（min·1.73m²）	无需选择特定钆对比剂
30ml/（min·1.73m²）≤GFR<60ml/（min·1.73m²）	建议选择大环状钆对比剂或离子型线性钆对比剂

续表2-4-6

不同肾功能程度	推荐意见
15ml/（min·1.73m²）≤GFR<30ml/（min·1.73m²）	建议禁用非离子型线性钆对比剂，慎重选择离子型线性钆对比剂，建议选择大环状钆对比剂
GFR<15ml/（min·1.73m²）	建议选择大环状钆对比剂
急性肾损伤	建议选择大环状钆对比剂
透析	建议选择大环状钆对比剂

注：GFR为肾小球滤过率。

3. 特殊人群用药

（1）肾功能不全患者：估算的GFR<30 ml/（min·1.73m²）的肾功能不全患者，需谨慎使用钆对比剂，如必须使用，需采取必要的预防措施。对于常规执行隔天透析的患者，使用钆对比剂后推荐连续2d透析。

（2）妊娠患者：目前尚不清楚钆对比剂对胎儿的影响，因此，妊娠患者和备孕患者应当谨慎使用钆对比剂。只有当增强MRI检查对患者明显利大于弊时，才考虑使用。对于必须使用增强MRI检查的妊娠患者，应选择大环状钆对比剂，并根据说明书使用足以获取诊断结果的最低剂量。

（3）哺乳患者：哺乳患者使用钆对比剂后，仅有非常少量的钆对比剂会通过乳汁排泄并被婴儿摄取。如果担心微量钆对比剂对婴儿的影响，可以舍去注射钆对比剂后12～24h的乳汁。24h后可以正常进行母乳喂养。

（4）儿童患者：儿童钆对比剂的使用标准和成人基本一致，但在评估血清肌酐等指标时，必须应用和具体年龄相对应的正常值。儿童处在不断发育状态，机体生理功能并不完善，在接受MRI检查时具有特殊性，建议使用大环状钆对比剂。在满足临床需要的前提下，应依照说明书适应证选择钆对比剂，根据儿童的年龄和体重调整钆对比剂用量，并尽可能减少钆对比剂的重复使用。

4. 准备工作

（1）签署知情同意书。

（2）告知适应证、禁忌证和可能发生的不良反应。

（3）询问患者既往有无因使用钆对比剂出现重度不良反应、有无与现患疾病治疗有关的用药过敏史。对于肾功能不全患者，使用钆对比剂需要谨慎。对于糖尿病肾病患者，是否可以注射钆对比剂需要咨询内分泌科医生。对于需要反复多次进行影像学检查的患者，需要注意使用钆对比剂的间隔时间，一般建议间隔时间为7d。

（三）钆对比剂不良反应及处理

钆对比剂耐受性好，不良反应发生率低，为0.07%～2.40%，多数为轻度或轻微反应，但仍需引起注意。其不良反应的预防和处理参考碘对比剂。

三、超声对比剂

（一）超声对比剂的分类

目前临床应用的超声对比剂为微气泡，粒径通常为2～5μm，经外周静脉或腔道注入后，能自由通过肺循环，到达靶器官或组织，但不能穿过血管内皮进入组织间隙。微气泡由磷脂或人血白蛋白组成外壁，内充六氟化硫或全氟丙烷等惰性气体，气体最终随呼吸排出体外。国内批准上市的超声对比剂有注射用六氟化硫微泡（商品名：SonoVue，意大利，Bracco SpA），注射用全氟丁烷微球（商品名：Sonazoid，美国，GE药业），全氟丙烷人血白蛋白微球（商品名：雪瑞欣，中国，湖南康润药业有限公司；商品名：力达星，中国，厦门力卓药业有限公司）。常用超声对比剂理化特性及适应证见表2—4—7。

表2—4—7　常用超声对比剂理化特性及适应证

超声对比剂	理化特性	获批适应证
注射用六氟化硫微泡	主要由磷脂包裹六氟化硫微泡组成，六氟化硫是一种惰性无害的气体，无菌生理盐水溶解后使用，进入血液循环，平均直径2.5μm，浓度为每毫升微泡混悬液含六氟化硫8μL（相当于45μg），混悬液与人血浆等渗（287mOsm/kgH_2O）。六氟化硫溶解在血液中，注射后15min几乎所有气体都会被肺循环排出体外	超声心动图检查、大血管多普勒检查、小血管多普勒检查（可增强肝脏和乳腺病变血管形成的显像效果，更准确地对病灶定性）、泌尿道超声检查
注射用全氟丁烷微球	是由氢化卵磷脂酰丝氨酸钠膜包裹全氟丁烷微球构成的超声微泡造影剂，其微泡平均直径为21μm，可在毛细血管中自由通行，但不能穿透血管内皮。全氟丁烷属于氟碳类惰性气体，具有密度高、弥散力低和溶解度低的特点。稳定性较好，可被单核吞噬细胞吞噬	肝脏局灶性病变血管相和Kupffer相的超声成像
全氟丙烷（OFP）人血白蛋白微球	第三代超声对比剂，是以白蛋白为包膜，其内包裹全氟丙烷气体，采用超声－冻干干燥法制成的冻干制剂	用于常规超声心动图显影不够清晰者，以增强左心室腔内膜边界的识别

（二）超声对比剂的安全性

超声对比剂不通过肾脏排泄，肾功能不全患者可安全应用，注射前不需要进行血液生化指标评估。超声对比剂不含碘，没有对甲状腺功能影响的证据。超声对比剂无电离辐射，可用于婴幼儿及儿童。其常见的不良反应有头痛、恶心和胸部不适，以及皮肤症状，如瘙痒、荨麻疹，严重者可发生心搏骤停、过敏性休克及意识丧失等。

四、钡对比剂

（一）钡对比剂的理化特性

钡（Ba）是重金属元素，属于碱土金属，具有高毒性，原子量很高，为56，因此相对于机体的软组织而言，其更不容易透过X线。硫酸钡制剂刺激性小、显影清晰、用法简单、价格低廉，是目前广泛应用的钡对比剂。硫酸钡的化学式为$BaSO_4$，相对分子质量为233.4，相对比重为4.5，化学性质稳定，难溶于水、酸、碱或有机溶剂，理论上无毒性。硫酸钡外观呈白色粉末状，粒径为0.1～5.0μm，多数为0.5～2.0μm，遇水可形成混悬液。硫酸钡在黏膜完整的肠道中不会被吸收。虽然钡离子有毒，但混悬剂中只有极少量的钡离子被肠道吸收，因而目前普遍认为其对机体的危害没有实际意义。纯硫酸钡混悬液容易凝聚成絮状，不利于消化道显影。硫酸钡对比剂通常是加入了添加剂的制剂，包括口服剂和灌肠剂，剂型包括片剂、粉剂、糊剂及混悬剂。

（二）钡对比剂的使用方法

1. 适应证

适用于有消化道症状的造影检查，如消化道急诊异物定位、小儿肠套叠等。常规按解剖学分段进行检查。需要临床医生评估检查危险性、确定检查必要性并陪同检查。其他需要做钡餐造影的消化道病变也适用。

2. 禁忌证

（1）禁用钡对比剂的情况：

①有使用钡对比剂不良反应的既往史。

②急性胃肠道穿孔。

③食管-气管瘘。

④疑有先天性食管闭锁。

⑤近期内有食管静脉破裂大出血。

⑥咽麻痹。

⑦有明确肠道梗阻。这类患者可以考虑使用水溶性碘对比剂。

（2）慎用钡对比剂的情况：

①急性胃、十二指肠出血。

②结肠梗阻。

③重症溃疡性结肠炎。

④习惯性便秘。

⑤妊娠期及哺乳期妇女。

⑥新生儿及儿童应减少用量（根据产品说明书标出的安全剂量）。

3. 注意事项

（1）检查前3天禁用铋剂及钙剂。

（2）钡对比剂使用后的不良反应和并发症发生率低，多数患者症状轻微并有自限性，如轻度便秘、腹泻、腹痛等，无需处理，数日后会自行缓解。但若出现过敏反应、钡对比剂中毒、钡对比剂肉芽肿、钡对比剂外漏、钡对比剂漏入静脉、钡对比剂误吸等并发症，应给予足够的重视。造影检查过程中一旦发现患者出现异常反应，应迅速评估患者的生命体征并持续或动态监测，同时结合其他重要症状和体征判断不良反应和并发症的类型，并迅速采取正确有效的救治措施。

第五节 放射性药品管理

放射性药品是指用于疾病诊断、治疗或临床研究的放射性核素制剂或标记化合物。放射性药品可以是放射性核素的无机化合物，如 $Na^{99m}Tc$、$Na^{18}F$ 等。但大多数放射性药品一般由放射性核素和抗生素、血液成分、生物制剂（多肽、激素和抗体等）两部分组成，如 ^{18}F－FDG、^{11}C－MET、^{68}Ga－Octreotide、^{99m}Tc－HSA 等。根据临床使用目的，对放射性核素的选择、被标记物的理化和生物学行为、标记方法及标记后的人体吸收、分布、代谢和清除有不同要求。在我国，获得国家药品监督管理部门批准文号的放射性药物称为放射性药品。放射性药品作为一种特殊药物，其管理的基本要求仍然是保证安全、有效。

一、放射性药品的特点

1. 放射性

放射性药品中放射性核素发出的粒子或射线是医学诊断和治疗的应用基础，与普通药物的药理作用基础明显不同，且直接归核医学科管理。放射性药品有利有弊，一方面，合理恰当的使用有助于诊断或治疗疾病，对患者不会造成明显的辐射损伤；另一方面，在放射性药品生产、制备或使用不当时，放射性药品会对生产人员、患者、医护人员等造成辐射损伤，甚至导致环境放射性污染。因此，在制备、运输、贮存和使用过程中应严格执行国家制定的《放射性药品管理办法》《核医学辐射防护与安全要求》等有关法规。

2. 特定的物理半衰期和有效期

由于放射性药品中的放射性核素会自发进行放射性衰变，放射剂量会随时间增加而不断减少，其内在质量也可能改变。因此，大多数放射性药品的有效期比较短，不能长期贮存，且在每次使用时均需根据特定放射性核素的物理半衰期做衰减校正。

3. 特殊计量单位和使用量

放射性药品以放射性活度为计量单位，而不是采用化学量。与普通药物的一次用量（克或毫克水平）相比，放射性药品引入的化学量相对少得多，如 ^{99m}Tc 标记的放射性药品，一次静脉注射 370MBq，其中 ^{99m}Tc 的化学量仅为 10^{-10}～10^{-9} mol，因此几乎不会在体内引起化学危害。

4. 不稳定性和辐射自分解

在贮存过程中，放射性药品中放射性核素会脱离被标记物，导致放射化学纯度和比活度改变。另外，某些被标记物对射线作用较敏感，在射线的作用下可以发生化学结构变化或生物活性丧失，导致放射性药品在体内的生物学行为改变，这种现象称作辐射自分解（Radiation self-decomposition）。发生辐射自分解的程度通常与放射性药品的放射化学纯度或比活度成正比，还与放射性核素的射线种类、能量有关，放射化学纯度、比活度越高，辐射自分解作用越明显。电离密度大而射线能量低、射程短的β射线辐射自分解作用强。

二、放射性药品的使用和管理

（一）放射性药品的使用

1. 放射性药品的使用原则

（1）对患者使用放射性药品前，首先要做正当性判断，即权衡施行放射性诊疗对于患者的利弊；在保证诊疗效果的前提下，尽可能减少放射性药品的用量；采取必要的保护措施，如封闭某些器官或促排措施，减少不必要的辐射。

（2）原则上妊娠期妇女禁用放射性检查，哺乳期妇女慎用放射性检查，对于育龄妇女进行放射性检查时，也要安排在妊娠可能性不大的月经开始后的10天内进行。由于儿童对辐射较为敏感，所以一般情况下，放射性检查不作为首选。若进行放射性检查，应根据年龄、体重或体表面积严格控制比活度。

2. 体内放射性药品使用、观察制度

（1）按需要从库房取出所需体内放射性药品，进行分装配药，剩余的原液及空铅罐，由取用者及时送回库房。

（2）取用体内放射性药品前应严格按厂家产品说明书核对品种、剂量及其他有关参数，并用活度计测量放射性药品的总剂量及比活度。

（3）核对和测量后使用者按需要进行配药，并测稀释后药物的比活度。

（4）校核者对上述核查、配药进行审核无误后，按患者需剂量确定给药体积，再由取用者配制给药。

（5）取用放射性药品时严格实行“三查对”，查药物是否在有效期内、铅罐内药瓶与铅罐外标签是否一致、使用药物与检查项目是否一致。取用者、校核者必须在登记本上签名。

（6）活性室工作必须严格按照活性室工作制度要求进行。

3. 不良反应和防治原则

（1）放射性药品的不良反应是指注射了常规用量的放射性药品后出现的异常生理反应，由于使用不当造成的不良后果不包括在内。

（2）放射性药品的不良反应与放射性本身无关，而是机体对药物中的化学物质（包括细菌内毒素）的一种反应。各种放射性药品不良反应发生率不尽相同，平均约万分之二。随着药物质量的提高、药物检测方法的完善，不良反应发生率逐年下降。放射性药品的不良反应表现多为过敏反应，其次为血管迷走神经反应，少数为热原反应。症状可在用药后即刻至数小时内发生，多数不良反应可自行缓解。

（3）放射性药品的不良反应以预防为主。医务人员应了解放射性药品的不良反应，掌握处置原则。在放射性药品制备过程中，严格遵守操作规程，评估患者有无过敏史，注射前进行必要的解释。科室应备有急救设施和药品，一旦出现不良反应，积极采取相应措施，并及时请有关科室协同救治。

（二）放射性药品的管理

1. 放射性药品的法律法规

1984 年 9 月发布的《中华人民共和国药品管理法》规定：放射性药品属特殊管理的药品，管理办法由国务院制定。

1989 年 1 月《放射性药品管理办法》发布，且自发布之日起施行。《放射性药品管理办法》从研制、临床研究和审批、生产、经营和进出口、包装和运输、使用、药品标准和检验等几个方面对放射性药品制定了相应的管理规定，自此放射性药品进入了依法管理的时代。

2001 年 2 月通过的《中华人民共和国药品管理法》仍规定：放射性药品属特殊管理的药品，管理办法由国务院制定。

2002 年 9 月公布的《中华人民共和国药品管理法实施条例》自发布之日起施行。

了解、熟悉放射性药品法律法规，是每位临床核医学工作者必须具备的能力。

2. 医疗机构制备和使用放射性药品的许可

（1）申请《放射性药品使用许可证》的条件：医疗机构申请《放射性药品使用许可证》，应符合“核发《放射性药品使用许可证》验收标准”相应等级所规定的条件。医疗机构应持有环保部门核发的《辐射安全许可证》，应配备与制备和使用放射性药品相适应并具有一定资质的人员。应具备与制备和使用放射性药品相应的房屋设施及制备、质量控制及辐射防护仪器设备。制订与制备和使用放射性药品相关的一系列管理制度。

（2）许可证分类及相应许可范围：《放射性药品使用许可证》分为四类。

持有第一类的医疗机构可以使用体外诊断用各种含放射性核素的分析药盒。

持有第二类的医疗机构可以使用：①体内诊断、治疗用的一般放射性药品；②标记放射性药品生产企业提供的已配制完成的含锝（^{99m}Tc）注射液。

持有第三类的医疗机构可以从事：①第二类规定的放射性药品；②采用放射性核素发生器及配套的药盒自行配制和使用体内诊断及治疗用放射性药品；③采用市售自动合成装置自行制备和使用正电子类放射性药品。

持有第四类的医疗机构可以从事：①第三类规定的放射性药品；②可研制和使用放射性新制剂以适应核医学诊治新方法、新技术的应用。研制范围仅限国内市场没有或技术条件限制而不能供应的品种。

第六节 影像科其他药物管理

一、影像科辅助用药管理

影像科辅助用药是相对于对比剂而言的，主要应用于影像科检查前准备，包括抗胆碱药物、铁制剂、肠道清洁药物、利尿剂、血管扩张剂及降心率药物等，旨在增强对比、减少干扰，以及降低胃肠道蠕动、心率过快等对图像质量的影响，提高影像科检查的成功率和病灶检出率。目前，国家卫健委及各级卫生部门关于影像科辅助用药无明确管理原则及规范，参照国家卫健委《关于做好辅助用药临床应用管理有关工作的通知》，结合影像科辅助用药实际情况，拟订影像科辅助用药统一规范，从而进一步加强影像科辅助用药应用管理，促进影像科合理用药，防止辅助用药的过度使用，保障医疗质量和医疗安全。

影像科辅助用药管理原则：应遵循安全、有效、经济、适当的基本原则，医生必须按照说明书的要求使用辅助用药，不得随意扩大药品说明书规定的适应证、延长使用时间、增加剂量，医生在用药中应考虑成本与疗效，降低药物费用，用最少的药物达到预期的目的。

（一）抗胆碱药物

（1）常用抗胆碱药物为山莨菪碱、阿托品。

（2）影像科常用于低张双对比法造影、消化道 CT 及 MRI 检查等，以抑制肠道痉挛、降低管壁张力、充分扩张肠管、减少因肠蠕动造成的伪影。

（3）山莨菪碱用法用量为检查前 30min 肌内注射，10～20mg。

（4）禁忌证包括青光眼、前列腺肥大、尿潴留、严重心脏病、脑出血急性期、器质性幽门狭窄或麻痹性肠梗阻等；孕妇、婴幼儿、儿童慎用。

（5）发生中毒反应后主要行对症处理，用小剂量的苯巴比妥镇静，并做人工呼吸和给氧。必要时，外周症状可用新斯的明对抗。

（二）铁制剂

1. 常用铁制剂

柠檬酸铁、枸橼酸铁。

2. 影像科检查应用

用于磁共振胰胆管成像（MRCP）检查，目的在于抑制肠道内水的信号，消除背景高信号的影像，凸显胰胆管的信号。

3. 用法用量

检查前 15min 左右，温开水 300mL 加枸橼酸铁铵泡腾颗粒 3g 口服。

4. 禁忌证

临床要求禁食、禁水的患者或不能配合的患者。

（三）肠道清洁药物

1. 常用肠道清洁药物

甘露醇、蓖麻油、番泻叶等。

2. 影像科检查应用

用于胃肠道、腹部造影检查及胃肠道 CT、MRI 检查前的肠道准备。

3. 用法用量

检查前 4～8h，10％甘露醇溶液 1000mL 于 30min 内口服完毕。

4. 禁忌证

临床要求禁食、禁水的患者或不能配合的患者。

（四）利尿剂

1. 常用药物

呋塞米（速尿）。

2. 影像科检查应用

用于静脉尿路造影、CT 尿路造影（CTU）及 MR 尿路造影（MRU）检查，可缩短患者憋尿时间，减轻患者的痛苦。

3. 用法用量

肌内注射 20mg，儿童酌减。

4. 禁忌证

（1）对磺胺类和噻嗪类利尿剂过敏者，对呋塞米可能亦过敏。

（2）可通过胎盘屏障，孕妇尤其是妊娠前 3 个月者应尽量避免应用，哺乳期妇女应慎用。

（3）老年人应用时发生低血压、电解质紊乱、血栓形成和肾功能损害的概率大，应慎用。

（4）无尿或严重肾功能损害者。

（5）糖尿病患者。

（6）高尿酸血症或有痛风病史者。

（7）严重肝功能损害者。

（8）急性心肌梗死者。

（9）胰腺炎或有此病史者。

（10）有低钾血症倾向者，尤其是应用洋地黄类药物或有室性心律失常者。

（11）红斑狼疮者。

(12) 前列腺肥大者。

(13) 低钾血症、超量服用洋地黄类药物、肝性脑病患者禁用，晚期肝硬化患者慎用。

5. 不良反应处理

主要针对不同患者出现的异常状况做对症处理。

(五) 血管扩张剂

1. 常用血管扩张剂

硝酸甘油。

2. 影像科检查应用

冠状动脉的CT血管成像（CTA）及磁共振血管成像（MRA）检查。

3. 用法用量

成人1次用0.25～0.50mg（半片至一片）舌下含服，患者应尽可能取坐位，以免因头晕而摔倒。

4. 禁忌证

(1) 心肌梗死早期（有严重低血压及心动过速时）、严重贫血、梗阻性肥厚型心肌病、青光眼、颅压增高和已知对硝酸甘油过敏的患者。

(2) 禁用于使用枸橼酸西地那非（万艾可）的患者，会增强硝酸甘油的降压作用。

5. 不良反应处理

主要针对不同患者出现的异常状况做对症处理。

(六) 降心率药物

1. 常用降心率药物

β受体阻滞剂。

2. 影像科检查应用

冠状动脉的CTA及MRA检查。

3. 常用量

美托洛尔（倍他乐克），用量不超过1mg/kg，按体重计。

4. 禁忌证

失代偿性心功能不全、心源性休克、病态窦房结综合征、Ⅱ度或Ⅲ度房室传导阻滞、有临床意义的心动过缓等患者。

5. 不良反应处理

主要针对不同患者出现的异常状况做对症处理。

二、影像科基数药物管理

（1）根据患者特点及基数药物使用情况，护理单元内保存一定数量的基数药物。

（2）制订专人负责管理制度。根据基数药物种类与性质分别标识，定位、定数存放。

（3）基数药物标签应清晰、整洁，写清基数药物名称、剂量、固定基数数量。药瓶/安瓿上无明确效期的，应在药盒上标注。

（4）设置基数药物卡，确定基数数量及品种，定期清点基数药物，及时补充。注意检查基数药物质量，防止积压、变质和失效。如果基数药物出现沉淀、变色、过期、标签模糊等情况，则不能使用。

（5）原则上基数药物置于治疗室内保管，注意干燥、通风和温度适宜。需避光保存的基数药物放入深色药盒/瓶；需低温保存的基数药物应放入冰箱冷藏室；外用基数药物应与其他基数药物分开放置。

（6）基数药物配送到影像科室后应专人清点、定点存放。对中途停用的基数药物，符合退药条件的应及时退回临床药学部。

（7）药盒内基数药物按失效期远近由左至右排列，最左边为失效期最远，最右边为失效期最近，遵循“左进右出”原则，即先拿取和使用近失效期基数药物。

（8）护士应掌握基数药物的使用方法、注意事项、可能发生的不良反应、配伍禁忌等内容。尤其在使用特殊基数药物前，应仔细阅读药品说明书，确保给药正确。

（9）护士用药前应仔细查对，注意观察患者用药后的反应，发生不良反应应及时汇报处理、填报相关基数药物不良反应记录表并做好护理记录。

（10）麻醉药物和精神药物（简称麻精药物）管理。

①严格“双人双锁”管理，麻精药物柜的两把钥匙分别由两名医护人员随身保管。

②从麻精药物柜中取药、补药及空安瓿放回均应双人共同完成。

③其他参见《医疗机构麻醉药品、第一类精神药品管理规定》，注意使用后需填写麻醉药物、第一类精神药物使用、剩余药液处理、安瓿及废贴回收登记本，并保留空安瓿交还至药房。

（11）高警示基数药物应单独放置。

（12）各级护理管理者应定期对基数药物管理进行督查，针对检查发现的问题制订持续改进措施。

（廖薇、马叶梅、伍冬梅、李伟、赵俐红）

第三章　X线检查护理

第一节　X线检查常规护理流程

X线检查是利用X线能穿透人体的特性，使人体内部结构和器官在X线片上形成黑白对比度不同的影像，从而了解人体解剖、生理及病理变化，以达到诊断疾病目的的技术。X线检查具有成像清晰、经济、简便等特点，是胃肠道、骨关节及心血管检查的首选，也是国内外影像诊断中使用广泛和基本的方法。

一、检查前护理

1. 信息确认

仔细查对申请单，确认患者身份（姓名+登记号/住院号）及检查信息（检查部位、检查项目等），了解病史，明确摄影目的及摄影体位。

2. 患者评估

评估患者病情、生命体征、配合程度，询问女性患者有无妊娠及备孕计划等。

3. 患者准备

指导或协助患者去除检查部位所有的金属物品，防止产生伪影。拍摄腹部、腰骶段脊柱、骨盆和尿路等部位X线片时，必须清除肠道内容物。常用的方法有口服泻药或清洁灌肠。

4. 健康宣教

护士采用口头宣教、健康宣教手册或视频宣教等形式向患者讲解检查的目的、过程及检查配合相关注意事项，使患者在检查过程中听从技师的指令。

5. 镇静

对不合作的婴幼儿，昏迷、躁动、精神异常等患者，需采取安全措施防止发生跌倒/坠床等意外事件，必要时遵医嘱提前使用镇静剂。

6. 备好防护物品和急救设施

确保防护物品和急救设施处于完好备用状态。

二、检查中护理

（1）再次查对患者身份及检查信息。

（2）协助患者进入检查室，上检查床。

（3）体位摆放：根据检查部位协助患者摆放体位，指导患者检查部位勿移动。

（4）有效固定：对于婴幼儿、意识不清等无法配合检查的患者，在征得患者及其家属的同意后采取相对固定体位的约束措施。有引流袋、引流管、呼吸机管路者需妥善放置管路，防止脱落。

（5）婴幼儿检查时护士可将室内灯光调暗，建议家属陪同，防止跌倒/坠床，同时注意保暖。

（6）确认患者防护物品穿戴正确，做好患者非照射部位特别是性腺的辐射防护。

（7）隐私保护：用屏风或围帘保护患者隐私，使患者处于舒适状态，避免患者因隐私暴露而产生紧张、焦虑情绪。

（8）心理护理：与患者做好良好沟通，缓解紧张、焦虑情绪，避免因检查部位移动或抖动产生伪影。

三、检查后护理

（1）检查结束后，再次查对患者身份及检查信息，询问患者有无不适，协助患者出检查室。

（2）告知患者及其家属领取胶片及检查报告的方式、时间及地点。

（3）根据情况对仪器等物体表面和环境进行消毒处理。

第二节　X线检查体位与方向

一、命名原则

（1）根据中心线摄入被照体的方向命名，如胸部后前位。

（2）根据被照体与探测器的位置关系命名，如左前斜位。

（3）根据被照体与摄影床的位置关系命名，如左侧卧位。

（4）根据被照体与摄影床的位置关系及中心线入射被检体时与探测器的关系命名，如仰卧位水平卧位。

（5）根据被照体姿势命名，如蛙式位。

（6）根据功能命名，如颈椎过曲、过伸位。

（7）根据创始人命名，如劳氏位。

二、摄影方位

1. 立位

患者身体呈站立位姿势，矢状面与地面垂直。

2. 坐位

患者身体呈坐位姿势。

3. 半坐位

在坐位姿势下，患者背部向后倾斜时称为半坐位。

4. 仰卧位

患者背部紧贴检查床的卧位姿势。

5. 俯卧位

患者腹部紧贴检查床的卧位姿势。

6. 侧卧位

患者右侧紧贴检查床的卧位姿势称为右侧卧位；患者左侧紧贴检查床的卧位姿势称为左侧卧位。

7. 斜位

患者长轴与摄影装置平面呈一定角度的摄影体位。

三、摄影方向

中心线入射被照体时的方向称为摄影方向。

1. 矢状方向

矢状方向为中心线与被照体矢状面平行的入射方向，如前后方向为中心线经被照体的前方射向后方；腹背方向为中心线经被照体的腹侧射向背侧。

2. 冠状方向

冠状方向为中心线与被照体冠状面平行的入射方向，如左右方向为中心线经被照体的左侧射向右侧；右左方向为中心线经被照体的右侧射向左侧。

3. 斜射方向

斜射方向为中心线从被照体的矢状面与冠状面之间入射，从另一斜方向射出的方向。如左前斜方向为中心线经被照体的右后方射向左前方；右后斜方向为中心线经被照体的左前方射向右后方。

4. 上下方向（轴方向）

上下方向为中心线经被照体的头侧射向尾侧。

5. 切线方向

切线方向为中心线入射被照部位时与病灶边缘相切。

6. 内外方向

内外方向为中心线经被照体的内侧射向外侧。

7. 外内方向

外内方向为中心线经被照体的外侧射向内侧。

8. 背底方向

背底方向为中心线经被照体的足背射向足底。

9. 掌背方向

掌背方向为中心线经被照体的手掌射向手背。

10. 前后方向

前后方向为中心线经被照体的前方射向被照体的后方的方向。

11. 后前方向

后前方向为中心线经被照体的后方射向被照体的前方的方向。

四、摄影体位

1. 前后位

患者背面紧贴影像接收器（IR），身体矢状面与 IR 垂直，中心线由身体前方射向后方。

2. 后前位

患者前方紧贴 IR，身体矢状面与 IR 垂直，中心线由身体后方射向前方。

前后位和后前位又称正位。

3. 左侧位

患者左侧紧贴 IR，身体矢状面与 IR 平行（冠状面与 IR 垂直），中心线由身体右侧射向左侧。

4. 右侧位

患者右侧紧贴 IR，身体矢状面与 IR 平行（冠状面与 IR 垂直），中心线由身体左侧射向右侧。

5. 水平位

患者仰卧、俯卧或侧卧于检查床上，X 线水平摄影。左（右）侧卧水平正位，即身体左（右）侧卧于检查床上，X 线水平摄影。仰（俯）卧水平侧位，即仰（俯）卧于检查床上，X 线水平摄影。

6. 右前斜位

患者右前部靠近 IR（冠状面与 IR 夹角小于 90°），中心线从身体左后方射向右前方的摄影体位称为右前斜位，也称第一斜位。

7. 左前斜位

患者左前部靠近 IR（冠状面与 IR 夹角小于 90°），中心线从身体右后方射向左前方的摄影体位称为左前斜位，也称第二斜位。

8. 左后斜位

患者左后部靠近 IR（冠状面与 IR 夹角小于 90°），中心线从身体右前方射向左后方的摄影体位称为左后斜位，也称第三斜位。

9. 右后斜位

患者右后部靠近 IR（冠状面与 IR 夹角小于 90°），中心线从身体左前方射向右后方的摄影体位称为右后斜位，也称第四斜位。

10. 轴位

检查部位矢状面与 IR 垂直，中心线方向与被检部位长轴平行或近似平行投射。

11. 切线位

中心线与器官或病灶的边缘相切，并与暗盒或其他射线 IR 垂直。

12. 前弓位

胸部摄影的一种特殊体位，中心线水平投射，胸部前弓，如后背上部靠近 IR，中心线从前至后为前后方向前弓位；如下胸部前方靠近 IR，中心线从后至前为后前方向前弓位。

13. 蛙形位

髋关节摄影的一种特殊体位，仰卧，IR 在下，类似青蛙双下肢姿势。

14. 功能位

用来观察某些组织的功能。如颞颌关节的张口位、闭口位等。

第三节　各部位 X 线检查护理

一、头、颈部 X 线检查护理

头、颈部指颅底至胸廓入口的区域，包括眼、耳、鼻腔、鼻窦、口腔、咽部、喉部、唾液、颌面、甲状腺、甲状旁腺、颈部淋巴结和颈部间隙等，是人体头部与体部神经、血管的交通枢纽，解剖结构精细复杂，可发生多种类型病变。

1. 适应证

(1) 头颈部外伤。

（2）头颈部肿瘤。

（3）头颈部炎症。

（4）头颈部畸形。

（5）头颈部功能异常。

2. 注意事项

（1）患者评估：评估患者病情，如查看头颈部外伤患者伤口有无渗血/渗液、头部引流袋或引流管固定情况；查看危重患者有无携带引流袋、引流管、呼吸机管路等，有无开放性肺结核、乙型病毒性肝炎（简称乙肝）、丙型病毒性肝炎（简称丙肝）、多重耐药菌感染等传染性疾病，若有，根据传播途径采取相应防护措施。

（2）患者准备：协助或指导患者去除头颈部所有的金属物品（包括活动假牙、发夹、耳环、项链、眼镜等），防止产生伪影。

（3）搬运头颈部外伤患者时，需用手平托患者身体，由专人托住患者头部，保持患者头部处于中立位，严禁将患者颈部扭转屈曲造成二次损伤，防止跌倒/坠床等意外事件发生。

（4）体位摆放：根据检查部位协助患者摆放体位，指导患者勿移动检查部位。例如，头颅后前位检查患者一般采取俯卧位，两臂置于头部两旁，头颅正中矢状面垂直检查床床面并与床面中线重合，下颌内收，额部及鼻尖紧贴床面，听眦线垂直于床面；颈部前后位检查患者一般直立于摄影架前，人体正中矢状面垂直探测器，头稍后仰，两肩尽量下垂，两足分开，身体站稳。

（5）询问患者有无不适，协助患者出检查室。搬运患者时注意引流袋、引流管、呼吸机管路等有无脱出。怀疑头颈部外伤患者注意保护头颈部。

二、胸部X线检查护理

胸部X线检查是影像科应用最广泛、受检人群最多的检查项目。

1. 适应证

（1）咳嗽、咳痰、咯血。

（2）胸部疼痛。

（3）胸部肿瘤。

（4）胸部外伤。

（5）健康体检。

2. 注意事项

（1）患者评估：评估患者病情、呼吸功能状况及配合度，查看患者有无携带胸腔闭式引流管特殊管路。

（2）患者准备：协助或指导患者去除影响图像质量的衣物、饰品、敷料等。

（3）呼吸训练：指导患者正确屏气，嘱患者保持呼吸平稳，均匀一致。肺部摄影时，指导患者深吸气后屏气曝光；心脏大血管摄影时，指导患者在平静呼吸下曝光。

（4）体位摆放：胸部X线检查时首选站立位。主要检查肺脏时，常规取后前位与侧位；主要检查心脏时常规取后前位、左侧位、右前斜位与左前斜位，以观察左心房与食管的关系。

（5）有胸腔闭式引流管等特殊管路者需妥善放置，防止管路脱落。

（6）做好患者非照射部位辐射防护。需告知患者用甲状腺围脖保护甲状腺的同时也会遮挡肺尖部分，若病变在肺尖则可能会影响诊断结果。

三、腹部X线检查护理

腹部X线检查是急腹症的基础检查方法，单纯腹部X线检查可提供丰富的诊断信息，是影像科应用较多的检查项目之一。腹部X线片的摄影范围应包括整个腹部，上至膈顶，下至耻骨联合，特别是应包括腹壁软组织。

1. 适应证

（1）泌尿系统结石。

（2）腹部疼痛，怀疑胃肠梗阻、穿孔，肠套叠。

（3）腹部异物。

（4）腹腔内占位病变。

（5）腹部外伤。

2. 注意事项

（1）患者评估：仔细询问病史、检查史、过敏史，注重患者其他阳性体征和检查结果，泌尿系统结石患者摄影时应先清除肠腔内容物。查看患者有无携带引流管或引流袋等，有无乙肝、丙肝、多重耐药菌感染等传染性疾病，若有，则根据传播途径采取相应防护措施。

（2）患者准备：协助或指导患者取下身上金属物品，除去腹带及外敷药物，防止产生伪影，必要时提供检查服。

（3）呼吸训练：指导患者正确屏气，嘱患者保持呼吸平稳，均匀一致，直至患者能够准确接收口令。缓解患者紧张、焦虑情绪，使其积极配合检查。

（4）体位摆放：协助患者采取合适的体位，必要时用约束带固定患者于检查床上，有引流管、引流袋者应妥善固定，防止脱落。

仰卧前后位：指导患者仰卧于检查床上，下肢伸直，人体正中矢状面垂直床面并与床面中线重合，两臂置于身旁或上举。

立位前后位：患者站立，背部贴近探测器面板，双上肢自然下垂稍外展，人体正中矢状面与探测器垂直，并与摄影架探测器中线重合。

四、脊柱X线检查护理

脊柱由7节颈椎、12节胸椎、5节腰椎、5节骶椎及3～5节尾椎组成。椎骨之间由小关节、韧带和椎间盘连接。脊柱X线检查是影像科应用较多的检查项目之一。

1. 适应证

(1) 脊柱疼痛或运动障碍。

(2) 脊柱外伤。

(3) 脊柱肿瘤。

(4) 脊柱炎症。

(5) 脊柱畸形。

(6) 脊柱术后复查。

2. 注意事项

(1) 患者评估：评估患者病情及配合度，腰椎、骶尾椎摄影前，应询问患者近期有无服用高原子序数的药物，是否做过消化道钡餐检查，避免产生干扰。

(2) 患者准备：协助或指导患者去除检查部位体表不透X线的膏药、敷料及影响图像质量的衣物、饰品等，骶尾椎摄影前应先排便。

(3) 体位摆放：通过调整患者体位或中心线方向来适应脊柱生理或病理弯曲，避免人为前屈、后伸或侧弯。若遇患者外伤或不能配合时，应避免损伤脊髓或血管，要充分利用设备的可移动性、可调节性，采取水平侧位，尽量减少对患者的搬动，避免伤情加重或造成二次损伤。

(4) 检查时应注意对患者非照射部位的辐射防护，特别是腰椎、骶尾椎摄影时，应对性腺器官进行有效的辐射防护。

五、四肢骨骼X线检查护理

四肢由骨骼、骨间关节、肌肉、肌腱、血管、皮肤和软组织组成，四肢骨骼X线检查是四肢骨骼疾病诊断的重要手段和首选方法。

1. 适应证

四肢骨骼疼痛或运动障碍、外伤、肿瘤、炎症、畸形，术后治疗复查等。

2. 注意事项

(1) 患者评估：评估患者病情，有无相关禁忌证，有无外固定支架或牵引等。

(2) 患者准备：协助或指导患者去除检查部位体表不透X线的膏药、敷料及影响图像质量的衣物、饰品等。

(3) 体位摆放：根据检查部位正确摆放患者体位，使其处于舒适状态，被检肢体应尽量靠近探测器。对于外伤患者，充分利用设备的可移动性、可调节性，采取水平侧位，以满足摄影体位要求，尽量减少对患者的搬动，避免伤情加重或造成二次损伤。

六、乳腺X线检查护理

乳腺X线检查是检测乳腺疾病的重要手段，指使用平板探测器，应用自动参数选择技术，根据乳腺厚度、密度，自动转换阳极靶面（钼靶或铑靶），自动选择X线曝光条件，产生数字化图像，并可利用数字化三维立体定位系统进行病灶活检或做病灶导丝标记切检。不同人群的乳腺X线筛查建议见表3－3－1。

表3－3－1　不同人群的乳腺X线筛查建议

人群	年龄（岁）				高危人群
	20～39	40～45	46～69	≥70	
筛查建议	不推荐筛查	机会性筛查	机会性筛查和群体筛查	机会性筛查	提前筛查
筛查频率	/	1次/年	1次/1～2年	1次/2年	1次/年
筛查方式	/	联合B超	联合B超	/	联合B超和MRI

注：①高危人群：有明显乳腺癌遗传倾向者，既往有乳腺导管、小叶不典型增生或小叶原位癌的患者，既往行胸部放疗者。

②机会性筛查：医疗保健机构为因各种情况前来就诊的适龄女性提供的乳腺筛查，或女性个体主动或自愿到提供乳腺筛查的医疗保健机构进行的检查。

③群体筛查：社区或单位实体借助医疗保健机构的设备、技术和人员有组织地为适龄女性提供的乳腺检查。

1. 适应证

临床检查有乳腺肿块、腋下肿块、乳头病理性溢液或皮肤异常改变等；既往乳腺疾病患者的复查与随访；乳腺疾病的筛查。

2. 禁忌证

无绝对禁忌证，妊娠早期为相对禁忌证。

3. 注意事项

（1）患者最佳检查时间为月经周期第7～14天。如果有多项乳腺检查，特别是有创的检查，建议先做乳腺X线检查。

（2）协助或指导患者去除上半身衣物及所有的金属物品，充分暴露乳腺及腋窝，尤其需要清除乳腺或腋窝区域外敷的膏药和黏附于皮肤上的污渍。

（3）确保检查室内适宜的温度（18～24℃）和相对湿度（40%～60%），保持检查室清洁、舒适、安静。

（4）查对患者身份及检查信息后，详细询问患者病史（既往史、现病史、检查史等）、有无植入乳房假体或填充物，查看患者是否存在安全隐患。若孕妇必须做乳腺X线检查，应签署孕妇专用知情同意书。对于体内安置有外周中心静脉导管（PICC）和心脏起搏器、胸壁处植入输液港、严重颈椎病、严重骨质疏松的患者，应注意密切保护患者。对于乳腺炎急性期、乳腺术后、外伤后伤口未愈合者，囊袋式丰胸术后疑似渗漏者，乳腺内有不能施压的巨大肿瘤者，皮肤破溃面积较大者，应根据患者意愿和临床情况权衡是否进行乳腺X线检查。

（5）健康宣教：简要介绍乳腺X线检查的过程及注意事项，针对部分过分紧张、焦虑的患者，可进行适当心理疏导并告知检查的必要性，以取得患者的积极配合。

（6）用铅围脖和铅围裙等对敏感器官进行防护，并注意保护患者隐私。由于乳腺X线检查的特殊性，非相关人员不可随意进出检查室。常规建议女性技师为患者进行乳腺X线检查；若为男性技师操作，应同时有一名女性医护人员陪同。

（7）调节压迫板时，注意询问患者疼痛感受，观察有无不良反应，给予患者心理安慰，缓解其紧张、焦虑情绪。

（8）检查结束后，须对检查床、压迫板、面罩、扶手等直接接触患者皮肤的地方进行擦拭消毒。

七、床旁X线检查护理

对行动不便且需做X线检查的患者，床旁X线检查是满足临床诊断需要的重要方法之一。

1. 适应证

（1）术中、术后、复合性外伤、骨牵引等行动不便的患者。

（2）病情危重的患者。

2. 注意事项

（1）患者查对与评估：仔细查对患者身份及检查信息，评估患者病情与一般状况，评估其意识状态与配合度，查看患者全身管路情况。

（2）患者准备：指导或协助患者去除检查部位所有的金属物品，防止产生伪影。

（3）辐射防护：工作人员穿戴防护用品，让同病室的患者和陪同人员撤离到安全、无电离辐射的地方；对同病室行动不便的重症患者，进行屏蔽防护或用铅皮遮盖，减少辐射危害。

（4）根据检查部位摆好患者体位，做到动作快、操作轻，尽量移开各种可能会与照射野重叠的导线、管路及其他仪器。

【知识拓展】

X线检查过程中呼气与吸气的应用

一般不受呼吸运动影响的X线检查部位（如四肢）不需屏气曝光；受呼吸运动影响的检查部位（如胸、腹部）需要屏气曝光。摄影前应指导患者训练。

1. **平静呼吸下屏气**

心脏、上臂、肩、颈部及头颅等部位摄影，呼吸运动会使胸廓肌肉牵拉以上部位，导致其颤动，故摄影时可平静呼吸下屏气。

2. **深吸气后屏气**

用于肺部及膈上肋骨摄影，这样可使肺内含气量加大，对比鲜明，同时膈肌下降，肺部及肋骨可较多地暴露于膈上。

3. **深呼气后屏气**

深吸气后屏气可以增加血液内的氧气含量，延长屏气时间，达到完全制动的目的。常用于腹部或膈下肋骨位置的摄影，呼气后膈肌上升，腹部体厚变薄，影像较为清晰。

4. **缓慢连续呼吸**

曝光时，嘱患者做慢而浅的呼吸动作，目的是使某些重叠的组织因呼吸运动而模糊显示，而需要摄影的部位则可以清楚显示，适用于胸骨斜位摄影。

5. **平静呼吸不屏气**

用于下肢、手及前臂等部位的摄影。

第四节　X线造影检查护理

X线造影检查是将对比剂引入人体的某个器官或器官周围，然后产生对比度的差别，同时进行X线透视，用来观察人体器官形态和功能的一种检查。该检查作为一种辅助的医学检查手段，可用于多种疾病的检查，如消化系统疾病、泌尿系统疾病、生殖系统疾病等。

一、X线造影检查常规护理流程

（一）检查前护理

1. 信息确认

护士仔细阅读检查申请单，查对患者身份及检查信息，明确检查目的。

2. 患者评估

了解患者病史，评估患者病情。需要做碘造影的患者还需评估患者有无碘过敏史及相关禁忌证。

3. 患者准备

协助或指导患者去除可能产生高密度伪影的衣服及饰品等，或更换检查服，防止检查中产生伪影。

4. 胃肠道准备

需要做胃肠道造影的患者根据不同的检查部位进行胃肠道准备。

5. 环境准备

调节室内适宜的温度（18～24℃）和相对湿度（40%～60%），备好屏风、关闭门窗、拉上窗帘，做好患者的隐私保护和保暖。

6. 药物准备

根据不同的检查选择合适的对比剂，患者检查前签署对比剂使用知情同意书。

7．用物准备

根据不同的检查部位，准备合适的用物。

8．静脉通道建立

为需要经静脉注射对比剂的患者建立静脉通道。

9．急救准备

配备抢救车，抢救车内各种抢救物品、抢救药物齐全，如氧气枕、血压计、心电监护仪、吸痰器、平车等，并定期检查，保证100％完好以备用。

10．健康宣教

为患者及其家属讲解检查目的、过程、注意事项及配合技巧。告知患者若不能耐受，请及时告知检查人员。

（二）检查中护理

（1）再次查对患者身份及检查信息。

（2）携用物至患者检查床旁，再次解释操作目的、可能出现的反应和配合注意事项。

（3）检查时注意对患者非检查部位的辐射防护。

（4）拉上屏风，保护好患者隐私，注意保暖。

（5）协助患者摆放合适的体位。

（6）造影过程中注意密切观察患者的面色、呼吸，询问其有无腹胀、腹痛等，发现异常情况及时处理。

（三）检查后护理

（1）检查完成后再次查对患者身份及检查信息，协助患者穿好衣物下检查床，注意防止跌倒/坠床的发生。

（2）钡剂造影检查后，嘱患者适当多饮水，多食含膳食纤维的食物，以促进钡剂的排泄；嘱患者自行排便，若为长期便秘者，可使用缓泻剂或灌肠帮助排便，避免钡剂长时间遗留于肠道内形成钡石；告知患者检查后2～7天大便为白色属正常现象。

（3）告知患者造影检查结束后需在护士站观察15～20min，无不良反应后方可离开。

（4）告知患者及其家属获取胶片及检查报告的方式、时间及地点。

二、消化系统X线造影检查护理

使用硫酸钡做消化系统造影仍是胃肠道疾病理想的初筛检查方法，运用数字胃肠机成像系统能连续快速地获取多幅图像，并能进行多种图像后处理，缩短了检查时间、减少了辐射剂量、提高了胃肠道造影检查的质量。

（一）食管及胃、十二指肠造影

食管及胃、十二指肠属于上消化道，使用钡剂对它们进行影像检查称为上消化道造影。

1. 单对比法上消化道造影

（1）适应证。

①先天性胃肠道异常。

②有上腹部症状（如上消化道出血、疼痛，恶心、呕吐等）欲明确原因。

③上腹部肿块，为确定与胃肠道的关系。

④胃、十二指肠手术后的复查。

⑤尤其适合以器官形态、结构改变为主的疾病（如疝、套叠、慢性不全型扭转、憩室）及功能改变为主的疾病（如吞咽困难、贲门失弛缓症、反流及反流性损害）。

（2）禁忌证。

①胃肠道穿孔。

②急性胃肠道出血，一般于出血停止后2周，大便隐血试验阴性后方可进行。

③肠梗阻，对于轻度单纯性小肠梗阻和高位梗阻，为明确原因可酌情进行。

（3）检查前护理。

①患者准备：嘱患者造影前3天不服用含有铁、铋、钙等不透X线的药物，造影前须禁食、禁饮至少6h。对于有幽门梗阻的患者，应在检查前一日晚上置入胃管给予引流。除去体表异物（金属）。常规做胸、腹部透视，以排除消化道穿孔及肠梗阻。

②药物准备：选择的钡剂要求颗粒细小（直径1μm左右）、均匀且具有较高的悬浮稳定性，浓度为50％～100％。应根据不同部位和要求，以及患者吞咽困难程度进行浓度配比。对于食管造影，钡水比例为（3～4）：1（300～400g钡加100mL水），浓度较高且黏稠，要求能挑起成丝；对于胃、十二指肠造影，钡水质量比例为1.0：1.2（100g钡加120mL水），或用150g钡加200mL水。调钡剂时必须搅拌均匀，避免成块或形成气泡。对怀疑有高位梗阻、食管气管瘘及呕吐较严重的患者，可改用碘对比剂做上消化道造影。

2. 双对比法上消化道造影

目前，胃肠道疾病主要依靠动态多相造影（Dynamic multiphasic radiography），即把传统单对比法的充盈相、加压相与双对比法的双对比相、黏膜相的优点相结合，当患者躯体转动时，在充气扩张的胃内的钡液流动，从而获取呈现胃内病变的动态图像。该检查能对病变做出定位（确切部位）、定形（大小和形状）、定质（柔软度、浸润范围）及定性（炎性、良恶性）的“四定”诊断，是目前理想的上消化道检查方法。

（1）适应证。

①胃肠道起源于黏膜的病变（良恶性肿瘤、溃疡、炎症）。

②胃肠道起源于黏膜下的病变（主要是间质性的良恶性肿瘤）。

③单对比法造影发现可疑病变而难以定性。

④临床怀疑有肿瘤而常规造影又无阳性发现。

⑤胃镜检查发现早期肿瘤病变。

(2) 禁忌证。

①胃肠道穿孔。

②急性胃肠道出血，一般于出血停止后 2 周，大便隐血试验阴性后方可进行。

③1 周内行内镜活检。

④肠梗阻及低张药物使用禁忌者。

(3) 检查前护理。

①患者准备：嘱患者造影前 3 天不服用含有铁、铋、钙等不透 X 线的药物，造影前须禁食、禁饮至少 6h。对于有幽门梗阻的患者，应在检查前一日晚上置入胃管给予引流。除去体表异物（金属）。常规做胸、腹部 X 线透视，排除消化道穿孔及肠梗阻。

②药物准备：山莨宕碱（654－2）针剂 20mg，对没有禁忌证的患者，于检查前3～5min 给予肌内注射；产气粉 3～5g，让患者用 10mL 温开水口服，吞服后约产气 300mL，可使胃腔充气扩张；选择具有高度杂异性（大小不均、形态各异）的双对比法上消化道造影专用硫酸钡颗粒。

（二）肠系造影

1. 口服钡剂小肠造影

(1) 适应证。

①临床怀疑有小肠病变。

②全身情况差，不能耐受插管。

③需要了解小肠走行及功能状态。

(2) 禁忌证。

①急性肠梗阻。

②急性胃肠道出血。

③胃肠道穿孔。

(3) 检查前护理。

①患者准备：嘱患者检查前一日少渣饮食，前一日晚上服用缓泻剂（适量开水冲服番泻叶 9g，30min 后再冲服一次，或服用 50％硫酸镁溶液 30～50mL)，并禁食一夜。

②药物准备：钡剂用浓度 40％～50％的硫酸钡悬浊液。可在检查前 10min 口服 20mg 甲氧氯普胺以缩短钡剂通过小肠的时间。

2. 小肠灌肠气钡双重造影

小肠灌肠气钡双重造影是目前诊断小肠疾病的主要检查方法，可同时观察整个小肠黏膜形态，明确病变部位，对小肠腔内及管壁受累病变（如肿瘤、憩室、狭窄性病变等）具有重要诊断价值。

(1) 适应证。

①反复消化道出血，经其他方法检查已排除食管、胃和大肠出血。

②原因不明的腹痛、腹泻。

③临床怀疑小肠不完全性梗阻。

④先天性小肠畸形。

⑤腹部包块，需除外小肠肿瘤。

⑥原因不明的贫血、低蛋白血症。

⑦原因不明的发热、消瘦。

⑧胃肠道其他部位的病变需要除外小肠受累。

（2）禁忌证。

①急性胃肠道出血。

②胃肠道穿孔。

③小肠坏死。

④十二指肠活动性溃疡及山莨菪碱禁忌者。

（3）检查前护理。

①患者准备：为避免盲肠充盈引起小肠内容物滞留于回肠内，检查前一日中午嘱患者少渣饮食，下午口服 50％硫酸镁溶液 50mL 清肠导泻，尽量多饮水，总量应达到 1500～2000mL，可以间断饮用。晚餐进流食，睡前（21：00）服用缓泻剂（酚酞片 2 片）。检查当日早晨禁食，肛门内注开塞露一支，尽量排净大便。造影前行胸、腹部 X 线透视，排除消化道穿孔及梗阻。

②器械准备：插管者可采用 Bilbao－Dotter 导管或经胃镜引导下插管，不插管者可选用能释放 CO_2 气体的小肠溶空心胶囊或采用“口服钡剂＋肛门逆行注气法”（用灌肠桶或压力灌注泵注气）。

③药物准备：钡剂用浓度 35％的硫酸钡悬浊液，山莨菪碱（654－2）10～20mg。

（三）钡剂灌肠造影

1. 结肠气钡低张双重对比造影

（1）适应证。

①怀疑有结肠息肉或肿瘤。

②慢性溃疡性结肠炎或肉芽肿性结肠炎。

③鉴别肠管局限性狭窄的性质。

④结肠高度过敏或肛门失禁。

（2）禁忌证和相对禁忌证。

①结肠穿孔或坏死。

②急性溃疡性结肠炎。

③中毒性巨结肠。

④1 周以内行肠镜活检。

⑤危重患者或虚弱患者。

相对禁忌证：忌用抗胆碱药物时可改用胰高血糖素。

（3）检查前护理。

①患者准备：检查前1天中午嘱患者少渣饮食，下午口服50%硫酸镁溶液50mL清肠导泻，尽量多饮水，总量应达到1500～2000mL，可间断饮用。晚餐进流食，睡前（21：00）服用缓泻剂（酚酞片2片）。检查当日早晨禁食，肛门内注开塞露一支，尽量排净大便。

②器械准备：带气囊的双腔导管、灌肠桶或压力灌注泵。

③药物准备：应采用细而颗粒均匀的钡剂，浓度以70%～80%为宜，太浓易引起龟裂，太低不易显示结肠细微结构及使腔壁线勾画不清。调钡剂时钡剂温度应控制在40℃左右，温度太低易使肠管痉挛收缩，导致钡剂絮凝龟裂。山莨菪碱（654－2）10～20mg。

2. 结肠稀钡灌肠造影

（1）适应证。

①结肠梗阻、乙状结肠扭转及需要观察结肠功能性改变。

②年老体弱和不适宜多翻动的患者。

（2）禁忌证。

①结肠穿孔或坏死。

②急性阑尾炎。

③肛裂疼痛不能插管。

（3）检查前护理。

①患者准备：与结肠气钡低张双重对比造影相同。

②器械准备：肛管、灌肠桶或压力灌注泵。

③药物准备：钡剂用浓度为15%～20%的硫酸钡悬浊液。

三、泌尿及生殖系统X线造影检查护理

泌尿及生殖系统的各器官均为软组织结构，缺乏天然对比，X线片只能显示肾脏的轮廓、大小、钙化及阳性结石，其内部结构及排泄功能等通过造影检查方能显示。泌尿及生殖系统X线造影检查是诊断泌尿及生殖系统疾病的重要检查方法，此法可了解泌尿及生殖系统的内部结构和生理功能，对观察和了解泌尿及生殖系统有无病变或生理性变异等均具有很大的帮助。

（一）常规静脉尿路造影

常规静脉尿路造影是将对比剂通过静脉注入，经肾脏排泄至尿路而使其显影的一种检查方法，又称排泄性尿路造影或静脉肾盂造影（IVP）。此方法简便易行、痛苦少、危险性小，能同时观察尿路的解剖结构及分泌功能，应用广泛。但若肾功能严重受损，尿路则显影不佳或不显影。

1. 适应证

（1）尿路结石、结核、囊肿、肿瘤、慢性炎症和先天性畸形。

（2）原因不明的血尿和脓尿。

（3）尿路损伤，腹膜后肿瘤的鉴别诊断。

（4）肾性高血压的筛选检查。

（5）了解腹膜后包块与泌尿系统的关系。

2. 禁忌证

（1）碘过敏及甲状腺功能亢进。

（2）严重的肾功能受损。

（3）急性尿路感染。

（4）严重的心血管疾病及肝功能受损。

（5）妊娠或疑早期妊娠。

3. 检查前护理

（1）嘱患者造影前2天不吃易产气和多渣食物，禁服钡剂、碘对比剂、含钙或重金属药物。

（2）嘱患者造影前1天晚上服用缓泻剂，一般泡服中草药番泻叶5～10g。

（3）嘱患者造影前6h开始禁食、禁水，造影前排空尿液。

（4）造影前先对患者行腹部透视，如发现肠腔内产物较多，应做清洁灌肠或皮下注射垂体加压素0.5mL，促使肠内粪便或气体排出。

（5）摄取全尿路X线片，以备与造影片对照诊断。

（6）做碘过敏试验，并向患者介绍检查过程以取得患者的合作。

（7）静脉内注入碘对比剂，成人一般用量20～40mL，儿童0.5～1.0ml/kg。

（二）逆行尿路造影

逆行尿路造影是通过膀胱镜将输尿管导管插入输尿管与肾盂内，经导管逆行注入对比剂，使肾盂、肾盏、输尿管等充盈并显示其形态的一种造影检查方法。优点为充盈完全、显影清晰、不受肾功能障碍的影响，同时摄片时间及体位不受限制。缺点为操作复杂、痛苦较大、不能观察肾功能，且易发生逆行性感染，故此种检查多作选择性应用。

1. 适应证

（1）碘过敏。

（2）常规静脉尿路造影不能达到诊断目的，如严重的肾盂积水、肾结核及先天性多囊肾等。

（3）输尿管疾病，如肾、输尿管连接处狭窄及中下段输尿管受阻、占位、重复肾及输尿管断裂等。

（4）邻近肾及输尿管的病变。

（5）证实尿路结石的部位等。

2. 禁忌证

（1）尿道狭窄。

（2）肾绞痛及严重血尿、泌尿系统感染。

（3）严重膀胱病变禁做膀胱镜。

（4）心血管疾病及全身性感染。

3. 检查前护理

（1）清洁灌肠，清除肠道内积粪和气体；禁食有关药物；摄全尿路X线片等。

（2）对比剂：常用12.5%碘化钠溶液或10%～15%有机碘溶液，通常每侧肾一次性注射量为8～15mL，或以患者有胀感为标准。具体用量要根据临床实际操作而定。如有阳性结石可选用气体。

（三）膀胱造影

膀胱造影指将导管经尿道插入膀胱，并通过导管直接注入对比剂，以显示膀胱的位置、形态、大小及与周围组织器官的关系的一种检查方法，是诊断膀胱疾病常见的检查方法。膀胱造影有静脉造影法、空气造影法和气钡双重对比造影法等。

1. 适应证

（1）膀胱器质性病变：肿瘤、结石、炎症、憩室及先天性畸形。

（2）膀胱功能性病变：神经性膀胱、尿失禁及输尿管反流。

（3）膀胱外在性压迫：前置胎盘、盆腔内肿瘤、前列腺疾病、输尿管囊肿等。

2. 禁忌证

（1）尿道严重狭窄。

（2）膀胱大出血。

（3）膀胱及尿道急性感染等。

3. 检查前护理

（1）清洁灌肠，清除结肠及直肠内的粪便和气体。

（2）让患者尽力排空尿液，排尿困难者应插管导尿。

（3）准备导管，成人用12～14号，小儿用8～10号。

（4）准备插导尿管所需消毒用具等。

（5）对比剂稀释至浓度为原来一半，一般成人用量为250～300mL；小儿视年龄而定：2～5岁20～70mL；6～12岁70～150mL。疑有膀胱结石或肿瘤病变者，应用低浓度对比剂，以免对比剂浓度过高遮盖病变的显示。空气作对比剂时一般用量为250～300mL，通常注气到患者有胀感为止。碘液加空气作对比剂时，先将30～50mL碘液注入膀胱，再注入空气250～300mL做双重对比造影。

（四）子宫输卵管造影

子宫输卵管造影是经子宫颈口注入对比剂，以显示子宫颈、子宫腔及两侧输卵管的一种检查方法，主要用于观察子宫的位置、形态、大小、有无畸形及输卵管是否通畅等。部分患者造影后可使原输卵管由阻塞变为通畅，从而达到治疗目的。对于多次刮宫后引起的宫腔内粘连，造影还可起到分离粘连的作用。

1. 适应证

(1) 原发或者继发不孕症。

(2) 子宫病变，如炎症、结核及肿瘤。

(3) 子宫输卵管畸形、子宫位置或形态异常。

(4) 确定输卵管有无阻塞及明确阻塞原因和位置。

(5) 各种绝育措施后观察输卵管情况。

2. 禁忌证

(1) 生殖器官急性炎症。

(2) 子宫出血、经前期和月经期。

(3) 妊娠期、分娩后6个月内和刮宫术后1个月内。

(4) 子宫恶性肿瘤。

(5) 碘过敏。

3. 检查前护理

(1) 造影时间选择在月经停止后3~7天。

(2) 做碘过敏试验。

(3) 让患者在造影前排空大小便，清洁其外阴部及尿道。

(4) 对比剂6~8mL，优点为易吸收和排出，缺点为刺激性较大，可致严重腹痛，且流动快，不便摄片。

（五）输精管、精囊腺造影

输精管、精囊腺造影是通过穿刺或插管将对比剂注入输精管，使输精管、精囊腺等显影的检查方法。通过造影检查可观察男性生殖系统本身病变及周围脏器疾病所致的继发性病变。

1. 适应证

(1) 输精管结扎术后要求再育。

(2) 不育症查找原因。

(3) 可疑先天性畸形、囊肿、肿瘤、炎症。

(4) 前列腺肿瘤及盆腔肿瘤，明确其与输精管及精囊腺的关系。

2. 禁忌证

(1) 碘过敏。

(2) 输精管及精囊腺急性炎症。

3. 检查前护理

(1) 术前常规清洁肠道和外生殖器皮肤消毒。

(2) 准备皮肤钳、10mL注射器、7号针头、弯盘、小药杯及棉球等。

(3) 嘱患者术前排尽尿液。

(4) 对比剂、生理盐水。

四、其他部位X线造影检查护理

（一）“T”管造影

1. 适应证

胆系手术后了解“T”管引流患者胆管内是否残留结石、蛔虫等，了解胆管是否有狭窄及胆总管与十二指肠是否通畅，依据情况决定是否终止引流或再次手术。

2. 禁忌证

（1）严重的心、肝、肾功能不全。

（2）严重感染。

（3）引流出血。

（4）碘过敏。

（5）甲状腺功能亢进。

3. 检查前护理

（1）患者准备：让患者前一日做好肠道准备（清除肠道粪便和气体）。

（2）器械准备：治疗盘、酒精、碘酒、棉签、棉球、无菌纱布、镊子、止血钳、20mL和50mL无菌注射器各一个。

（3）药物准备：50％有机碘溶液20mL×2支、生理盐水500mL×2瓶。

4. 检查中护理

患者仰卧在检查床上，左侧身体抬高20°～30°。对比剂加温至37℃，“T”管口部消毒，抽吸管内胆汁，降低管内压，用生理盐水冲洗胆管。然后将加温后的对比剂10mL缓慢注入“T”管，透视下检查肝管和胆管充盈情况。根据情况增加对比剂剂量，根据肝管和胆管充盈情况调节体位。

（二）窦道、瘘管造影

1. 适应证

了解窦道、瘘管的位置、走行、范围、形状及其与邻近器官的关系等。

2. 禁忌证

窦道、瘘管有急性炎症。

3. 检查前护理

（1）患者准备：窦道、瘘管造影者需清洁灌肠和排尽尿液。

（2）器械准备：治疗盘、酒精、碘酒、棉签、棉球、无菌纱布、镊子、止血钳、20mL和50mL无菌注射器各一个，与窦道、瘘管大小相适应的导管，钝头注射针。

（3）药物准备：碘化油、碘水或钡剂。

4. 检查中护理

患者卧位于检查床上，窦口向上。做体位引流或局部挤压，力求使窦道、瘘管内分泌物排出，便于对比剂充盈。

（张正义、伍冬梅、赵俐红）

第四章　CT 检查护理

CT 检查是目前临床上较为先进的一种医学影像检查技术，其原理是使用 X 线对患者的身体结构进行扫描，扫描结束后，计算机将扫描信息转换为图像信息输出，医生可以直观地在计算机上查阅患者检查图像。CT 检查可应用于全身任何部位，包括头部、颈部、胸部、腹部、脊柱、四肢等，其对于脏器病变的诊断与鉴别诊断具有重要意义。CT 检查时间短、速度快，对外伤、骨折、急危重症患者尤为适用，因此相关护士应全面掌握检查护理流程以及急救技能。

第一节　CT 检查常规护理流程

一、CT 平扫检查护理流程

CT 普通扫描又称平扫或非增强扫描，是 CT 检查中应用最广泛的一种方法，指按照定位片所定义的扫描范围、不注射对比剂的扫描。

1. 禁忌证

CT 平扫无绝对禁忌证，相对禁忌证包括因烦躁或精神障碍而不能配合的患者、妊娠期及备孕的妇女。

2. 检查前护理

（1）环境与用物准备。

①检查室按照各类型设备的要求提供适宜的温度和湿度。

②检查室配备常规急救器械与药物。

③备好辐射防护用品。

④更换检查床上的一次性床单。

（2）患者准备。

①患者检查前，去除检查部位可能影响 X 线穿透的物品，嘱患者在扫描过程中保持体位不动。

②根据检查部位做好检查前相关准备：胸、腹部检查前指导患者进行屏气训练，使其扫描时胸、腹部处于静止状态；胃肠道检查前嘱患者饮水；颈部和喉部检查前告知患者检查中不能做吞咽动作；眼部检查前告知患者检查时闭上双眼，尽量保持眼球不动，

不能闭眼者让其盯住正前方一个目标。

③对于不合作的患者（如婴幼儿、躁动不安或意识障碍者），在扫描前给予镇静。

④若患者为孕妇，告知风险，需经孕妇及其家属签署知情同意书后方可进行检查。

⑤查对患者身份及检查信息。

3. 检查中护理

（1）再次查对患者身份及检查信息。

（2）体位摆放：协助患者至检查床，根据患者不同的检查部位选择合适的体位。若患者安置有引流管、输液管等管道，应妥善放置引流袋，梳理管道，避免管道在检查床移动过程中折叠、受压、牵拉、滑脱。若患者烦躁不安，可予适当镇静或约束，防止意外拔管。若患者安置了脑室引流管，需使引流管高于侧脑室平面 10～15cm，以维持正常的颅压。在搬运气管切开或插管患者时，保证患者头颈部与气管导管活动的一致性，注意将气管套管内的压力降至最低，尤其应该注意螺纹管长度适宜，及时清除管内积水，预防意外脱管的发生。

（3）检查配合：提醒患者检查过程中勿随意移动，如有不适可挥手示意。

（4）家属陪同：危重症或躁动镇静患者、儿童、不能独立完成检查者应有家属陪同。

（5）检查过程中注意保护患者隐私。

（6）辐射防护：做好患者非检查部位（眼睛、甲状腺、性腺）的辐射防护及其陪同家属的辐射防护，为其穿戴铅衣或铅帽。

4. 检查后护理

（1）检查结束后查对患者身份及检查信息。

（2）协助患者下床：搀扶患者安全下检查床，尤其是年老、行走不便的患者，防止跌倒/坠床。

（3）告知患者及其家属检查报告领取的方式、地点、时间等。

二、CT 增强检查护理流程

CT 增强检查指血管内注射对比剂后再行 CT 扫描的方法，目的是提高病变组织与正常组织的密度差，以显示平扫中未被显示或显示不清楚的病变组织。病变组织密度增加称为增强或强化。其机制在于病变组织内新生血管增多、血流丰富或血流缓慢，血管系统结构或屏障破坏，导致对比剂能够更多进入病变组织并发生积蓄，进而使病变组织密度增加。CT 增强检查可准确判定病变组织的性质、边界及其与周围的毗邻关系等。

1. 禁忌证

甲状腺功能亢进活跃期；有碘对比剂过敏史、严重肾功能不全者慎做。

2. 检查前护理

（1）信息查对：查对患者身份及检查信息、检查使用药物。

（2）患者评估：评估患者病史（既往史、用药史、过敏史等）、肾功能是否正常、有无禁忌证。观察患者有无携带引流管道、输液管道、监护仪器等，应妥善放置，以防牵拉脱落。

（3）告知患者及其家属碘对比剂使用风险，指导患者及其家属签署CT增强检查知情同意书。

（4）建立静脉通道：根据不同的检查方式，选择合适型号的留置针，选择健侧的弹性好、无硬结的血管进行穿刺。

（5）患者准备：去除检查部位可能影响X线穿透的物品，以免对图像质量造成影响。

（6）对比剂准备：碘对比剂提前在保温箱中恒温保存（37℃），使用前检查药物是否过期、瓶身有无破损、药液有无浑浊，抽吸对比剂，调节高压注射器后使其处于备用状态。

（7）急救物资准备：保证抢救车中物资齐全，若发生对比剂不良反应，随时启动急救程序。

（8）健康宣教：告知患者检查过程中不要移动身体，提前让患者了解高压注射对比剂时身体可能会出现发热或发麻的情况，缓解患者紧张、焦虑情绪。对于胸、腹部检查患者，应指导其根据语音提示进行吸气－屏气－呼吸训练。

（9）告知患者或其家属，若患者在检查过程中出现任何不适情况请挥手示意，医护人员可暂停检查进入机房查看。

3. 检查中护理

（1）再次查对患者身份及检查信息、检查使用药物。

（2）协助患者上下检查床，防止跌倒/坠床发生，有引流管、引流袋者妥善放置，防止脱落。

（3）体位摆放：根据不同检查部位进行体位摆放。

（4）家属陪同：危重症或躁动镇静患者、儿童、不能独立完成检查者应在家属陪同下进行。

（5）辐射防护：做好患者非检查部位（眼睛、甲状腺、性腺）的辐射防护及其陪同家属的辐射防护，为其穿戴铅衣或铅帽。

（6）高压注射：检查患者留置针是否通畅。连接高压注射器，予生理盐水约20mL预注射，根据对比剂浓度、患者体质量指数（Body mass index，BMI）、血管条件、检查部位等选择合适的对比剂注射剂量和注射速率，注射过程中做到“一看二摸三感觉四询问”，确保高压注射通畅。告知患者注射过程中可能会出现全身发热、发麻等常见不适反应，如有肿胀、疼痛等不适情况时应立即挥手示意。

4. 检查后护理

（1）检查结束后再次查对患者身份及检查信息。

（2）观察患者穿刺部位有无对比剂外渗，若出现外渗，应对患者信息进行登记，告知患者注意事项，指导患者敷药。第二天随访患者情况，未缓解者来院观察处理。

（3）告知患者需在护士站观察15～30min，无不良反应方可拔针离开。若出现不良反应，立即启动对比剂不良反应急救应急预案，并对不良反应和急救护理过程进行记录。

（4）告知患者及其家属检查报告领取的方式、地点、时间等。

第二节 各部位CT检查护理

一、颅脑、五官和颈部CT检查护理

（一）颅脑CT扫描

1. 适应证

颅脑急性出血、梗死、外伤、畸形、积水、肿瘤、炎症及脑实质变性和脑萎缩等疾病。

2. 患者准备

指导或协助去除活动假牙、头部发夹、耳饰等金属物品，嘱患者检查时保持头部不动。

3. 检查体位

患者取仰卧位，头部放置于检查床头架内。头部正中矢状面与正中定位线重合，头部位于扫描野的中心，听眦线垂直于检查床。

4. 增强扫描对比剂注射方案

（1）常规增强扫描：采用高压注射器经静脉团注对比剂，注射速率为1.5～2.0ml/s（观察动脉瘤、动静脉畸形等血管病变时，注射速率可达3.0～4.0ml/s），用量为50～70mL。

（2）颅脑CT血管成像（Computed tomography angiography，CTA）：采用对比剂（注射速率为4.0～5.0ml/s，用量为60～80mL）＋生理盐水（注射速率为4.0ml/s，用量为30mL）的注射方式。对于体弱或体质量指数＜18kg/m^2的患者，对比剂用量酌减。

（二）鞍区CT扫描

1. 适应证

（1）普通X线检查发现鞍区病变，需进一步明确诊断。

（2）临床怀疑垂体肿瘤。

（3）垂体瘤术后复查。

2. 患者准备

指导或协助患者去除活动假牙、头部发夹、耳饰等金属物品，嘱患者检查时保持头部不动。

3. 检查体位

患者取仰卧位，头先进，头部置于检查床头架内。头部正中矢状面与正中定位线重合，头部位于扫描野的中心，听眦线垂直于检查床。

4. 增强扫描对比剂注射方案

对比剂总量为 80～100mL（或 1.5～2.0ml/kg），注射速率为 2.5～3.0ml/s。

（三）眼部 CT 扫描

1. 适应证

眼球内和眶内肿瘤、炎性假瘤和血管性疾病，眼外伤、眶内异物及先天性疾病。

2. 患者准备

指导或协助患者去除活动假牙、头部发夹、耳饰等金属物品，嘱咐患者检查时保持眼球不动。

3. 检查体位

患者取仰卧位，头先进，下颌稍上抬，听眶线与床面垂直，两外耳孔与床面等距，头部正中矢状面与正中立位线重合。扫描基线为听眶线，扫描范围一般为从眶下缘至眶上缘。

4. 增强扫描对比剂注射方案

对比剂总量为 80～100mL（或 1.5～2.0ml/kg），注射速率为 2.5～3.0ml/s。

（四）耳部 CT 扫描

1. 适应证

先天性耳道畸形、肿瘤（如听神经瘤、胆脂瘤等）、炎症、外伤等。

2. 患者准备

指导或协助患者去除活动假牙、头部发夹、耳饰等金属物品，嘱患者检查时头部保持不动。

3. 检查体位

患者取仰卧位，头先进，头部放置于头架内，两外耳孔与床面等距，取标准的头颅前后位。

4. 增强扫描对比剂注射方案

对比剂总量为 60～80mL（或 1.5～2.0ml/kg），注射速率为 2.5～3.0ml/s。

（五）鼻与鼻窦 CT 扫描

1. 适应证

鼻及鼻窦炎症、肿瘤、外伤等。

2. 患者准备

指导或协助患者去除活动假牙、头部发夹、耳饰等金属物品，嘱患者检查时头部保持不动。

3. 检查体位

患者取仰卧位，听眦线或听眶线与床面垂直，头部正中矢状面与床面中线重合。扫描基线为听眶线，扫描范围一般为从眉弓上缘至牙齿咬合面。

4. 增强扫描对比剂注射方案

对比剂总量为 60～80mL（或 1.5～2.0ml/kg），注射速率为 2.5～3.0ml/s。

（六）颈部 CT 扫描

1. 适应证

颈部占位病变、颈部淋巴结肿大、颈部血管性病变、颈部气管病变、外伤。

2. 患者准备

指导或协助患者去除活动假牙、头部发夹、耳饰等金属物品，嘱患者检查时头部保持不动。

3. 检查体位

（1）平扫：患者取仰卧位，头稍后仰，使颈部与床面平行，同时两肩放松，两臂置于身体两侧，两外耳孔与床面等距。扫描范围：甲状腺扫描范围为从第 5 颈椎下缘至第 1 胸椎下缘，喉部扫描范围为从第 4 颈椎向下扫描，或直接对准喉结扫描。扫描时嘱患者连续发字母“E”音，使声带内收、梨状窝扩张，以便较好地显示声带、梨状窝、咽后壁及杓状会厌襞的形态及病变。

（2）颈部 CTA：患者取仰卧位，头后仰，使下颌支与床面垂直。扫描范围为在颈部侧位定位像上，从主动脉弓上缘至颅底。

4. 增强扫描对比剂注射方案

（1）常规增强扫描：对比剂总量为 60～80mL（或 1.5～2.0ml/kg），注射速率为 2.5～3.0ml/s。

（2）颈部 CTA：对比剂总量同常规增强扫描，对比剂注射速率为 4.0～5.0ml/s，对比剂注射完毕后再以相同速率注射生理盐水 20～30mL。

【知识拓展】

脑卒中多模式 CT 检查

脑卒中是临床常见的脑血管疾病，分为缺血性脑卒中和出血性脑卒中，缺血性脑卒中更常见。

脑卒中多模式 CT 检查是包括头颅平扫、头颅灌注成像、头颈部 CTA 在内的检查。头颅平扫可以准确识别颅内出血，以及早期判断脑缺血，并为预后评估提供重要信息。

头颅灌注成像指在注射碘对比剂的同时对选定层面进行连续多次扫描，以获得该层面每一个像素的时间－密度曲线（Time－density curve，TDC），目前主要应用于急性缺血性脑卒中的检查。头颈部CTA有助于了解脑卒中的发病机制及病因，是血管再通及预后的重要判断因素。

头颅灌注成像碘对比剂注射方案：注射速率根据CT设备或后处理工作站的应用软件情况而定，一般通过高压注射器，以5.0～7.0ml/s的注射速率注射35～45mL碘对比剂，再以相同的注射速率注射生理盐水30～40mL，建议注射时间<8s，较高的注射速率将通过增加瞬时碘对比剂浓度，从而提高时间－密度曲线信噪比，提高头颅灌注成像的图像质量。

二、胸部CT检查护理

1. 适应证

（1）纵隔：肿瘤、淋巴结肿大、血管病变等。

（2）肺：肿瘤、结核、炎症、间质性和弥漫性病变等。鉴别肺门增大的原因，区分血管性结构、淋巴结肿大和肿块。

（3）胸膜和胸壁：定位胸腔积液和胸膜肥厚的范围与程度，鉴别包裹性气胸与胸膜下肺大疱，了解胸壁疾病的侵犯范围及肋骨和胸膜的关系，了解外伤后有无气胸、胸腔积液及肋骨骨折等情况。

（4）心包和心脏：明确心包积液、心包肥厚及钙化程度，鉴别心脏原发或继发肿瘤。

（5）大血管病变：诊断各种胸部大血管病变，包括主动脉瘤、夹层动脉瘤、肺动脉栓塞、大血管畸形等。

2. 患者准备

指导或协助患者去除影响X线穿透的物质，如衣物、膏药、电极片及金属物品。

3. 检查体位

患者取仰卧位，头先进，两臂上举抱头，身体置于床面正中。驼背或不宜仰卧者、对少量胸腔积液和胸膜肥厚进行鉴别诊断者可采用俯卧位。

4. 增强扫描对比剂注射方案

（1）常规增强扫描：对比剂用量为60～70mL，注射速率为2.0～2.5ml/s。

（2）胸部CTA：对比剂用量为80～100mL，注射速率为3.0～3.5ml/s。

三、腹部 CT 检查护理

1. 适应证

（1）肝脏与胆囊：

①肝肿瘤、肝囊肿、肝脓肿、脂肪肝、肝硬化、胆管占位病变、胆管扩张、胆囊炎和胆结石等。

②鉴别肝脏肿瘤。

③评估肝脏肿瘤的性质、大小、范围及转移情况（肝静脉、门静脉和下腔静脉内有无瘤栓形成等）。

（2）脾脏：

①确定脾脏的大小、形态、内部结构和先天变异等。

②鉴别脾脏肿瘤、炎症及外伤引起的出血等。

（3）胰腺：

①确定急性胰腺炎的类型、炎症渗出的范围、有无假性囊肿形成及合并症，为外科治疗提供依据。

②显示慢性胰腺炎微小的钙化、结石，内科保守治疗或手术后随访观察疗效。

③确定有无肿瘤，明确肿瘤的来源、部位和范围。

④鉴别外伤后胰腺有无出血。

（4）肾脏和肾上腺：

①确定肾脏有无肿瘤及其大小、范围，有无淋巴结转移等。

②确定肾脏炎症、脓肿及结石的大小和位置。

③CTA 诊断肾动脉狭窄及其他肾血管病变。

④显示外伤后肾损伤及出血。

⑤确定肾上腺有无良恶性肿瘤及功能性疾病（如肾上腺皮质功能减退等）。

（5）腹部及腹膜后腔：

①确定有无肿瘤，如血管夹层动脉瘤、脂肪瘤和平滑肌肉瘤等。

②观察有无腹部肿瘤及腹膜后腔的淋巴结转移、炎症和血肿等。

（6）胃部：肿瘤术前评价、术后随访，不推荐单纯为诊断胃肿瘤进行扫描。

（7）小肠：小肠炎、小肠肿瘤、吸收不良综合征。

（8）结肠、直肠：

①肠梗阻、肠缺血、胃肠道出血。

②炎性肠病、阑尾炎、结直肠癌。

2. 患者准备

（1）嘱患者检查前 1 周内禁服含金属的药物或行消化道钡剂造影。

（2）嘱患者检查当日禁食 4h 以上，不禁饮。

（3）嘱患者口服温水：检查前 15～20min 口服温水 500～1000mL。检查前即刻在检查床上再口服200～300mL（使胃及十二指肠壶腹部充盈，形成良好对比）。检查肾脏及肾上腺，需在检查前20～30min口服温水。检查腹膜后腔，提前1～2h分次口服温水800～1000mL，使肠道系统充盈。

（4）泌尿系统CT检查：检查前患者需憋尿，保持膀胱充盈。

（5）胃部CT检查：空腹4h以上，检查前30min口服中性对比剂500～800mL，检查前即刻再口服中性对比剂200～300mL。

（6）小肠CT检查：检查前一日食用无渣半流食，晚餐后禁食，晚餐后30min口服缓泻剂（硫酸镁或番泻叶），检查当日早晨禁食。检查前5～10min肌内或静脉注射山莨菪碱20mg后30s扫描（青光眼、前列腺肥大、心动过速等患者禁用）。小肠CT检查方法主要有2种，分别为：

①口服对比剂法（肠道造影法），检查前45～60min分3～4次口服2.5%露醇溶液1000～1500mL，检查前即刻在检查床上再口服300～500mL，完全性肠梗阻患者不宜服用。

②鼻－空肠管法（灌肠法），一般采用13F顶端带球囊的Maglinte灌肠导管（可有效防止胃、十二指肠反流），灌注容量为1500～3000mL，灌注速率为80.0～150.0ml/min。灌注2%～3%碘对比剂可鉴别肠袢和潜在结肠外肿块及各种并发症（如腹水、瘘管、吻合口开裂或肠穿孔）。

（7）结肠、直肠CT检查：检查前2日食用无渣半流食，检查前一日晚餐后禁食。晚餐30min后口服缓泻剂或清洁胃肠道制剂（复方聚乙二醇电解质散），检查当日早晨禁食。液体可经口服或经肛门注入。气体采用空气或二氧化碳，扫描前经肛管注入。需要做仿真内镜检查者，应以气体作为肠道对比剂。检查前5～10min肌内或静脉注射山莨菪碱20mg后30s扫描（青光眼、前列腺肥大、心动过速等患者禁用）。充气过程中，患者采取左侧卧位；充气完毕依次转换体位（俯卧位→右侧卧位→仰卧位）并在各体位停留10～15s后再行扫描。对比剂含碘浓度为2%～3%。

3. 检查体位及扫描范围

患者取仰卧位，足先进，两臂上举，身体置于检查床正中间，水平线对准人体腋中线。扫描范围：

（1）肝脏、脾脏，从膈顶扫描至脾下角。

（2）胆囊及胰腺，从肝门扫描至胰腺下缘。

（3）肾脏，肾上极扫描到肾下极。

（4）肾上腺，从肾上腺上缘扫描到肾门。

（5）腹膜后腔，从肝门扫描到髂前上棘。

（6）胃部，从膈顶扫描到髂前上棘。

4. 增强扫描对比剂注射方案

（1）常规增强扫描：对比剂总量为80～100mL，注射速率为2.5～3.5ml/s。

（2）泌尿系统增强CT、门静脉及下腔静脉CTA：对比剂总量为90～100mL，注射速率为3.0～4.0ml/s。

(3) 肝脏、胰腺灌注成像：以 4.0～8.0ml/s 的速率团注对比剂 50mL，灌注时间为 30～40s。

四、盆腔 CT 检查护理

1. 适应证

(1) 诊断部分小肠、乙状结肠、直肠、膀胱、前列腺、睾丸、卵巢、子宫肿瘤及其他病变。

(2) 在外伤情况下，观察骨折、泌尿生殖器官损伤等。

2. 患者准备

(1) 嘱患者检查前一日少渣饮食，检查当日禁食 4h 以上。

(2) 嘱患者检查前 1 周内禁服含有重金属的药物或行消化道钡剂造影。

(3) 嘱患者检查前 2h 口服 1%～2%碘对比剂 800～1000mL 以充盈小肠和结肠，形成良好对比，待膀胱充盈时行 CT 扫描。口服碘对比剂后需全面充盈盆腔内小肠、无对比剂未充盈的肠管。膀胱充盈后膀胱内应有较多尿液，膀胱形态类似方形，膀胱壁黏膜皱襞充分展开。

(4) 怀疑肠道疾病时，需对患者进行清洁灌肠，使直肠、结肠无较大粪块存留、无气体积聚。

3. 检查体位及扫描范围

患者取仰卧位，足先进，两臂上举，身体置于床面正中，水平线对准人体腋中线。扫描范围为从髂嵴至耻骨联合下缘。

4. 增强扫描对比剂注射方案

对比剂总量为 80～100mL，注射速率为 3.0～4.0ml/s。

五、脊柱 CT 检查护理

1. 适应证

(1) 各种原因引起的椎管狭窄及椎管内占位病变。

(2) 椎间盘病变。

(3) 椎骨外伤（如骨折、脱位等），特别是观察碎骨片的情况、金属异物的位置及脊髓的损伤情况。

(4) 椎骨骨病（如结核、良恶性肿瘤等）及椎旁肿瘤对椎骨的侵犯情况。

(5) 椎骨及脊髓的先天性变异。

(6) 协助进行介入放射检查。

2. 患者准备

指导或协助患者去除影响 X 线穿透的物质，如衣物、膏药及金属物品。

3. 检查体位及扫描范围

患者取仰卧位，身体置于检查床中间。

（1）颈椎扫描：头部略垫高，使椎体尽可能与床面平行，双臂置于身体两侧，双肩尽量向下。

（2）胸椎扫描：患者双手抱头。

（3）腰椎扫描：用专用的腿垫将患者的双腿抬高，使腰椎的生理弧度尽可能与床面平行。

扫描范围：颈椎椎体扫描时应包括全部颈椎；颈椎椎间盘扫描时则需包括所有颈椎椎间盘；胸椎扫描时应包括全部胸椎椎体及椎间盘；腰椎和骶尾椎扫描时应包含该部位所有椎体。脊柱常规不进行增强扫描。

4. 注意事项

（1）脊柱外伤检查时必须了解外伤经过，仔细查体，小心移动摆位，防止检查过程造成二次损伤及截瘫，特别是腰椎及以上段的检查。

（2）对于脊柱侧弯及后凸畸形患者，位置不易固定，为避免运动伪影，应尽量采用辅助设备让患者处于舒适位置，必要时可采用侧卧位及俯卧位扫描。

（3）椎体螺旋扫描范围尽量包括一端具有特征或易于辨认的椎体。

（4）借助辅助棉垫、绷带及器材等固定体位，颈椎扫描时避免吞咽动作，腰椎扫描时双足屈曲。

六、四肢骨关节及软组织 CT 检查护理

1. 适应证

（1）骨折：显示骨折碎片、移位、出血、血肿、异物及相邻组织等。

（2）骨肿瘤：显示肿瘤部位、形态、大小、范围及血供等，有助于对肿瘤进行定性诊断。

（3）其他骨病：如骨髓炎、骨结核、骨缺血性坏死等，可显示骨皮质和骨髓质形态与密度改变，同时可观察病变与周围组织的关系。

（4）软组织疾病：可利用 CT 密度分辨率高的优势来确定软组织病变的部位、大小、形态及其与周围组织结构的关系。

（5）半月板损伤：显示半月板的形态、密度等。

2. 患者准备

指导或协助患者去除影响 X 线穿透的物质，如衣物、膏药及金属物品。

3. 检查体位及扫描范围

通常检查上肢时选择头先进。检查下肢时选择足先进。检查四肢骨折或占位时，以病变部位为中心，扫描范围包括邻近的一个关节。

（1）双手及腕关节扫描：患者取仰卧位，头先进，双臂上举平伸，双手间隔 5cm，

手指并拢，手心向下，两中指末端连线与检查床中轴线垂直。

（2）双肩关节、胸锁关节、锁骨、肘关节及上肢长骨扫描：患者取仰卧位，头先进，双上臂自然平伸置于身体两侧，双手手心向上，身体置于床面正中。

（3）双髋关节及股骨上段扫描：患者取仰卧位，头先进，双足尖向内侧旋转并拢，双上臂上举，身体躺平直。

（4）双膝关节、踝关节和下肢长骨扫描：患者取仰卧位，足先进，双下肢伸直并拢，足尖向上，双足跟连线与检查床中轴线垂直，双上臂上举。

（5）双足扫描：患者取仰卧位，足先进，双下肢弯曲，双足平踏于检查床床面，双足纵轴相互平行且均平行于检查床纵轴，双足间隔 5cm，双足跟连线与检查床中轴线垂直。

4. 增强扫描对比剂注射方案

（1）常规增强扫描：对比剂总量为 60～80mL，注射速率为 2.0～2.5ml/s。

（2）上肢动脉 CTA：选择健侧的静脉注射对比剂，以避免对比剂产生的伪影和静脉血管对动脉血管的影响。需要检查双上臂时，可选择足部设置通道。对比剂总量为 60～80mL，注射速率为 2.0～2.5ml/s。先采用双筒高压注射器注射 20mL 生理盐水作为预注射，注射对比剂后再注射 30mL 生理盐水冲管，可使对比剂在目标血管内保持高浓度和较长时间，同时可避免静脉内高浓度碘对比剂的影响。

（3）下肢动脉 CTA：采用双筒高压注射器以双流率方案注射，先预注射 20mL 生理盐水，然后以 3.0～4.0ml/s 的注射速率注射对比剂 60mL，再以 2.0～3.0ml/s 的注射速率注射对比剂 30～40mL。

（4）上肢静脉 CTA：主要用于上肢静脉血栓形成、上肢静脉狭窄、上肢静脉瘤、上肢动静脉畸形及中心静脉导管置入前评估。采用直接法或间接法行平扫及增强扫描。患者取仰卧位，头先进，双上肢紧贴侧胸壁。直接法采用足头向，间接法采用头足向。扫描范围为下颌至手指近端。

①直接法：选取双上肢前臂静脉，以 3.0ml/s 的注射速率注射 200mL 混合液（生理盐水与对比剂按体积比例 1∶4 配置，混合均匀），对比剂含碘浓度为 300mg/mL，注射对比剂后注射 30mL 生理盐水冲管，延迟时间为 40s。

②间接法：选取健侧前臂静脉，以 3.5～4.0ml/s 的注射速率注射对比剂 120～150mL，对比剂含碘浓度为 350～370mg/mL，注射对比剂后注射 30mL 生理盐水冲管，延迟时间为 60～90s。

（5）下肢静脉 CTA：主要用于下肢静脉血栓形成、下肢静脉曲张、髂静脉压迫综合征、下肢静脉瘤、下肢动静脉畸形。采用直接法或间接法行平扫及增强扫描。患者取仰卧位，足先进，双腿稍内旋，膝部并拢，绑带固定，双上肢上举。直接法采用足头向，间接法采用头足向。扫描范围为髂总静脉至足背静脉。

①直接法：选取双侧足背静脉，以 3.0ml/s 的注射速率注射 200mL 混合液（生理盐水与对比剂按体积比例 1∶4 配置，混合均匀），对比剂含碘浓度为 300mg/mL，注射对比剂后注射 30mL 生理盐水冲管，延迟时间为 40s。用橡胶带绑扎双侧踝部阻断浅静脉直接回流，需在盆腔段行延迟增强扫描。

②间接法：选取单侧上肢前臂静脉，以 3.5～4.0ml/s 的注射速率注射对比剂 120～150mL，对比剂碘浓度为 350～370mg/mL，注射对比剂后注射 30mL 生理盐水冲管，延迟时间为 150～180s。

第三节　特殊疾病/部位 CT 检查护理

一、先天性心脏病 CT 检查护理

1. 适应证

怀疑先天性心脏病，如房间隔缺损、单心房、左侧三房心、室间隔缺损、动脉导管未闭、主动脉-肺动脉间隔缺损、法洛四联症、完全性大动脉错位、先天性主动脉缩窄等。

2. 检查前护理

（1）镇静：婴幼儿及不能配合的患者口服或从肛门给予 10%的水合氯醛溶液 0.4～0.5ml/kg 镇静。

（2）心电图电极的位置：电极可以酌情贴在双臂和腿上。

（3）呼吸训练：除婴幼儿外，需要对患者进行呼吸训练，屏气时间达 8～10s。若患者在镇静状态、不能屏气，可以通过捆扎胸部束带抑制胸式呼吸后再进行扫描。

（4）辐射防护：由于患者中婴幼儿多见，辐射损伤带来的风险增加，可在头颅、颈部、腹腔、盆腔分别用铅衣片进行防护。

3. 检查体位及扫描范围

患者取仰卧位，根据静脉针的位置选择头先进或足先进，双臂上举抱头，身体置于床面正中，侧面定位像对准人体正中冠状面。如果患者为镇静后的婴幼儿，可将双臂自然放于体侧。扫描范围为胸廓入口至左膈下 5cm。

4. 增强扫描对比剂注射方案

婴幼儿可根据疾病和体重，将对比剂稀释至含碘浓度为 150～250mg/mL 或降低注射速率。根据扫描方式的不同，成人对比剂用量为 30～80mL，婴幼儿对比剂用量为 1.5～2.0ml/kg。5 岁及以下患者注射速率为 1.0～2.0ml/s，5 岁以上的为 2.0～3.0ml/s。为避免无名静脉内高浓度对比剂对周围结构显示的干扰，尽量选择右侧上肢静脉注射对比剂。

二、冠状动脉 CT 检查护理

1. 适应证

（1）冠状动脉疾病的筛选。

（2）各种血管重建术的术前定位。

（3）血管重建术的术后复查。

（4）其他。

①未诊断为冠心病的患者在行心脏手术（如瓣膜置换术）前排除冠状动脉狭窄性病变。

②心肌梗死患者稳定期复查。

2. 检查前护理

（1）心理护理：检查前向患者介绍检查过程及可能出现的正常反应，以缓解患者的紧张、焦虑情绪，有利于控制患者心率。

（2）控制心率：64层及以上CT机型心率≤70次/分钟，16层及以下CT机型心率≤60次/分钟。必要时应用β受体阻滞剂适当降低心率。

（3）呼吸训练：训练患者做深吸气、屏气及呼气动作。

（4）安装心电图电极：电极需要在上臂上举后粘贴，注意避开骨骼。

3. 检查体位、定位像及扫描范围

（1）检查体位：患者取仰卧位，头先进，双臂上举抱头，身体置于床面正中，侧面定位像对准人体正中冠状面。

（2）定位像：常规扫描胸部前后定位像和侧位定位像，双定位有利于将心脏图像定位到显示野中心。

（3）扫描范围：根据检查需要设定扫描范围。

①常规冠状动脉CTA扫描范围为从气管隆嵴到心底，包括整个心脏。

②冠状动脉旁路移植术后复查静脉桥的扫描范围为从主动脉到心底，包括整个心脏大血管。

③冠状动脉旁路移植术后复查动脉桥的扫描范围为从锁骨到心底，包括整个胸骨、心脏大血管。

4. 增强扫描对比剂注射方案

（1）使用生理盐水：静脉推注生理盐水可以代替部分对比剂，减少对比剂用量，有助于增加冠状动脉的增强值及增强持续时间，同时减少肺动脉增强持续时间，减少上腔静脉的高衰减伪影。

（2）对比剂注射方案：采用双筒高压注射器，配合使用生理盐水。具体注射方案如下。

①单注射速率方案。注射速率为4.0～5.0ml/s，第一期注射对比剂用量为50～60mL，第二期注射生理盐水用量为16～20mL，第三期注射对比剂及生理盐水体积比例为6∶4的混合物。

②双注射速率方案。第一期采用4.0～5.0ml/s的注射速率注射50～60mL对比剂+16～20mL生理盐水，第二期采用2.5～3.5ml/s的注射速率注射5.0～7.0mL对比剂+25mL生理盐水。

③根据体重确定对比剂注射速率。体重<60kg，注射速率为3.5ml/s；体重60～

75kg，注射速率为 4.0ml/s；体重≥75kg，注射速率为 5.0ml/s。

【知识拓展】

冠状动脉CT与冠状动脉造影的区别

冠状动脉CT是一种无创影像学检查，通过外周静脉注射对比剂，对比剂沿着血流进入心脏的冠状动脉后，使心脏冠状动脉显影，以观察冠状动脉的狭窄情况。冠状动脉造影是一种有创的检查，可通过桡动脉或股动脉进行穿刺，经过穿刺动脉置入导引钢丝，沿着导引钢丝再置入冠状动脉造影导管，导管直接送到心脏冠状动脉开口，在开口处进行对比剂的注射，如果发现有局限性的血管狭窄，可予球囊扩张或冠状动脉支架植入。冠状动脉CT的准确度、图像清晰度相对冠状动脉造影稍差，但是费用相对较低、创伤较小，可在门诊检查，相对方便一些。冠状动脉CT与冠状动脉造影也需要慎重选择：不能做冠状动脉造影、临床上不倾向冠心病但又需要排除冠心病、介入治疗或搭桥术后需疗效评估的患者可以选择冠状动脉CT；临床上高度怀疑冠心病、很可能同时需要做介入治疗的患者应该首选冠状动脉造影。

三、主动脉CTA检查护理

1. 适应证

（1）主动脉病变。

（2）主动脉病变术后复查。

2. 检查前护理

（1）患者评估：评估患者意识状态、血压、心率。疼痛范围出现变化可能提示病情变化，应及时告知医生，缓解疼痛，心率、血压控制良好后再进行检查。

（2）准备好急救器材、药物等，随时启动急救程序。

（3）主动脉夹层属于危急症范畴，应由医生陪同，优先检查，告知患者家属检查的注意事项，需要家属陪同检查者，应做好家属的辐射防护工作。

（4）呼吸训练：检查前指导患者正确呼吸及屏气，屏气一定要能在自我掌控范围内，以能耐受为准，切忌过度屏气，以防引起强烈疼痛或夹层破裂。

（5）心理护理：告知患者检查流程及注射药物后会出现身体发热、发冷等情况，安慰患者不要紧张，以免血压升高，造成夹层破裂。

3. 检查体位及扫描范围

患者取仰卧位，双臂上举，与颈椎不在同一层面。扫描范围一般为胸廓入口至耻骨联合，腹主动脉检查的扫描范围为膈顶至耻骨联合。

4. 增强扫描对比剂注射方案

对比剂用量为 1.5～2.0ml/kg，注射方式为以 6.0ml/s 的注射速率注射 20mL 生理盐水，然后以 5.0ml/s 的注射速率注射对比剂，最后以 4.0ml/s 的注射速率注射 20mL 生理盐水。

5. 注意事项

（1）正确转运：搬运患者时动作要轻要稳，避免大动作引起夹层破裂，切忌让患者自行挪动至检查床上。

（2）严密观察：通过防护窗口观察患者情况及心电监护显示屏，监测血压和心率，如出现心率下降、血氧饱和度降低等情况，提示可能因动脉瘤破裂出现失血性休克，应立即停止扫描，进行抢救，并做好记录等。

四、肺动脉 CTA 检查护理

1. 适应证

（1）胸痛或下肢静脉血栓形成、怀疑肺动脉栓塞。

（2）肺动脉高压或先天性心脏病合并肺血管病变。

（3）中央型肺癌患者了解肿瘤与血管位置关系。

2. 检查前护理

指导或协助患者去除影响 X 线穿透的物质，如衣物、膏药及金属物品。

3. 检查体位及扫描范围

患者取仰卧位，检查部位置于扫描中心。扫描范围为肺尖至肺底。

4. 增强扫描对比剂注射方案

对比剂用量为 1.5～2.0ml/kg，注射方式为以 6.0ml/s 的注射速率注射 20mL 生理盐水，然后以 5.0ml/s 的注射速率注射对比剂，最后以 4.0ml/s 的注射速率注射 20mL 生理盐水。

【知识拓展】

能量 CT 应用新进展

传统 CT 成像是多色谱（混合能量）X 线作用于物质后探测器读取投影数据，计算物质对 X 线的衰减系数，得到每个像素的 CT 值来成像，病变的检测基于组织的 CT 值或病变与背景的对比度差异。早在 1973 年，CT 发明者 Hounsfield 就采用两种管电压进行序列扫描的方式实现了能量成像，通过光子吸收的差异区分不同原子序数（Z）的物质，如碘（Z=53）和钙（Z=20）（它们在传统 CT 图像上 CT 值相似）。能量 CT 即在两种或更多种的能量水平下获取物质衰减信息，不同组织的能量依赖性不同，可基于光子吸收的差异对不同组织进行鉴别和分类。在目前的临床实践中，主要是通过在两种不同的能量水平上实现，因此多称为双能量 CT。由于不同厂商产品特色及能量扫描实现形式不尽相同，双能量 CT、能谱 CT、光谱 CT 等命名及术语也较为多样。能量 CT

成像的实现需要采集、能量解析及后处理3个部分组成的影像链。

能量CT能采集两种或更多种能量水平下的物质衰减信息，但实际上患者所接受的辐射剂量并未成倍增长，且诸多辐射剂量研究表明，目前能量CT的辐射剂量已减少到与传统CT相近，甚至低于传统CT的辐射剂量。基于X线球管（源）的能量CT技术通过高低管电压扫描时间分配、匹配管电流调制技术、滤线板X线纯化技术、自适应剂量屏蔽技术、迭代及机器学习后处理重建技术等方式降低辐射剂量。基于探测器的能量CT技术不改变常规工作流程、无需额外扫描、无辐射剂量增加，且基于半导体探测器的光子计数CT较常规CT具有更低的辐射剂量。此外，能量CT虚拟平扫（Virtual non−contrast，VNC）影像能够满足大部分临床诊断要求，采用VNC替代常规平扫，能够进一步减少患者所接受的辐射剂量。但目前能量CT还较难实现超低辐射剂量的检查。随着能量水平的不断降低，能量CT低能量段（<70keV）虚拟单能量图像（Virtual monoenergetic images，VMIs）越来越接近碘的K缘（33keV），碘的衰减不断提高，因此含碘组织的对比度明显提高，如血管和强化的病变组织。研究显示，在保证相同图像质量的情况下，采用低能量段（<70keV）VMIs可减少CT增强检查使用的碘对比剂负荷。

近年来能量CT在临床的应用日趋成熟，能量CT提供了诸多传统CT无法提供的组织特征性信息，在疾病诊断中发挥了重要作用。能量CT的应用范围及优势见表4−3−1。

表4−3−1 能量CT的应用范围及优势

应用范围	优势
CTA应用	1. 提高碘对比剂CT值，优化CTA图像质量 2. 含钙组织识别分离、自动去骨，改善血管的显示效果 3. 减少线束硬化伪影 4. VNC代替常规平扫，减少辐射剂量
头颈部成像应用	1. VNC鉴别出血灶、碘对比剂外渗 2. 去金属硬化伪影 3. 头颈部肿瘤术前评估优化 4. 甲状腺结节良恶性鉴别及转移淋巴结识别
心脏成像应用	1. 冠状动脉钙化积分 2. 冠状动脉CTA 3. 心肌成像
肺部成像应用	1. 肺结节良恶性鉴别 2. 能量CT肺灌注/通气成像 3. 肺肿瘤的肿瘤分化、病理分级、转移及疗效评价
腹部实质性脏器成像应用	1. 提高病灶检出，优化术前分期 2. 肿瘤疗效评估 3. 肝脏脂肪、铁定量 4. 泌尿系统结石成分分析

续表4-3-1

应用范围	优势
腹部空腔脏器（胆道系统、胃肠道）成像应用	1. 优化胰胆管成像，提高阴性结石检出率 2. 胃肠道肿瘤早期检出及分期 3. 胃肠道出血、缺血性疾病应用
骨骼肌肉成像应用	1. 去除内固定等体内置入装置金属伪影 2. 痛风患者的尿酸盐识别与监测 3. 骨髓水肿、骨髓病变的识别与监测 4. 骨转移的识别和鉴别 5. 韧带、肌腱和椎间盘的显示

（肖文丹、伍冬梅、赵俐红）

第五章　MRI 检查护理

第一节　MRI 检查常规护理流程

磁共振成像（MRI）是一种功能强大的医学影像技术，特别是在软组织检查上具有优良的组织对比度和空间分辨率，MRI 不存在电离辐射现象，因此广泛应用于临床诊疗。但检查过程中检查空间狭小，对体内安置心脏起搏器等金属物品的患者有限制，且机器在检查过程中会产生 80～120dB 的连续噪声，检查时间依部位的不同需 10～30min 甚至更长，患者检查时需保持静躺不动，胸、腹部检查患者还需要进行呼吸训练。婴幼儿、焦躁不安及幽闭恐惧症患者需要镇静后再行检查。检查前需要对患者进行全面评估和指导，以提高检查效率、保证图像质量和患者检查安全。护理人员作为患者主要的评估者和宣教者，需要全面掌握 MRI 检查流程，以指导和帮助患者更好地配合检查。

一、MRI 平扫检查护理流程

1. 适应证

适用于人体大部分解剖部位和器官疾病的检查，应根据临床需要以及 MRI 在各解剖部位的应用特点选择。

2. 禁忌证

（1）体内装有心脏起搏器，除外起搏器为新型 MRI 兼容性产品的情况。

（2）体内植入电子耳蜗、磁性金属药物灌注泵、神经刺激器等电子装置。

（3）妊娠 3 个月内。

（4）眼眶内有磁性金属异物。

3. 检查前护理

（1）环境与用物准备。

①检查室按照各类型设备的要求提供适宜的温度和湿度。

②护士站需常规配备急救器械与药物。

③更换检查床上的一次性床单。

（2）患者准备。

①患者评估：评估患者是否属于禁忌证的范围。嘱患者及其家属认真阅读检查注意事项，按要求准备。为患者提供耳塞。

②进入检查室之前，应去除患者身上一切能去除的金属物品、磁性物品及电子产品，以免产生伪影及对物品的损坏。

③告知患者去除活动假牙、假发、接发；涂有摩丝、发胶、啫喱水的患者需清洗头发。

④告知患者检查所需时间，扫描过程中不得随意移动，平静呼吸，若有不适，可通过话筒和工作人员联系。

⑤婴幼儿、焦躁不安及幽闭恐惧症患者，应给予适量的镇静剂或麻醉药物。

⑥急危重症患者必须做 MRI 检查时，应由临床医生陪同观察。

（3）信息查对：查对患者身份（姓名+登记号/住院号）及检查信息。

4. 检查中护理

（1）再次查对患者身份及检查信息。

（2）体位摆放：协助患者上检查床，根据患者不同的检查部位选择合适的体位。如患者安置尿管、引流管、输液管等管道，应妥善放置引流袋，梳理管道，避免管道在检查床移动过程中牵拉、滑脱。

（3）噪声护理：由于设备噪声较大，可为患者佩戴耳机或用耳塞塞入外耳道，降低噪声分贝，提高舒适度。

（4）检查配合：提醒患者在检查过程中勿随意移动身体，若有不适，可通过话筒和工作人员联系。

（5）检查过程中注意保护患者隐私。

（6）家属陪同：镇静患者、儿童、不能独立完成检查者，家属可陪同。

（7）一旦发生幽闭恐惧症立即停止检查，让患者脱离现场。

5. 检查后护理

（1）检查结束后再次查对患者身份及检查信息。

（2）协助患者下床，尤其是年老、行动不便的患者，防止跌倒/坠床。

（3）告知患者及其家属检查胶片及纸质报告领取地点和时间等。

【知识拓展】

体内植入物患者的 MRI 检查安全

体内有弱磁性植入物时（如心脏金属瓣膜、血管金属支架、血管夹），一般建议在植入手术后 6～8 周再进行 MRI 检查，且最好采用 1.5 T 及以下的 MRI 检查。

动脉瘤夹由不同磁敏感性的多种物质构成，非铁磁性或弱铁磁性材料的动脉瘤夹可用于 1.5 T 及以下的 MRI 检查。如果不清楚患者体内是否有动脉瘤夹，可以先进行 X 线检查，或查看近期（术后）的 X 线片、CT 图像来判断是否存在动脉瘤夹。对于有动脉瘤夹但属性不明的患者，应对其进行风险—获益比评估，告知患者所有潜在风险，并由患者和（或）其监护人签署知情同意书。

金属人工关节、假肢、固定钢板、固定假牙、避孕环等大多呈非铁磁性或少量弱磁性，体内有这些植入物时，视其距扫描区域（磁场中心）的距离，在确保人身安全的前提下慎重选择是否行 MRI 检查及行何种场强的 MRI 检查。植入物可能会造成图像伪影，影响周围组织的观察，也有发生热灼伤的风险，建议采用 1.5 T 及以下的 MRI 检查。

二、MRI 增强检查护理流程

1. 禁忌证

参照 MRI 平扫检查护理流程。MRI 对比剂有关的禁忌证：对比剂过敏，严重心、肝、肾功能衰竭。

2. 检查前护理

（1）环境与用物准备。

参照 MRI 平扫检查护理流程。备好检查用对比剂。

（2）患者准备。

参照 MRI 平扫检查护理流程。根据患者检查部位需要建立适合的静脉通道。

（3）信息查对。

参照 MRI 平扫检查护理流程。

3. 检查中护理

参照 MRI 平扫检查护理流程。再次检查患者静脉通道，根据患者检查部位及血管条件，选择合适的对比剂注射剂量及注射速率，并严密观察患者注射后的反应。

4. 检查后护理

参照 MRI 平扫检查护理流程。嘱患者在护士站观察区等待 15～20min，观察无不良反应后方可拔针离开。

第二节　各部位磁共振检查护理

一、颅脑 MRI 检查护理

1. 适应证

（1）脑血管性疾病：脑梗死、脑出血、脑血管畸形等。

（2）颅内占位病变：脑良恶性肿瘤、脑囊肿、脑囊虫病等。

(3) 颅内感染与炎症：脑膜炎、脑炎、脑膜脑炎等。

(4) 脑部退行性病变：阿尔茨海默病（Alzheimer disease，AD）、帕金森病（Parkinson disease，PD）等。

(5) 颅脑先天性发育异常、脑积水、脑萎缩。

(6) 脑白质病变：脑白质脱髓鞘病变等。

(7) 颅脑外伤：尤其适用于CT检查阴性者。

(8) 颅骨骨源性疾病。

2. 检查前护理

参照MRI平扫检查护理流程。告知患者扫描过程中需头部制动、闭眼，以减少眼球的运动。

3. 检查体位

患者取仰卧位，头先进，头部置于线圈内，眉间线对线圈中心，定位线对线圈中心标线及眉间线。锁定定位线，将定位中心送至磁体扫描中心。MRI对体位的要求一般较宽松，以舒适为主，以便适应较长时间的检查。如某些不能仰卧的患者，也可采用侧卧位或俯卧位进行头部常规检查。

4. 增强扫描对比剂注射方案

钆对比剂注射常规剂量为0.1mmol/kg或遵药品说明书，一般采用手推静脉注射。

二、眼、耳、鼻、喉、颌面部及颈部MRI检查护理

（一）眼部病变MRI检查护理

1. 适应证

(1) 眼球疾病：视网膜母细胞瘤、脉络膜恶性黑色素瘤等。

(2) 眼眶疾病：视神经病变、炎性假瘤、海绵状血管瘤、Graves眼病等。

2. 检查前护理

参照MRI平扫检查护理流程。告知患者扫描过程中勿移动头部、闭眼，以减少眼球的运动。

3. 检查体位

患者取仰卧位，头先进。线圈中心及定位中心对准鼻根部。

4. 增强扫描对比剂注射方案

钆对比剂注射常规剂量为0.1mmol/kg或遵药品说明书，一般采用手推静脉注射。

（二）颞骨、内耳MRI检查护理

1. 适应证

(1) 感音神经性聋。

(2) 内耳先天发育异常。

(3) 人工耳蜗植入术前评估。

2. 检查前护理

参照 MRI 平扫检查护理流程。告知患者扫描过程中需头部制动。

3. 检查体位

患者取仰卧位，头先进。线圈中心及定位中心对准眉间。

4. 增强扫描对比剂注射方案

钆对比剂注射常规剂量为 0.1mmol/kg 或遵药品说明书，一般采用手推静脉注射。

(三) 鼻、鼻窦 MRI 检查护理

1. 适应证

(1) 鼻窦疾病：鼻窦肿瘤、鼻窦囊肿、嗅神经母细胞瘤、鼻窦炎性病变等。

(2) 鼻咽部疾病：鼻咽纤维血管瘤、鼻咽癌等。

2. 检查前护理

参照 MRI 平扫检查护理流程。告知患者扫描过程中需头部制动。

3. 检查体位

患者取仰卧位，头先进。线圈中心及定位中心对准鼻尖与鼻根连线中点。

4. 增强扫描对比剂注射方案

钆对比剂注射常规剂量为 0.1mmol/kg 或遵药品说明书，一般采用手推静脉注射。

(四) 咽部 MRI 检查护理

1. 适应证

(1) 咽部肿瘤：舌根癌、口咽癌等。

(2) 咽部脓肿。

2. 检查前护理

参照 MRI 平扫检查护理流程。告知患者扫描过程中需头部制动，禁止做吞咽动作。

3. 检查体位

患者取仰卧位，头先进。线圈中心及定位中心对准硬腭水平。

4. 增强扫描对比剂注射方案

钆对比剂注射常规剂量为 0.1mmol/kg 或遵药品说明书，一般采用手推静脉注射。

(五) 颞颌关节 MRI 检查护理

1. 适应证

(1) 颞颌关节炎。

（2）颞颌关节紊乱综合征。

2. 检查前护理

参照 MRI 平扫检查护理流程。告知患者在检查过程中勿移动头部，指导患者训练张闭口动作。

3. 检查体位

患者取仰卧位，头先进。线圈中心及定位中心对准硬腭水平。

4. 增强扫描对比剂注射方案

钆对比剂注射常规剂量为 0.1mmol/kg 或遵药品说明书，一般采用手推静脉注射。

（六）颌面、口腔 MRI 检查护理

1. 适应证

（1）颌面、口腔炎性病变。
（2）颌面、口腔肿瘤性病变。
（3）颌面部血管瘤。
（4）腮腺、颌下腺病变。
（5）颌面部外伤。

2. 检查前护理

参照 MRI 平扫检查护理流程。告知患者在检查过程中勿移动头部。

3. 检查体位

患者取仰卧位，头先进。线圈中心及定位中心对准硬腭水平。

4. 增强扫描对比剂注射方案

钆对比剂注射常规剂量为 0.1mmol/kg 或遵药品说明书，一般采用手推静脉注射。

（七）喉部及甲状腺 MRI 检查护理

1. 适应证

（1）喉部肿瘤性疾病。
（2）喉部感染性疾病。
（3）声带疾病。

2. 检查前护理

参照 MRI 平扫检查护理流程。告知患者扫描过程中需颈部制动，禁止做吞咽动作。

3. 检查体位

患者取仰卧位，头先进。定位中心及线圈中心对准喉结。

4. 增强扫描对比剂注射方案

钆对比剂注射常规剂量为 0.1mmol/kg 或遵药品说明书，一般采用手推静脉注射。

（八）颈部软组织 MRI 检查护理

1. 适应证

（1）颈部肿瘤性疾病。

（2）颈部感染性疾病。

（3）颈部皮下血管瘤。

（4）甲状腺相关疾病。

（5）颈部淋巴结相关疾病。

2. 检查前护理

参照 MRI 平扫检查护理流程。告知患者扫描过程中勿移动颈部，禁止做吞咽动作。

3. 检查体位

患者取仰卧位，头先进。定位中心及线圈中心对准两侧下颌角连线水平。

4. 增强扫描对比剂注射方案

钆对比剂注射常规剂量为 0.1mmol/kg 或遵药品说明书，一般采用手推静脉注射。

三、胸部及乳腺 MRI 检查护理

（一）胸部 MRI 检查护理

1. 适应证

（1）肺部肿瘤，了解肿瘤的大小与肺叶、肺段、支气管的关系。

（2）肿瘤定位，显示肿块与血管、支气管的受压情况。

（3）纵隔与肺门肿块。

2. 检查前护理

参照 MRI 平扫检查护理流程。训练患者屏气。

3. 检查体位

患者取仰卧位，头先进或足先进。定位中心对准线圈中心及第五肋间水平连线。

4. 增强扫描对比剂注射方案

钆对比剂注射常规剂量为 0.1mmol/kg 或遵药品说明书，用高压注射器推注或直接手推静脉注射。

（二）乳腺 MRI 检查护理

1. 适应证

（1）诊断与术前评估：乳腺 X 线或超声探查困难或难以定性的病变；评估病理性乳头溢液；确定乳腺病变大小；评价乳腺癌侵犯范围；排查多发病灶；腋窝淋巴结转移

而原发灶不明。

（2）治疗评价与随访：乳腺癌术后随访；新辅助化疗疗效的评估；保乳术后复发的监测；假体植入术后评价；乳房成形术后评价；良性病变的随访。

（3）乳腺癌高危人群的筛查。

（4）MRI 引导下穿刺定位或活检。

2. 检查前护理

参照 MRI 平扫检查护理流程。告知患者乳腺 MRI 检查尽量安排在月经周期的第 7～10 天进行，但对于已确诊乳腺癌的患者可不做此要求。

3. 检查体位

患者取俯卧位，头先进。定位中心对准线圈中心及两侧乳头连线。

4. 增强扫描对比剂注射方案

钆对比剂注射常规剂量为 0.1mmol/kg 或遵药品说明书，采用双筒高压注射器以 2～3ml/s 的注射速率静脉注射，15mL 生理盐水等速率冲洗静脉通道，维持团注效应。

【知识拓展】

乳腺癌的筛查

乳腺癌的发病率越来越高，我国女性乳腺癌的发病高峰年龄为 45～54 岁，临床上应该了解这类人群发病的高危因素及如何选择合适的检查。相关指南将这类人群分为一般风险人群（除高危人群以外的所有女性）和高危人群。乳腺癌高危人群特征如下：

（1）有明显的乳腺癌遗传倾向者：① 一级亲属有乳腺癌或卵巢癌史；② 二级亲属 50 岁前患乳腺癌；③ 二级亲属中有 2 人及以上 50 岁前患卵巢癌；④ 至少 1 位一级亲属携带 *BRCA*1/2 基因致病性遗传突变，或自身携带 *BRCA*1/2 基因致病性遗传突变。

（2）既往有乳腺导管、小叶不典型增生或小叶原位癌的患者。

（3）30 岁前接受过胸部放疗的患者。

（4）根据评估对象的年龄、种族、初潮年龄、初产年龄、个人乳腺疾病史、乳腺癌家族史和乳腺活检次数等多个风险因子，利用 Gail 模型进行罹患乳腺癌风险的评估。如果评估对象 5 年内发病风险≥1.67%，则被认为是高危个体。

乳腺癌筛查年龄及频次见表 5－2－1。

表 5－2－1　乳腺癌筛查年龄及频次

人群	筛查年龄	筛查频次
一般风险人群	40～70 岁	每 1～2 年进行 1 次乳腺 X 线检查，对致密型乳腺（乳腺 X 线检查提示腺体为 c 型或 d 型）推荐与 B 超检查联合筛查
	70 岁以上	每 1～2 年进行 1 次乳腺 X 线检查

续表5-2-1

人群	筛查年龄	筛查频次
高危人群	40岁以下	1. 每年进行1次乳腺X线检查 2. 每6～12个月进行1次乳腺超声检查 3. 每6～12个月进行1次乳腺体检 4. 必要时联合乳腺增强MRI检查

四、心脏、血管MRI检查护理

（一）心脏MRI检查护理

1. 适应证

先天性心脏病，心瓣膜病，冠状动脉性心脏病，心肌病，心包病，心脏肿瘤等。

2. 检查前护理

参照MRI平扫检查护理流程。需控制患者的心率在90次/分以内，心律不齐者应用药物保持其心律整齐。按各厂家电极安放要求连接VCG或ECG电极。扫描前应对患者进行屏气训练，推荐使用呼气末屏气方法。

3. 检查体位

患者取仰卧位，头先进或足先进。定位中心对准线圈中心及两侧锁骨中线第五肋间水平连线。

4. 增强扫描对比剂注射方案

钆对比剂注射常规剂量为0.1mmol/kg或遵药品说明书，采用双筒高压注射器以3ml/s的注射速率（或前半剂量注射速率3ml/s，后半剂量注射速率1ml/s）静脉注射，15mL生理盐水等速率冲洗静脉通道，维持团注效应。

（二）颈部大血管MRI检查护理

1. 适应证

（1）血管壁的病变：动脉粥样硬化、动脉炎、动脉瘤等。

（2）血管腔的病变：斑块、栓子或肿瘤异常导致的血管狭窄或闭塞；外源性病变，如肿瘤或非肿瘤性病变压迫推移、侵犯血管而造成的管腔狭窄或闭塞。

2. 检查前护理

参照MRI平扫检查护理流程。扫描过程中不得随意运动，尽可能避免吞咽动作。

3. 检查体位

患者取仰卧位，头先进。定位中心及线圈中心对准两侧下颌角连线水平。

4. 增强扫描对比剂注射方案

使用双筒高压注射器，分别抽吸对比剂和生理盐水，对比剂剂量 0.1mmol/kg 或遵药品说明书，注射速率 2.0～3.0ml/s。15mL 生理盐水等速率冲洗静脉通道，维持团注效应。

（三）胸、腹部大血管 MRI 检查护理

1. 适应证

（1）血管壁的病变：动脉粥样硬化、动脉炎、动脉瘤及主动脉夹层等。

（2）血管腔的病变：斑块、栓子或肿瘤导致的血管狭窄或闭塞；外源性病变，如肿瘤或非肿瘤病变压迫推移、侵犯血管造成的管腔狭窄或闭塞。

2. 检查前护理

同颈部大血管 MRI 检查。

3. 检查体位

患者取仰卧位，足先进。胸部血管 MRI 定位中心对准第五肋间水平连线，腹部血管 MRI 定位中心对准线圈中心及脐孔。

4. 增强扫描对比剂注射方案

使用双筒高压注射器，分别抽吸对比剂和生理盐水，对比剂剂量 0.1～0.2mmol/kg 或遵药品说明书，注射速率 2.0～3.0ml/s，15mL 生理盐水等速率冲洗静脉通道，维持团注效应。

（四）上、下肢血管 MRI 检查护理

1. 适应证

（1）血管壁的病变：动脉粥样硬化、动脉炎、动脉瘤及夹层等。

（2）血管腔的病变：斑块、栓子或肿瘤导致的血管狭窄或闭塞；外源性病变，如肿瘤或非肿瘤病变压迫推移、侵犯血管造成的管腔狭窄或闭塞。

2. 检查前护理

同颈部大血管 MRI 检查。

3. 检查体位

患者取仰卧位，头先进或足先进。上肢血管一般采用头先进，下肢血管采用足先进或头先进均可。大腿和小腿血管一起扫描时，适当垫高小腿，使之与大腿血管处于同一水平面。

4. 增强扫描对比剂注射方案

使用双筒高压注射器，分别抽注对比剂和生理盐水。对比剂剂量为 0.1～0.2mmol/kg或遵药品说明书，高压注射速率为 2.0～3.0ml/s，15mL 生理盐水等速率冲洗静脉通道，维持团注效应。上、下肢 MRI 静脉血管造影对比剂按 1∶15～1∶20 浓

度稀释，从远端静脉注入，并于腕或踝部绑压脉带压迫浅静脉，对比剂剂量为每侧120mL，注射速率为1.0～2.0ml/s。

五、腹部MRI检查护理

（一）肝脏MRI检查护理

1. 适应证

磁共振的多参数成像特点决定了其在肝、胆、脾病变的诊断及鉴别诊断中的重要价值，绝大多数的肝、胆、脾病变都可以通过MRI检查得到明确诊断，包括肝占位病变，如肝癌、肝转移癌、肝血管瘤等；肝内弥漫性病变，如肝硬化、脂肪肝等。

2. 检查前护理

（1）除需与颅脑等部位MRI检查进行相同的护理外，肝脏MRI检查要求患者空腹4～6h。一般情况下肝脏MRI检查无需服用消化道对比剂。

（2）与颅脑等部位的MRI检查相比，肝脏MRI检查需要患者更多的呼吸配合。在检查前及摆放患者体位的过程中，应注意与患者交流，让患者了解检查的全过程，以缓解其紧张、焦虑情绪，使其更好地配合检查。

3. 检查体位

患者取仰卧位，头先进。定位中心对准线圈中心及剑突下2～3cm。肝脏MRI检查主要的扫描方位是横断面，双臂置于身体两侧不会影响横断面的扫描。而当采用冠状面动态扫描时，为避免卷褶伪影才有必要把双臂上举置于头颈部两侧。双臂置于身体两侧时注意使用衬垫隔开患者双臂与身体，不使其直接接触，以免产生灼伤，尤其在3.0T及以上场强的磁体中更要注意。

4. 增强扫描对比剂注射方案

钆对比剂注射常规剂量为0.1mmol/kg或遵药品说明书，以2.0～3.0ml/s的注射速率静脉高压注射或手动注射。

（二）胆囊、胆道MRI检查护理

1. 适应证

胆囊与胆管内的胆汁属于静止的液体，表现为高信号，扩张的胆道系统可与周围组织形成良好对比。虽然胆囊内结石无法在MRI上直接显影，但其与周围所包绕的胆汁形成的对比能较好地显示其大小、位置以及形态。磁共振胰胆管成像（Magnetic resonance cholangiopancreatography，MRCP）对胰、胆管病变的显示具有独特的优势，能直接观察到胆道系统管腔内外的病变情况，并能根据病变的部位、形态进行病因的判断，诊断准确率很高。MRCP一般不用对比剂即可显示整个胆道系统，操作简单、安全、无创伤且没有并发症。尤其对肝门水平以上的胆管阻塞，MRCP能一次显示各段阻塞扩张的胆管及阻塞远端、近端管道。

2. 检查前护理

(1) 与肝脏 MRI 检查相比，胆囊、胆道 MRI 检查要求更为严格，患者需空腹检查，禁食、禁饮 4~6h，防止胃肠道液体太多，影响对胆囊、胆道的显示和观察。有需要者可服用胃肠道阴性对比剂来抑制胃肠道的液体信号。

(2) 患者的呼吸训练与监控：与肝脏 MRI 检查一样，需要患者的良好配合，一般需要进行屏气和呼吸来触发两种扫描方式，检查前应对患者进行充分的呼吸训练。

3. 检查体位

患者取仰卧位，头先进。定位中心对准线圈中心及剑突下 2~3cm。

4. 增强扫描对比剂注射方案

钆对比剂注射常规剂量为 0.1mmol/kg 或遵药品说明书，以 2.0~3.0ml/s 的注射速率静脉高压注射或手动注射。

(三) 胃肠道 MRI 检查护理

1. 适应证

食管、胃、肠道病变。

2. 检查前护理

(1) 肠道 MRI 检查前禁食 6h 以上。胃 MRI 检查前 12h 禁食。检查前 1h 饮水 1000mL 充盈肠道。若无禁忌证，检查前 5~10min 肌内注射山莨菪碱 20mg 抑制胃肠蠕动。上机检查前口服纯水 600~1000mL 使胃腔充盈。

(2) 检查前训练患者屏气，寻找最佳屏气耐受点。

3. 检查体位

患者取仰卧位，双手上举置于头颈部两侧（注意：两手不要交叉在一起），避免卷褶伪影。

4. 增强扫描对比剂注射方案

钆对比剂注射常规剂量为 0.1mmol/kg 或遵药品说明书，以 2.0~3.0mL/s 的注射速率静脉高压注射或手动注射。

(四) 胰腺 MRI 检查护理

1. 适应证

胰腺周围有脂肪衬托，MRI 检查中胰腺各种病变通常在脂肪抑制技术下能获得较好的对比。慢性胰腺炎、胰腺癌等造成胰管扩张时，MRCP 可以帮助进行诊断。

2. 检查前护理

(1) 胰腺 MRI 检查要求患者最好能够空腹检查。一般情况下胰腺 MRI 检查无需做特殊准备。

（2）患者的呼吸训练与监控：同肝脏 MRI 检查。

3. 检查体位

患者取仰卧位，头先进。定位中心对准线圈中心及剑突下 2～3cm。

4. 增强扫描对比剂注射方案

钆对比剂注射常规剂量为 0.1mmol/kg 或遵药品说明书，以 2.0～3.0ml/s 的注射速率静脉高压注射或手动注射。

（五）肾上腺 MRI 检查护理

1. 适应证

占位病变；免疫炎性细胞浸润或纤维化引起的皮质和（或）髓质萎缩；先天性类固醇合成酶缺陷引起皮质增生，进而引起肾上腺形态改变等疾病。

2. 检查前护理

（1）要求患者最好能够空腹检查。

（2）患者的呼吸训练：参照肝脏 MRI 检查。

3. 检查体位

患者取仰卧位，头先进。定位中心对准线圈中心及剑突与脐连线中点。

4. 增强扫描对比剂注射方案

钆对比剂注射常规剂量为 0.1mmol/kg 或遵药品说明书，以 2.0～3.0ml/s 的注射速率静脉高压注射或手动注射。

（六）肾脏、输尿管 MRI 检查护理

1. 适应证

肾与其周围脂肪囊在 MRI 图像上可形成鲜明的对比，肾实质与肾盂内尿液也可形成良好对比。MRI 对肾脏疾病的诊断具有重要价值，对肾实质及血管病变的显示具有明显优势。磁共振尿路成像（Magnetic resonance urography，MRU）可直接显示尿路，对输尿管狭窄、梗阻具有重要诊断价值，对肾功能差、静脉肾盂造影检查不显影的患者尤为适用。

2. 检查前护理

（1）肾脏、输尿管 MRI 检查并不要求患者空腹。一般情况下肾脏、输尿管 MRI 检查无需服用消化道对比剂。

（2）患者的呼吸训练：参照肝脏 MRI 检查。

3. 检查体位

患者取仰卧位，头先进。定位中心对准线圈中心及剑突与脐连线中点。

4. 增强扫描对比剂注射方案

钆对比剂注射常规剂量为 0.1mmol/kg 或遵药品说明书，以 2.0～3.0ml/s 的注射

速率静脉高压注射或手动注射。

（七）前列腺MRI检查护理

1. 适应证与禁忌证

（1）适应证：前列腺增生、前列腺炎是男性常见疾病，前列腺癌的诊断和分期尤为重要。MRI是诊断前列腺癌，尤其早期前列腺癌的有效方法，对于前列腺癌的分期有重大意义。

（2）禁忌证：有直肠肛门手术史、近期活检史、肠梗阻、肛瘘、巨大痔、炎性肠病、抗凝治疗史及出血性疾病者不可使用直肠内线圈。

2. 检查前护理

（1）前列腺MRI检查并不严格要求患者空腹。一般情况下前列腺MRI检查无需服用消化道对比剂，患者最好有适量的尿液充盈膀胱。使用直肠内线圈时则需提前1天只进食流食，以保证直肠内清洁。

（2）患者的呼吸训练与监控：多数情况下呼吸运动对于前列腺MRI检查影响不大，无需进行呼吸控制。

3. 检查体位

患者取仰卧位，足先进或头先进。定位中心对准线圈中心及耻骨联合上缘上2cm。

4. 增强扫描对比剂注射方案

钆对比剂注射常规剂量为0.1mmol/kg或遵药品说明书，以2.0～3.0ml/s的注射速率静脉高压注射或手动注射。

（八）子宫MRI检查护理

1. 适应证与禁忌证

（1）适应证：多方位、大视野MRI检查可清晰显示子宫的解剖结构，对女性盆腔疾病的诊断有价值，对盆腔内血管及淋巴结的鉴别较容易，是盆腔肿瘤、炎症、子宫内膜异位症、转移癌等病变的最佳影像学检查手段。

（2）禁忌证：有铁磁性节育环者不宜进行此项检查。

2. 检查前护理

（1）子宫MRI检查并不严格要求患者空腹。一般情况下子宫MRI检查无需服用消化道对比剂。

（2）患者的呼吸训练与监控：多数情况下呼吸运动对于子宫MRI检查影响不大，无需进行呼吸控制。

3. 检查体位

患者取仰卧位，足先进或头先进，双上肢置于扫描区域以外的位置，人体长轴与床面长轴重合。定位中心对准线圈中心及耻骨联合中点上缘上2cm。

4. 增强扫描对比剂注射方案

钆对比剂注射常规剂量为0.1mmol/kg或遵药品说明书，以2.0～3.0ml/s的注射速率静脉高压注射或手动注射。

（九）阴囊及睾丸MRI检查护理

1. 适应证

MRI多方位、大视野成像可清晰显示盆腔内的解剖结构，对于阴囊及睾丸的恶性病变可以准确分期，对其他如炎症、隐睾等疾病的诊断亦有独特的价值。

2. 检查前护理

（1）阴囊及睾丸MRI检查无需特殊饮食准备。

（2）患者的呼吸训练与监控：无需进行呼吸控制。

3. 检查体位

患者取仰卧位，足先进或头先进。阴囊及睾丸MRI检查定位中心对准脐与耻骨联合连线中点或直接定位于阴囊。

4. 增强扫描对比剂注射方案

钆对比剂注射常规剂量为0.1mmol/kg或遵药品说明书，以2.0～3.0ml/s的注射速率静脉高压注射或手动注射。

【知识拓展】

如何做好肠道MRI检查前肠道准备

相关专家共识认为，在肠道MRI检查的肠道准备中，不宜使用可产气的液体使肠腔充盈，肠腔内气体可导致MRI伪影的产生，肠道空气多，腹部脏器复杂，做好肠道准备能够增加图像质量、提高诊断率。不论使用口服法还是鼻肠管插管法进行肠道准备，做好肠道准备的患者的诊断准确性均优于未进行肠道准备的患者。

肠道MRI检查患者常规肠道准备：不停用常规治疗药物，4～6h内禁食固态食物，原则上4～6h内禁饮任何液体，但也可饮用不产气的液体。口服法进行肠道成像时，推荐口服溶液为甘露醇、聚乙二醇、山梨醇和乳果糖等，最佳用量为1000～1500mL。无小肠大部分切除史的患者，摄入溶液的时间为检查前40～60min；有造口的患者在口服溶液前应堵塞造口；结肠检查的患者，在检查前可进行液体灌肠或口服不含泻药的溶液，采用水作为直肠灌肠剂用于评估结肠，依据患者的耐受量来确定直肠灌肠中引入的液体量。

目前临床上肠道清洁剂有多种，选择肠道清洁剂时应充分考虑患者的整体健康状况、服药史、病史、既往肠道准备情况、安全性等因素。相关专家共识更加强调肠道准备方案的个体化。肠道准备常用药物见表5－2－2。

表 5-2-2 肠道准备常用药物

药物	原理	使用方法	注意事项
聚乙二醇（PEG）	为惰性的乙烯氧化物形成的聚合物，可作为容积性泻药，通过口服大量液体清洗肠道，对肠道的吸收和分泌功能无明显影响，不引起水和电解质紊乱	2L PEG 方案：在结肠镜检查前4～6h，每 10 ～ 15min 服用 250mL，2h 内服完； 3L PEG 方案：采用分次服用，即肠道检查前一日晚上 8 点服用 1L，检查当天在检查前 4～6h 服用 2L	有严重腹胀或不适时，可放慢服用速率或暂停服用，待症状消除后再继续服用，直至排出清水样便，总量不超过 4L
镁盐	高渗的硫酸镁溶液将水分从肠道组织吸收到肠腔中，刺激肠蠕动而排空肠内容物	检查前 4～6h，硫酸镁 50g 加清水 100mL 稀释后一次性服用，同时饮水约 2L，大多数患者即可以完成充分的肠道准备。建议患者在大便呈清水样时不再继续饮水	肾功能异常及炎性肠病或者可疑炎性肠病的患者应避免使用
磷酸钠	高渗的磷酸钠溶液可将水分从肠道组织吸收进入肠腔，进而促进肠道内容物的排空	检查前口服溶液 1500mL	该类制剂仅可用于有特定需求且无法使用其他制剂进行替代的患者，口服前应先评估肾功能
复方匹可硫酸钠	匹可硫酸钠是一种刺激性泻药，其活性代谢物直接作用于结肠黏膜，刺激结肠蠕动，并增加肠腔内液体分泌；枸橼酸镁作为一种渗透性泻药，通过吸引或保持水在结肠而软化大便，两者形成双重泻药	复方匹可硫酸钠（匹可硫酸钠 10mg、氧化镁 3.5g 和枸橼酸 12g），每次加入 150mL 的水中服用，第 1 次服药后饮水 1.5～2.0L，第 2 次服药后饮水约 0.75L	血容量偏低、正在使用大量利尿剂、充血性心力衰竭、晚期肝硬化及慢性肾脏疾病的患者慎用
甘露醇	高渗性强脱水剂，口服后可在肠腔内形成高渗状态，有助于减少肠道对水分的吸收并促进液体进入肠腔，进而刺激肠道蠕动和排空	检查前 4h 口服 20% 甘露醇溶液 250mL，10min 后饮水 1500～2000mL，或于 30min 内口服 10% 甘露醇溶液 1000mL，直至排便呈清水样；亦可采用分次服用的方案（检查前 12h 及检查前 4h 各口服 125mL 甘露醇溶液+1L 水）	糖尿病患者禁用；行高频电凝电切息肉等治疗患者禁用
中草药制剂（如番泻叶）	番泻叶含有蒽醌衍生物，可促进肠道蠕动、抑制水和电解质吸收，从而排空肠内容物	可于检查前一日晚上用番泻叶原叶 20g 加 400mL（番泻叶原叶 20 倍重量）开水浸泡 30min 后饮服，或 80℃水浸泡 1h 后饮服。导泻作用在给药 2～4h 后即可发生，而促进大肠液分泌的效应则在给药 6h 后明显	不建议单独作为肠道清洁剂使用

六、脊柱及脊髓 MRI 检查护理

（一）颈椎 MRI 检查护理

1. 适应证

颈椎、颈髓先天性疾病；颈椎、颈髓内占位性或炎性病变；颈椎、颈髓外伤；脊髓神经根病变、颈椎退行性病变等。

2. 检查前护理

（1）确认患者没有禁忌证。

（2）嘱患者及其家属除去随身携带的金属物品，如手机、手表、刀具、硬币、钥匙、发卡、别针、磁卡、金属气管插管、带金属扣的颈托、带金属扣的内衣（文胸）、磁性护腰带等，禁忌推床、轮椅、金属拐杖、金属假肢等进入检查室。

（3）嘱患者在扫描过程中不要随意移动，尽量控制吞咽动作。

（4）婴幼儿、烦躁不安及幽闭恐惧症患者，应给予适量的镇静剂或麻醉药物（由麻醉医生实施），以提高检查成功率。

（5）急危重症患者必须做 MRI 检查时，应由临床医生陪同观察，同时备有抢救器械、药物。患者发生紧急情况时，应迅速移至检查室外抢救。

3. 检查体位

患者取仰卧位，头先进，尽量保持舒适体位，身体长轴与检查床长轴一致，双上肢置于身体两侧，患者肩部尽量贴近线圈，头颅两侧用软垫适度固定，颈部正中矢状面垂直并重叠于线圈长轴正中线。定位中心对准线圈中心及下颌角水平。

4. 增强扫描对比剂注射方案

钆对比剂注射常规剂量为 0.1mmol/kg 或遵药品说明书，以 2.0～3.0ml/s 的注射速率静脉高压注射或快速手动注射。

（二）胸椎 MRI 检查护理

1. 适应证

胸椎及椎管内、胸髓内肿瘤；胸椎、胸髓炎性病变；胸椎、胸髓外伤；胸椎退行性病变；胸椎及胸髓先天性疾病；血液性疾病引起的骨髓病变。

2. 检查前护理

同颈椎 MRI 检查。

3. 检查体位

患者取仰卧位，头先进。定位中心对准线圈中心及颈静脉切迹与剑突连线中点。

4. 增强扫描对比剂注射方案

钆对比剂注射常规剂量为 0.1mmol/kg 或遵药品说明书，以 2.0～3.0ml/s 的注射速率静脉高压注射或快速手动注射。

（三）腰椎、骶尾椎 MRI 检查护理

1. 适应证

腰椎、骶尾椎先天性疾病；腰椎、骶尾椎及椎管内肿瘤；血液性疾病引起的腰椎、骶尾椎骨髓病变；腰椎、骶尾椎炎性病变；腰椎、骶尾椎外伤；腰椎、骶尾椎退行性病变。

2. 检查前护理

同颈椎 MRI 检查。

3. 检查体位

线圈按要求放置并固定于检查床上，患者取仰卧位，头先进，保持舒适体位，身体长轴与检查床长轴一致，双臂置于身体两侧。

（1）腰椎检查：肚脐上 3cm 置于线圈中心，“十字”定位灯纵线与身体正中矢状线重叠、横线对准线圈中心。

（2）骶尾椎检查：双侧髂前上棘连线中点置于线圈中心，“十字”定位灯纵线与身体正中矢状线重叠、横线对准线圈中心。

4. 增强扫描对比剂注射方案

钆对比剂注射常规剂量为 0.1mmol/kg 或遵药品说明书，以 2.0～3.0ml/s 的注射速率静脉高压注射或快速手动注射。

（四）椎管、脊髓 MRI 检查护理

1. 适应证

椎管狭窄、蛛网膜及神经根病变、椎管内占位、神经源性肿瘤、神经纤维瘤、椎间盘疝等。

2. 检查前护理

同颈椎 MRI 检查。

3. 检查体位

线圈按要求放置并固定于检查床上，患者取仰卧位，头先进，保持舒适体位，身体长轴与检查床长轴一致，双臂置于身体两侧。

七、四肢骨关节 MRI 检查护理

（一）肩关节 MRI 检查护理

1. 适应证

外伤导致的各种急性或慢性的关节内结构或功能紊乱及关节周围软组织的损伤；骨

髓病变、早期骨软骨缺血性坏死、感染性病变及肿瘤性病变等。

2. 检查前护理

(1) 环境与用物准备。

①检查室按照各类型设备的要求提供适宜的温度和湿度。

②护士站需常规配备急救器械与药物。

③更换检查床上的一次性床单。

(2) 患者准备。

①患者评估：评估患者是否属于禁忌证的范围。嘱患者及其家属认真阅读检查注意事项，按要求准备。为患者提供耳塞。

②进入检查室之前，应去除患者身上一切能去除的金属物品、磁性物品及电子产品，以免产生伪影及对物品的损坏。

③告知患者去除活动假牙、假发、接发；涂有摩丝、发胶、啫喱水的患者需清洗头发。

④告知患者检查所需时间，扫描过程中不得随意移动，平静呼吸，若有不适，可通过话筒和工作人员联系。

⑤婴幼儿、焦躁不安及幽闭恐惧症患者，应给予适量的镇静剂或麻醉药物。

⑥急危重症患者必须做 MRI 检查时，应由临床医生陪同观察。

(3) 信息查对：查对患者身份（姓名+登记号/住院号）及检查信息。

3. 检查体位

患者取仰卧位，头先进。受检侧肩关节对侧身体抬高 30°，使受检侧肩关节紧贴检查床并尽量位于床中心。定位中心对准线圈中心及肱骨头。

4. 增强扫描对比剂注射方案

钆对比剂注射常规剂量为 0.1mmol/kg 或遵药品说明书，以 2.0～3.0ml/s 的注射速率静脉高压注射或快速手动注射。

(二) 肘关节 MRI 检查护理

1. 适应证

肘关节的创伤性损伤为肘关节 MRI 检查的主要适应证，亦用于退行性、感染性、肿瘤性病变等的诊断与鉴别诊断。

2. 检查前护理

同肩关节 MRI 检查。

3. 检查体位

患者偏向检查床一侧仰卧，头先进。受检侧上肢伸直置于躯体旁，掌心向上，上臂适当垫高，并固定，肘关节置于肘关节专用线圈中心或用柔线圈包绕。必要时侧卧于检查床使受检侧肘关节尽量靠近检查床中心。如肘关节不能伸直，可采用俯卧位，肘关节弯曲置于头顶。定位线对准线圈或病变中心，确认位置后进入磁体中心。

4. 增强扫描对比剂注射方案

钆对比剂注射常规剂量为 0.1mmol/kg 或遵药品说明书，以 2.0～3.0ml/s 的注射速率静脉高压注射或快速手动注射。

（三）腕关节 MRI 检查护理

1. 适应证

腕关节创伤性损伤、类风湿关节炎、肿瘤及血管性疾病等。

2. 检查前护理

同肩关节 MRI 检查。

3. 检查体位

患者可选俯卧位或偏中心仰卧位。患者取俯卧位时，头先进，受检侧上肢上举伸过头侧，掌心向下，将腕关节置于腕关节专用线圈中心或柔线圈包绕。患者取偏中心仰卧位时，头先进，对侧上肢置于胸前，尽量使受检侧腕关节位于检查床中心，将受检侧腕关节置于腕关节专用线圈中心或用柔线圈包绕。定位线对准线圈中心，确认位置后进入磁体中心。

4. 增强扫描对比剂注射方案

钆对比剂注射常规剂量为 0.1mmol/kg 或遵药品说明书，以 2.0～3.0ml/s 的注射速率静脉高压注射或快速手动注射。

（四）髋关节 MRI 检查护理

1. 适应证

MRI 对早期股骨头缺血性坏死有极高的灵敏度和特异度；对髋关节骨髓病变、周围软组织病变都有着较高的诊断价值；同时对创伤性病变，如应力性骨折、隐匿性骨折、撕脱性骨折及软组织损伤也有很高的诊断价值。

2. 检查前护理

同肩关节 MRI 检查。

3. 检查体位

患者取仰卧位，头先进或足先进。双手自然放于胸前，勿直接交叉接触，身体长轴与床面长轴平行，双脚尖并拢并固定，以保证股骨头及股骨颈显示在一个冠状面平面。下腹部垫以海绵垫，束紧线圈压迫小腹以抑制呼吸运动。定位中心对准线圈中心及髂前上棘与耻骨联合连线中点下 2.5cm 水平。

4. 增强扫描对比剂注射方案

钆对比剂注射常规剂量为 0.1mmol/kg 或遵药品说明书，以 2.0～3.0ml/s 的注射速率静脉高压注射或快速手动注射。

（五）膝关节 MRI 检查护理

1. 适应证

外伤导致的各种急性或慢性关节内结构或功能紊乱，以及关节周围软组织的损伤；退行性骨关节病、骨髓病变、感染性病变及肿瘤性病变等。

2. 检查前护理

同肩关节 MRI 检查。

3. 检查体位

患者取仰卧位，足先进，双手自然放于身体两侧，身体长轴与床面长轴平行，受检侧膝关节屈曲 10°～15°，以使前交叉韧带处于拉直状态。定位中心对准线圈中心及髌骨下缘。

4. 增强扫描对比剂注射方案

钆对比剂注射常规剂量为 0.1mmol/kg 或遵药品说明书，以 2.0～3.0ml/s 的注射速率静脉高压注射或快速手动注射。

（六）踝关节 MRI 检查护理

1. 适应证

外伤导致的韧带、肌腱及关节软骨的损伤；退行性骨关节病、感染性病变、肿瘤性病变及骨髓病变等。

2. 检查前准备

同肩关节 MRI 检查。

3. 检查体位

患者取仰卧位，足先进。双手自然放于身体两侧，身体长轴与床面长轴平行。受检侧踝关节自然放松，脚尖向前，足跖屈约 20°（减少魔角效应，腓骨长短肌肌腱及跟腓韧带显示得更清晰），踝关节置于踝关节线圈内或用柔线圈包绕。定位中心对准线圈中心及内、外侧踝连线。

4. 增强扫描对比剂注射方案

钆对比剂注射常规剂量为 0.1mmol/kg 或遵药品说明书，以 2.0～3.0ml/s 的注射速率静脉高压注射或快速手动注射。

八、四肢软组织 MRI 检查护理

（一）上臂、前臂 MRI 检查护理

1. 适应证

上臂软组织损伤、骨挫伤及骨折；软组织及骨良恶性肿瘤；软组织及骨感染性疾

病；血管性病变等。

2. 检查前护理

（1）环境与用物准备。

①检查室按照各类型设备的要求提供适宜的温度和湿度。

②护士站需常规配备急救器械与药物。

③更换检查床上的一次性床单。

（2）患者准备。

①患者评估：评估患者是否属于禁忌证的范围。嘱患者及其家属认真阅读检查注意事项，按要求准备。为患者提供耳塞。

②进入检查室之前，应去除患者身上一切能去除的金属物品、磁性物品及电子产品，以免产生伪影及对物品的损坏。

③告知患者去除活动假牙、假发、接发；涂有摩丝、发胶、啫喱水的患者需清洗头发。

④告知患者检查所需时间，扫描过程中不得随意移动，平静呼吸，若有不适，可通过话筒和工作人员联系。

⑤婴幼儿、焦躁不安及幽闭恐惧症患者，应给予适量的镇静剂或麻醉药物。

⑥急危重症患者必须做MRI检查时，应由临床医生陪同观察。

（3）信息查对：查对患者身份（姓名+登记号/住院号）及检查信息。

3. 检查体位

患者偏向检查床一侧仰卧，头先进。上臂伸直，手掌向前，用窄长方形软垫将受检侧上肢抬高至水平，使受检侧上臂位于磁体中心，用沙袋或固定装置制动。注意上臂与胸壁之间要有适当间隙，以防止呼吸牵扯上臂运动。使用柔线圈则以病变为中心包绕上臂；使用体部线圈则将线圈置于上臂前方，线圈上下中心对准上臂中心，左右中心尽量对准上臂中线。定位线对准线圈中心，确认位置后进入磁体中心。

4. 增强扫描对比剂注射方案

钆对比剂注射常规剂量为0.1mmol/kg或遵药品说明书，以2.0～3.0ml/s的注射速率静脉高压注射或快速手动注射。

（二）手部MRI检查护理

1. 适应证

手部外伤、手部软组织病变、手部骨组织病变、手部小关节病变等。

2. 检查前护理

同上臂、前臂MRI检查。

3. 检查体位

（1）使用手腕专用线圈：患者偏向检查床一侧仰卧，足先进。上臂伸直，手掌向内置于手腕专用线圈内，使线圈中心对准手部中心并用软垫片固定，同时尽量使线圈接近检查床中心。

（2）使用柔线圈：患者偏向检查床一侧仰卧，足先进。上臂伸直，手掌向上，用柔线圈包绕手部。手及前臂下置长方形软垫，使手部位于磁体中心，并用沙袋或固定装置制动。

定位线对准线圈中心，确认位置后进入磁体中心。

4．增强扫描对比剂注射方案

钆对比剂注射常规剂量为0.1mmol/kg或遵药品说明书，以2.0～3.0ml/s的注射速率静脉高压注射或快速手动注射。

（三）大腿、小腿及足部MRI检查护理

1．适应证

外伤致软组织损伤、骨挫伤及骨折；软组织及骨良恶性肿瘤；血管性病变和感染性病变等。

2．检查前护理

同上臂、前臂MRI检查。

3．检查体位

（1）大腿MRI：患者取仰卧位，足先进，正中矢状面对准检查床中心。双下肢并拢，注意双脚不能直接接触，用沙袋置于踝关节处以制动。双手置于胸前，勿直接接触，十指勿交叉。将体部线圈置于大腿上面，线圈中心对准病灶或大腿长轴中心和身体正中矢状线。定位线对准线圈中心，确认位置后送入磁体中心。

（2）小腿MRI：患者取仰卧位，足先进，正中矢状面与成像中心重合。双下肢并拢，注意双脚不能直接接触，小腿下方垫合适高度的软垫，使双小腿正中冠状面位于磁场正中心，用沙袋置于踝关节处以制动，双臂置于身体两侧。将体部线圈置于小腿上面，线圈中心对准病灶或小腿长轴中心及身体正中矢状线。定位线对准线圈中心或病灶中心，确认位置后送入磁体中心。

（3）足部MRI：患者偏向检查床一侧仰卧，足先进，受检侧足部尽量置于检查床中心，脚尖朝前处于舒适位，双臂置于身体两侧。用柔线圈包绕足部固定或将足部置于足踝专用线圈内，用沙袋和软垫制动。定位线对准病灶中心或线圈中心，确认位置后送入磁体中心。

4．增强扫描对比剂注射方案

钆对比剂注射常规剂量为0.1mmol/kg或遵药品说明书，以2.0～3.0ml/s的注射速率静脉高压注射或快速手动注射。

（彭丹、伍冬梅、赵俐红）

第六章　核医学科检查诊疗护理

第一节　PET/CT 显像检查护理

PET 全称为正电子发射体层显像（Positron emission tomography）。PET 通过探测引入机体的正电子核素发生衰变时释放出的正电子所发射的湮没光子来反映示踪剂在机体内局部组织的分布。CT 指利用 X 线束形成解剖影响，用于探测和帮助恶性病灶的部位及范围。PET/CT 是带有一个患者检查床，且同时包含 CT 扫描仪及 PET 扫描仪的集成装置，一次检查可提供 PET 的代谢信息及 CT 的解剖形态学信息，PET/CT 提供的信息在评估已知的或有疑有恶性病灶的准确性方面优于单独 PET 或 CT。

PET/CT 的应用越来越广泛。在一些中心，PET/CT 已经超越心肌灌注及其他显像技术，成为最常开展的核医学影像检查项目。PET/CT 可分为局部区域（如头颈部、胸部、腹部或盆腔）显像、躯干（从颅底到大腿中段）显像和全身（从头顶到脚趾）显像。

一、PET/CT 全身显像检查护理

PET/CT 全身显像检查是影像科应用较广泛、受检人群较多的检查项目。但由于具有辐射，妊娠期妇女禁做，婴幼儿及哺乳期妇女慎做。

1. 适应证

（1）良恶性肿瘤的鉴别。

（2）转移性疾病是癌症的首发表现或患者出现副肿瘤综合征时，寻找未知的原发肿瘤。

（3）对已知恶性肿瘤的患者进行分期。

（4）监测治疗对已知恶性肿瘤患者的影响。

（5）确定在体格检查或治疗后其他影像学检查中发现的异常是否代表肿瘤或治疗后纤维化/坏死。

（6）检测肿瘤复发，尤其是在肿瘤标志物升高的情况下。

（7）选择最有可能获取活检诊断信息的肿瘤区域。

（8）指导放射治疗计划的制订。

2. 检查前护理

（1）信息确认：仔细查对患者身份与检查信息、注射药物及剂量，明确检查目的及检查位置。

（2）患者评估。

①了解患者所患疾病、病变所在部位、确诊病变方法（包括活检结果、活检时间、组织病理学和免疫组织化学报告）、以往治疗方案（包括手术日期、手术范围、术中所见、放疗总剂量、照射野、末次放疗时间、化疗方案、化疗总周期、末次化疗结束日期、生物制剂及激素使用情况）、以往检查结果、当前治疗情况、目前症状体征及本次检查目的。

②询问糖尿病史、药物过敏史、空腹状态及近期有无其他疾病、外伤等。

③了解患者近期有无静脉造影和消化道钡剂造影等，详细记录检查日期，对于1周之内有消化道钡剂造影的患者应建议延期。

④询问患者检查期间能否静卧30min、双手能否上举及有无幽闭恐惧症等。

⑤结合实际情况确定检查时间。对于化疗患者，如在化疗期间，疗效评价建议在末次化疗结束后10天进行，并尽可能地接近下一次化疗的开始时间。而在初始阶段化疗结束后判断有无肿瘤残留或复发时，建议至少在化疗结束3周时。对于有放疗史的患者最好在放疗结束3个月后检查。对于皮下注射集落刺激因子的患者，应根据注射药物作用时间的长短适当延迟检查时间，对于普通短效药物在注射后2周检查最合适；而长效药物最好在注射1个月后检查。集落刺激因子由肾脏排泄，对肾脏功能受损者，应适当延迟检查时间。

⑥确认患者有无开放性肺结核、乙肝、丙肝、多重耐药菌感染等传染性疾病，根据传播途径采取相应防护措施。

（3）患者准备。

①饮食准备：嘱患者在检查前禁食至少6h以及停止肠外营养、含葡萄糖注射液的静脉输液。

②血糖要求：对于非糖尿病患者，应将血糖控制在正常水平（通常为3.9～8.3mmol/L）。对于糖尿病患者，需将血糖降至11mmol/L以下，停用二甲双胍48h及长效胰岛素24h。

③衣物准备：应尽可能从患者身上取下金属物品，如有不可取下的金属活动假牙，需提前告知技师及医生。

④在检查之前，嘱患者避免剧烈运动至少6h，最好是24h。

⑤告知患者检查期间保持温暖，以尽量减少氟代脱氧葡萄糖（FDG）在棕色脂肪中的积累（尤其是在冬季或房间有空调的情况下）。

⑥不建议在注射中效和（或）长效胰岛素后的同一天做PET/CT检查。

（4）健康宣教。

①在患者等待检查期间，采用口头宣教、健康宣教手册或视频宣教等形式告知患者检查目的、过程及检查配合相关注意事项，缓解患者紧张、焦虑的情绪。

②为减少药物在尿液的浓聚和对人体的辐射，指导患者在检查前后多饮水，具体饮

水量结合患者病情确定。告知患者检查前排尿，并避免尿液沾染自身衣物。

（5）镇静、镇痛：对婴幼儿或者无法自主配合的患者，在检查前采取药物镇静；疼痛评分分值高的患者可提前服用镇痛药物，避免疼痛导致强迫体位，从而影响检查。

（6）文书准备：告知患者风险和可能出现的意外，指导患者签署知情同意书。

（7）确认防护用品和急救设施处于完好备用状态。

3. 检查中护理

（1）再次仔细查对患者身份与检查信息、注射药物及剂量。

（2）告知患者注射药物后在指定的候诊室等待 60min 左右，尽可能平静地躺下或坐下，不要说话，不可随意走动，如有任何不适及时告知护士或技师。

（3）对于行动不便的患者，护士应穿戴好防护用品后协助患者进入检查室，上检查床。搬运患者时需防止跌倒/坠床、管道脱落等意外事件的发生。

（4）指导患者将手臂抬高并支撑在头部上方，以避免产生腹部和骨盆区域的光束硬化伪影。如果患者不能将手臂抬高到头顶，可以将一只手臂保持在头部上方，另一只手臂放在身体旁边。为了获得头部和颈部的最佳影像，手臂应沿侧面放置，或者双臂放在身体旁边并靠近身体。与患者沟通好，图像采集期间保持体位不动，避免移动造成伪影，保证分辨率。

（5）有效固定：对于婴幼儿或意识不清等无法配合的患者，征得患者及其家属的同意后采取相应的固定体位进行有效约束。如患者有其他特殊管道或者心电监护仪等仪器需妥善放置，防止导管脱落或仪器损坏。

（6）如患者可能存在幽闭恐惧症、呼吸困难或无法在扫描期间静止不动，应对这些患者进行仔细评估，安抚、指导患者，尽量使其配合完成检查，如患者仍然不能配合，应做好解释沟通。

（7）患者如需家属陪同检查，需做好家属的辐射防护，如穿戴好铅衣、铅眼镜等防护用品。

4. 检查后护理

（1）检查结束后再次仔细查对患者身份与检查信息。询问并观察患者在检查过程有无不适，协助患者出检查室，搬运患者时注意其管道及携带仪器，避免管道脱落等不良事件，确保患者安全，对于体质虚弱患者应该做好预防跌倒的措施及宣教。

（2）检查完毕后告知患者多饮水，加快放射性药品的排泄，观察放射性药品使用及检查后有无头晕等不良反应，待患者缓解，医生查看患者后，再行离开。

（3）在检查过程中如患者发生恶心、呕吐等，导致检查床或周围地面环境存在放射性污染，按照放射性污染应急预案进行处理。

（4）告知患者检查完毕当天注意公众辐射防护，避免去人流量较多公共场所，避免与孕妇及婴幼儿近距离接触，避免乘坐公共交通等。

（5）根据患者的情况对环境及仪器等进行消毒灭菌处理。

（6）告知患者及其家属取报告的时间及地点。

二、PET/CT 脑代谢显像检查护理

PET/CT 脑代谢显像不仅能发现脑结构异常，也能发现脑功能异常所致的癫痫病灶，为临床诊疗提供可靠的依据。但由于具有辐射，妊娠期妇女禁做，婴幼儿及哺乳期妇女慎做。

1. 适应证

（1）癫痫病灶的定位诊断、术前评估与疗效判断。

（2）脑肿瘤恶性程度分级、术前脑功能及预后评价；治疗后脑肿瘤复发与纤维化/坏死的鉴别诊断；指导细针穿刺；转移性脑肿瘤的诊断（全身显像有助于寻找脑肿瘤原发灶和颅外转移灶）。

（3）痴呆的诊断（包括早期诊断和痴呆严重程度评价）及鉴别诊断、病程评价。

（4）脑外伤、脑血管性病变、精神疾病、脑感染性病变（艾滋病、弓形虫病等）、药物成瘾及滥用、酗酒等有关的脑功能评价。

（5）锥体外系疾病的诊断与病情评价。

（6）脑生理研究与认知功能的研究。

2. 检查前护理

（1）信息确认：同 PET/CT 全身显像检查。

（2）患者评估：询问患者最近一次癫痫发作时间，避免在发作 24h 内显像，其余评估项目参照 PET/CT 全身显像检查。

（3）患者准备：同 PET/CT 全身显像检查。

（4）镇静：婴幼儿在检查前如不能自行配合则采取药物镇静。对于其他无法自主配合检查的患者需保留静脉通道，确保注射显像剂时无渗漏，同时便于检查前静脉注射镇静剂，检查完毕后患者无异常，由当班护士拔针。

（5）健康宣教：因 PET/CT 检查需注射的是放射性药品，所以家长会产生恐惧、焦虑心理，需要做好解释工作，告知家长该药物半衰期短代谢快，且用量很少，检查后多喝水促进排泄对身体并无影响。

（6）文书准备：同 PET/CT 全身显像检查。

（7）防护设备和预防癫痫发作急救设施处于完好备用状态。

3. 检查中护理

（1）再次仔细查对患者身份与检查信息、注射药物及剂量。

（2）注射放射性药品后等待 30～40min，在指定的候诊室休息，患者保持安静，戴黑眼罩和耳塞，避免声光刺激，不能随意走动。可以在等待期间上厕所，指导患者在 PET/CT 检查前排空膀胱。

（3）指导患者双臂放在身体旁边并靠近身体，与患者沟通好，图像采集期间应保持头部不动，避免移动造成伪影，保证分辨率。

（4）在检查过程中，医护人员注意观察患者神志状态，如发现患者癫痫发作，立即

停止检查，将患者放于平地，保持呼吸道通畅，避免出现摔伤、咬伤等，同时通知医生进行急救。

(5) 如患者需要陪同，应指导患者家属做好辐射防护措施。对于不配合患者需做好有效约束，积极鼓励患者配合完成检查。

4. 检查后护理

同 PET/CT 全身显像检查。

【知识拓展】

癫痫发作的急救

癫痫发作会导致患者出现局部肌肉痉挛、全身抽搐等症状，为避免摔倒，护士需及时扶住或抱住患者，使其缓慢倒下，取侧卧位，将患者的头部偏向一侧，解开患者的衣领。对于有活动假牙的患者，要取出患者的活动假牙，用舌钳将患者的舌头拉出，并快速将其头偏向一侧，以促进口中的分泌物流出，同时趁患者紧闭嘴巴之前，将纱布、手绢等卷起，迅速垫于其上下齿之间，以免患者咬伤舌部，以促进患者呼吸道保持通畅。仔细观察患者的瞳孔、呼吸、脉搏和血压变化，了解患者癫痫发作的诱因和发作症状，注射适量的地西泮以减轻癫痫发作持续状态。做好相应的护架布设，避免患者出现抓伤、咬伤或撞伤等损伤。

三、PET/CT 葡萄糖心肌代谢显像检查护理

PET/CT 葡萄糖心肌代谢显像是判断心肌细胞活性或心肌细胞是否存活的“金标准”，对指导冠心病患者的临床治疗、观察心肌梗死患者预后及术前检测存活心肌细胞、术后判断疗效有很高的临床价值。但由于具有辐射，妊娠期妇女及哺乳期妇女禁用，婴幼儿慎用。

1. 适应证

(1) 冠心病合并心肌缺血的诊断（应与负荷试验结合）。

(2) 心肌缺血范围与程度的客观评价和预后判断，以及心肌梗死区存活心肌细胞的准确判断。

(3) 冠状动脉再通术前适应证选择的必要指标。

(4) 心肌病的鉴别诊断。

(5) 冠心病合并心力衰竭患者如药物治疗效果不佳，需考虑血运重建术或心脏移植术，此时 PET/CT 葡萄糖心肌代谢显像有重要的参考价值。

2. 检查前护理

(1) 信息确认：同 PET/CT 全身显像检查。

(2) 患者评估：重点了解患者有无糖尿病史或糖耐量异常，其余评估项目参照

PET/CT 全身显像检查。

（3）患者准备：告知患者停用或减少使用影响心肌血流或冠状动脉的药物，不饮用咖啡、浓茶、饮料，检查前一日高脂无糖饮食，检查当日空腹来核医学科进行检查。嘱患者自带牛奶和点心，防止低血糖。先测量空腹血糖，根据血糖值遵医嘱给予不同剂量葡萄糖口服，将患者血糖控制在 7.9～8.8mmol/L。

（4）健康宣教：护士在患者等待检查期间，告知患者检查目的、过程及检查配合相关注意事项，缓解患者紧张、焦虑的情绪，讲解低血糖临床表现为心悸、冒冷汗、饥饿感和手抖等，如发生低血糖症状需及时告知医护人员。

（5）预防低血糖应急包处于完好备用状态。

3. 检查中护理

（1）再次仔细查对患者身份与检查信息、注射药物及剂量。

（2）对于活动不便的患者，护士应穿戴好防护用品后协助患者进入检查室，再次检查确认患者心前区无金属异物或显像剂污染。

（3）协助患者平卧于检查床上，双臂高举过头顶，嘱患者全程保持身体不动，平稳呼吸。针对患者长时间保持双臂高举过头所带来的不适，护士可以使用垫枕等给予舒适支撑。告知患者检查中如有不适及时抬手示意。

（4）注意观察患者有无低血糖的发生，及时处理。

4. 检查后护理

（1）检查结束后仔细查对患者身份与检查信息。

（2）医生告知图像合格后，嘱患者立即进食，避免低血糖发生。需要延迟显像的患者可进食少量不影响血糖的食物，如鸡蛋、纯牛奶等。

（3）扫描结束后协助患者缓慢起床，先让患者抬高头部取半卧位，双腿悬在检查床边，适应后再缓慢站起，如出现头晕、视物模糊，应立即就地坐下或躺下，缓解后再尝试缓慢坐起。

其余护理参照 PET/CT 全身显像检查。

【知识拓展】

冠心病与 PET/CT

冠心病患者通过 PET/CT 检查，判断其心肌存活情况，以指导临床采取有效的治疗措施，改善患者的心功能状况、生活质量，延长生存期。研究显示 ^{18}F－FDG PET 在预测血运重建术后局部心肌功能改善方面的灵敏度和特异度分别为 92％和 63％。

PET/CT 提示具有存活心肌者，在血运重建术后心功能分级和心力衰竭症状均得到明显改善，年死亡率要明显低于单纯接受药物治疗的人群，且生存期要明显长于无存活心肌的人群。而 PET/CT 提示无存活心肌者，接受血运重建术后症状一般不能得到改善。

第二节　PET/MR 显像检查护理

PET/MR 融合了 PET 和磁共振（Magnetic resonance，MR）成像，其将 PET 和 MR 有机组合在同一个机架内，一次扫描即可同时完成 PET 和 MR 检查，获得人体解剖、功能和代谢方面的全方位信息，协助临床医生更早期、准确地诊断心血管疾病和神经系统疾病等，以及监测和评估治疗效果。

一、PET/MR 显像检查护理

1. 适应证

（1）肿瘤的早期诊断、良恶性肿瘤的鉴别和全身转移灶的探查，包括肺癌、淋巴瘤、头颈部肿瘤、消化道（如食管、胃、胰腺、结直肠）肿瘤、转移性肝癌、乳腺癌、卵巢癌、黑色素瘤、肾上腺肿瘤和转移性甲状腺癌等。

（2）肿瘤的分期和再分期。

（3）肿瘤术后复发和瘢痕的鉴别。

（4）放疗后复发和放射性坏死的鉴别。

（5）肿瘤治疗疗效监测。

（6）肿瘤原发和转移灶的寻找。

（7）脑瘤良恶性鉴别、恶性胶质瘤边界的确定、治疗后肿瘤坏死与复发的鉴别诊断、肿瘤活检部位的选择等。癫痫病灶的定位，精神分裂症、抑郁症、强迫、焦虑、药物成瘾或酒精依赖、帕金森病、小儿多动症、早期阿尔茨海默病等的诊断。

（8）冠心病及心肌梗死诊断、心肌细胞活性评估。

（9）冠心病介入治疗疗效监测。

（10）全身健康体检。

2. 禁忌证

（1）带有可能会影响成像，或者危及患者安全的物品，如心脏起搏器、任何类型的假体（心脏瓣膜假体、假肢等）、耳蜗或其他耳植入物、骨生长/骨融合刺激器、关节置换装置、金属支架、过滤器、线圈，或其他金属植入装置、血管通道端口和（或）导管、药物贴片（硝酸甘油、尼古丁）、植入式心脏复律除颤器（ICD）、宫内节育器（IUD）或隔膜、假牙或部分牙齿托槽、疏松的牙齿填充物、助听器或任何其他外部医疗硬件、神经刺激器、胰岛素或其他输液泵等。

（2）高热、重度幽闭恐惧症、癫痫发作期、呼吸困难不能平卧、精神异常等不能配合者。

（3）准备受孕、妊娠期及哺乳期妇女禁用，婴幼儿慎用。

3. 检查前护理

（1）信息确认：仔细查对患者身份与检查信息、注射药物及剂量。

（2）患者评估：评估患者的年龄、病情、意识状态、有无尿管等特殊管道（如有则需妥善固定）、能否耐受检查。详细询问病史，有无多重耐药菌感染、开放性肺结核、乙肝、梅毒等传染性疾病，根据传播途径采取相应防护措施。

（3）患者准备：参照 PET/CT 检查的饮食准备、血糖要求、衣物准备等，同时在检查前需多饮水，约 1000mL。

（4）镇静、止痛：对婴幼儿或者无法自主配合的患者在检查前如不能自行配合则采取药物镇静；疼痛评分分值高的患者可提前服用止痛药物，避免疼痛导致强迫体位影响检查体位。

（5）健康宣教：告知患者检查目的及配合方法，需要做好解释工作，告知患者由于 PET/MR 检查时间较长，需要 30～60min，注射放射性药品后暂勿饮水，患者在指定的候诊室内休息，不随意四处走动，不浏览手机信息，勿交谈等。

（6）文书准备：告知患者检查的风险及和意外，患者签署检查 PET/MR 知情同意书。

（7）防护设备和急救设施处于完好备用状态。

4. 检查中护理

（1）再次仔细查对患者身份与检查信息、注射药物及剂量。

（2）检查前再次告知患者取下金属物品。贵重物品妥善保管，如患者衣物上金属物品无法取下，则协助患者更换病员服。患者做胸腹部检查时，需锻炼患者进行呼吸训练，吸气－呼气－屏气，每次15～20s。保持呼吸平稳，切记检查期间避免剧烈咳嗽、吞咽运动及各部位的移动范围过大。

（3）协助患者平躺于检查床，患者仰卧位，头先进，手臂放在身体两侧以绑带固定。保证患者平躺在检查床中间位置，确保舒适。使用 PET/MR 兼容的辅助垫固定患者，使其保持不动。对于瘦弱的患者，可在生理信号监控气囊上放置一软垫，保证呼吸信号可以被充分采集。与患者充分沟通检查过程中可能的噪声及发热情况，皮肤不能接触磁体内壁及各种导线，以防灼伤。注意患者所携带的各类管道及仪器，妥善安置。

（4）为患者佩戴 MRI 兼容耳机或耳塞进行听力保护，指导患者在检查中注意保持体位并制动，如有不适可按压报警球。

（5）检查过程中，密切观察患者是否有不良反应。若扫描过程中，患者强烈不适并主动触发警报，应立即停止当前扫描，解除线圈，降床，送出检查室后进行后续处理。全身检查进行到一半时，患者如不适应中止检查。若患者状态可，则补扫当前床位，继续进行常规扫描；若患者状态差，则使用全身快速协议完成全身检查后，根据需要进行局部 PET/MR 检查。

（6）检查当日高龄、体质虚弱、行动不便及认知障碍者须家属陪同，做好家属放射防护。如需关注头部显像，须注意视听封闭休息。

5. 检查后护理

（1）检查结束后仔细查对患者身份与检查信息。

（2）询问并观察患者在检查过程有无不适，协助患者出检查室，搬运患者时注意其管道及携带仪器，避免管道脱落等不良事件，确保患者安全，对于体质虚弱患者应该做好预防跌倒的措施及宣教。

（3）检查完毕后告知患者多饮水，加快放射性药品的排泄，观察放射性药品使用及检查后有无头晕等不良反应，待患者缓解，医生查看患者后，再行离开。

（4）在检查过程中如患者发生恶心、呕吐等，导致检查床或周围地面环境存在放射性污染，按照放射性污染应急预案进行处理。

（5）告知患者检查完毕当天注意公众辐射防护，避免去人流量较多公共场所，避免与孕妇及婴幼儿近距离接触，避免乘坐公共交通等。

（6）根据患者的情况对环境及仪器等进行消毒灭菌处理。

（7）告知患者及其家属取报告的时间及地点。

二、PET/MR 增强显像检查护理

1. 适应证

（1）肿瘤的早期诊断、鉴别诊断和全身转移灶的探查。

（2）肿瘤的分期及再分期。

（3）排除肿瘤复发、监测肿瘤疗效。

（5）潜在肿瘤病灶的筛选。

（6）指导放疗计划的制订，选择活组织检查方案。

（7）寻找原发灶，进一步鉴别在常规影像检查中不能定性的影像表现。

2. 禁忌证

（1）体内装有心脏起搏器、除颤器、助听器、胰岛素泵、药物剂量控制装置的患者。

（2）体内有金属碎片、金属夹、关节置换装置、动脉瘤支架的患者。

（3）极度幽闭恐惧症患者。

3. 检查前护理

（1）信息确认：仔细查对患者身份与检查信息、注射药物及剂量。

（2）患者评估。

①评估患者用药史（对增强造影剂是否过敏）。

②评估穿刺部位的皮肤、血管状况及肢体活动，根据增强项目选择合适的留置针型号。

其余评估项目参照 PET/MR 显像检查。

（3）患者准备：同 PET/MR 显像检查。

（4）健康宣教：告知患者维护好静脉通道，避免用力过度，注意穿刺部位的卫生，

保持局部的干燥清洁。

（5）抢救物资准备：备齐抢救药物、物品、器械等。

（6）文书准备：告知患者检查的风险和意外，患者签署知情同意书（PET/MR 检查知情同意书及增强检查知情同意书）。

（7）对比剂准备：使用前检查药瓶有效期、瓶身有无破损、药液有无浑浊，抽吸对比剂，调节高压注射器后使其处于备用状态。

4. 检查中护理

（1）再次仔细查对患者身份与检查信息、注射药物及剂量。

（2）检查患者留置针穿刺部位的情况，确认通畅无问题后连接高压注射器，予生理盐水约 20mL 预注射，根据患者体质量指数、血管条件、检查部位等选择合适的对比剂剂量和注射速率，告知患者检查过程中可能会出现发热、恶心、呕吐等常见不良反应，如在检查过程中出现注射部位胀痛不适应立即示意，以便及时处理。

其余护理参照 PET/MR 显像检查。

5. 检查后护理

（1）检查结束后仔细查对患者身份与检查信息。

（2）评估观察患者有无不适。

（3）观察穿刺部位有无对比剂渗漏，如出现渗漏，告知患者注意事项，指导患者敷药，同时登记患者信息，随访患者恢复情况，未缓解患者则需及时来院观察处理。

（4）用药后需要在指定休息室观察 15～20min，无不良反应，在注射药物的窗口由当班护士拔针后离开。若患者出现不良反应，立即通知医生进行急救，并记录急救过程。

其余护理参照 PET/MR 显像检查。

【知识拓展】

美国妇产科医师学院、疾病预防控制中心（Center for Disease Control and Prevention）、国家辐射防护与测量委员会（National Council on Radiation Protection and Measurements）及国际辐射防护委员会均认为，妊娠期妇女如因疾病诊治的需要行放射性核素显像检查，胎儿受到的辐射不会对其生长、发育造成影响。妊娠期妇女不应因接受了放射性核素显像检查而终止妊娠。妊娠 12 周时，胎儿的甲状腺具有了摄碘能力。碘能自由通过胎盘，为了避免碘对胎儿甲状腺的辐射损伤，妊娠期应避免行放射性碘及其标记物的显像。妊娠后不同时间辐射暴露的风险及估计影响胎儿的辐射暴露剂量阈值见表 6－2－1。

表 6－2－1　妊娠后不同时间辐射暴露的风险及估计影响胎儿的辐射暴露剂量阈值

妊娠时间	可能影响	估计辐射暴露剂量阈值（mGy）
0～2 周	胚胎死亡或没有影响	50～100
2～8 周	先天畸形（骨骼、眼、生殖器）	200

续表6－2－1

妊娠时间	可能影响	估计辐射暴露剂量阈值（mGy）
8～15 周	生长受限	200～250
	严重智力障碍（风险高）	60～310[a]
	小头畸形	200
16～25 周	严重智力障碍（风险低）	250～280

注：[a] 每增加 1000mGy，智商降低 25。

第三节　SPECT/CT 显像检查护理

SPECT/CT 由单光子发射计算机体层成像（Single photon emission computed tomography，SPECT）和计算机体层成像（Computed tomography，CT）结合而成。SPECT 由 γ 照相机（Gamma camera）发展而来，γ 照相机用于获得人体内放射性核素的分布图像，SPECT 用于获得人体内放射性核素的三维立体分布图像。

需要指出的是，目前已没有 γ 照相机商品供临床核医学科检查选用，其功能已被 SPECT 平面显像代替。从 γ 照相机发明至今，计算机和数字化技术使核医学科显像设备经历了从模拟到数字、从平面到体层的变化，用计算机进行图像的采集、处理、重建、存储和传输已成为 SPECT 和 CT 应用中必不可少的内容。

一、心肌灌注显像检查护理

我国每年有约 60 万人因为心源性猝死而死亡，绝大部分是因为恶性心律失常，如心房颤动、心室颤动及室性心动过速等。临床上，冠心病发病率持续提升，冠心病合并心律失常在临床中的发病率也随之显著提升。心肌灌注显像（Myocardial perfusion imaging，MPI）是用于冠心病诊断、危险分层和预后评价的无创影像技术，指通过药物或运动的作用，引起冠状动脉对心肌供血能力的变化，估测冠状动脉血流储备功能和心肌血流灌注状态的一种影像技术，需要对患者进行药物或运动负荷试验，从而达到检测冠状动脉血流量的目的。

1. 适应证

（1）冠心病、心肌缺血的早期诊断。

（2）冠心病危险分层。

（3）估计心肌细胞活性。

（4）急性心肌缺血综合征的评价：心肌顿抑与心肌梗死后可挽救心肌的估计。

（5）心肌缺血治疗（如冠状动脉旁路移植术、血管成形术及溶栓治疗）效果的评价。

（6）心肌病、心肌炎的辅助诊断等。

2. 禁忌证

（1）不稳定心绞痛（包括初发劳力性心绞痛、恶化劳力性心绞痛等）。

（2）急性心肌梗死，或有严重并发症；充血性心力衰竭失代偿期。

（3）严重心律失常（室性心动过速，Ⅲ度房室传导阻滞未安装起搏器）。

（4）疑有或已知有夹层动脉瘤、急性心肌炎、心包炎或心内膜炎。

（5）主动脉瓣重度狭窄或关闭不全。

（6）严重肺部疾病、急性全身疾病或急性感染、下肢血栓或心内血栓形成、未控制的代谢性疾病（重度糖尿病、甲状腺毒症、黏液性水肿）。

（7）不能完成运动负荷试验。

（8）严重的阻塞性肺部疾病伴进行性哮喘。

（9）急性心肌梗死或不稳定性冠状动脉综合征（<24h）。

3. 检查前护理

（1）信息确认：仔细查对患者身份与检查信息、注射药物及剂量。

（2）患者评估：评估患者的身高、体重、年龄、危险因素（高血压史、吸烟史、心血管病家族史）、既往用药情况等。

（3）患者准备。

①饮食准备：告知患者检查前空腹 4～6h，检查前 24h 忌服含咖啡因的饮料及食物，需自备脂肪餐（油煎蛋、牛奶、油条）。

②用药准备：指导患者检查前停服β受体阻滞剂、血管紧张素转换酶抑制剂及钙通道阻滞剂至少 48h，停用茶碱类药物至少 12h，以减少消化道充血等因素对心脏的影响。

③健康宣教：告知患者本试验过程中可能出现的不良反应，如心悸、头痛、轻度的呼吸加速等，并向患者解释因为腺苷的半衰期为 9s，整个用药过程为 5min，如果出现不良反应很快就能消失。对患者进行心理评估，给予安慰，缓解其紧张、焦虑情绪。

④文书准备：告知患者检查目的、方法、风险及可能出现的意外，指导患者签署心肌负荷检查知情同意书。

⑤确认抢救药物，如氨茶碱、地塞米松及抢救物资处于完好备用状态。

（4）其他：药物负荷试验应由核医学科医生进行，并由心内科医生陪同。

4. 检查中护理

（1）再次仔细查对患者身份与检查信息、注射药物及剂量。

（2）协助患者取平卧位，保持情绪稳定，积极配合医生，连接心电监护仪及血压监护。

（3）运动负荷试验：告知患者将全身重量放置在双腿，手臂勿前后摆动，以免影响运动负荷试验效果；身体保持直立并尽量减少身体晃动的幅度，从而减少对心电图和血压等检查结果的影响。

（4）药物负荷试验：通常选择的药物有三磷酸腺苷（ATP）、腺苷、双嘧达莫（潘生丁）、多巴酚丁胺等。用衡量微泵按 0.14mg/(kg·min) 速率静脉泵入，在第 3min

结束时，推注^{99m}Tc－MIBI 740～925MBq（20～25mCi），推注完毕后用生理盐水进行冲管，以保证药物完全注入血管。

①建立静脉通道，通过静脉通道注射相应剂量的^{99m}Tc－MIBI（显像剂）。若建立两条静脉通道，从其中的一条通道通过微量微泵静脉泵入腺苷，静脉注射腺苷 3min 末时，从另一条静脉通道弹丸式注射显像剂；若从同一条静脉通道注射腺苷与显像剂，最好使用双联开关，注射显像剂时需严密观察以保证没有回流。

②腺苷静脉注射过程中需监测心电图，记录心率、血压和症状。注射前、后及相关指标恢复平稳后均需记录血压和心电图。

③询问患者的感受，患者如出现心前区不适、胸闷等症状，做好相应处置。

（5）顺利完成给药，等患者心率及血压等相关指标恢复正常，遵医嘱将心电监护仪拆除，告知患者保留电极片，以备后续检查。嘱患者 15min 后吃油煎蛋以促进胆汁排泄，提高图像质量，并告知患者具体采集图像时间。

（6）告知患者在专用等候区等候 90min 左右，等候过程中根据病情适当多饮水，以增加排尿次数。

（7）协助患者平卧于检查床上，嘱患者全程保持身体不动，平稳呼吸。

（8）患者如需家属陪同检查，需做好家属的辐射防护。

5. 检查后护理

（1）检查结束后仔细查对患者身份与检查信息。

（2）询问并观察患者在检查过程有无不适，协助患者出检查室，搬运患者时注意其管道及携带仪器，避免管道脱落等不良事件，确保患者安全，对于体质虚弱患者应该做好预防跌倒的措施及宣教。

（3）检查完毕后告知患者多饮水，加快放射性药品的排泄，观察放射性药品使用及检查后有无头晕等不良反应，待患者缓解，医生查看患者后，再行离开。

（4）在检查过程中如患者发生恶心、呕吐等，导致检查床或周围地面环境存在放射性污染，按照放射性污染应急预案进行处理。

（5）告知患者检查完毕当天注意公众辐射防护，避免去人流量较多公共场所，避免与孕妇及婴幼儿近距离接触，避免乘坐公共交通等。

（6）根据患者的情况对环境及仪器等用物进行消毒灭菌处理。

（7）告知患者及其家属取报告的时间及地点。

【知识拓展】

心肌灌注显像常选用运动（平板或踏车）负荷试验或药物（腺苷、ATP 或双嘧达莫）负荷试验。负荷试验的详细建议应包括试验环境，设备（跑步机、自行车、心电监测、血压监测）及运动、药物负荷方案，急救设备、药物准备和应急方案。如果患者能运动且预计能达到负荷量，首选运动负荷试验，否则行药物负荷试验；若显像的同时要测定心肌绝对血流量及患者患左束支传导阻滞、预激综合征，或为起搏器植入术后者，应首选药物负荷试验。心肌负荷试验方法和作用机制对比见表 6－3－1。

表 6-3-1　心肌负荷试验方法和作用机制对比

负荷方法	作用机制	试验方法	常见不良反应
运动负荷	增加心肌耗氧	按照 Bruce 方案进行，在心脏负荷达到高峰时，静脉注射放射性药品，注射后再继续运动几分钟	运动诱发室性心律失常、心绞痛等症状
药物负荷			
腺苷	扩张冠状动脉	按 0.14mg/（kg·min）速率缓慢滴注，共滴注 6min，在第 3min 时利用三通或者在对侧肘静脉注射显像剂	面部潮红、头痛、心悸、恶心等症状，一般不需要特殊处理
双嘧达莫	扩张冠状动脉	按 0.56mg/kg 加入 5%葡萄糖注射液中（稀释至 5mg/mL），静脉推注，4min 内注射完［0.142mg/(kg·min)］	面部潮红、头痛、头晕、心悸、恶心等症状，严重者可出现心绞痛
多巴酚丁胺	增强心肌收缩力	起始按 5μg/（kg·min），后逐级增加至 10～20μg/（kg·min），每级维持 3～5min，当达到预计心率或其他终止指标时（同运动负荷试验），静脉注射显像剂，再继续注射多巴酚丁胺 1min，最大速率可达到 40μg/（kg·min）	胸闷、心悸、头痛、呼吸急促、恶心及面部潮红等症状，一般较为轻微，不需要特别处理，如出现明显心绞痛或室性期前收缩等，需对症处理

二、唾液腺动态显像检查护理

唾液腺动态显像是了解唾液腺位置、大小、形态、功能及有无占位病变的常用方法。唾液腺小叶内导管上皮细胞具有从血液中摄取和分泌$^{99m}TcO_4^-$的功能，静脉注射的$^{99m}TcO_4^-$随血流到达唾液腺，被导管上皮细胞从周围毛细血管中摄取并积聚于腺体内，并在一定的刺激下分泌出来，随后逐渐分泌到口腔。

1. 适应证

（1）唾液腺功能的判断，如干燥综合征的诊断、唾液腺手术后残留腺体或移植唾液腺功能的判断。

（2）占位病变的诊断，如淋巴乳头状囊腺瘤的诊断等。

（3）异位唾液腺的诊断等。

2. 检查前护理

（1）信息确认：仔细查对患者身份与检查信息、注射药物及剂量。

（2）患者评估：评估患者精神状态，详细询问患者病史、过敏史、口干情况。

（3）患者准备。

①嘱患者检查前禁用阿托品和过氯酸钾等影响唾液腺摄取和分泌$^{99m}TcO_4^-$的药物。若患者近期进行了唾液腺 X 线造影，需间隔 2～3 周方可进行本检查。

②嘱患者检查前勿咀嚼口香糖或其他刺激唾液腺分泌的食物或药物等。

③衣物准备：指导或协助患者检查前去除身上的项链、发饰等金属物品。

④健康宣教：对患者进行疾病相关的宣教及检查流程指导。

（4）文书准备：患者了解治疗检查流程及可能出现的风险后，签署唾液腺动态显像检查知情同意书。

3．检查中护理

（1）再次仔细查对患者身份与检查信息、注射药物及剂量。

（2）协助患者上检查床，取仰卧位，用头托固定好患者，指导患者扫描时保持头部位置固定不变，略向后仰，鼻尖对准视野的中心位置，且面部不能左右偏移。

（3）再次与患者进行详细的沟通，让其了解如何配合检查，并保持放松。

（4）给患者含入维生素C后，应指导患者勿将唾液溢出口外，以免污染探头。

（5）检查中做好家属的辐射防护。

4．检查后护理

指导患者要注意多饮水并保持口腔黏膜湿润清洁，禁烟酒，避免辛辣刺激的食物。

其他护理参照心肌灌注显像检查。

【知识拓展】

唾液腺动态显像

静脉注射$^{99m}TcO_4^-$ 185～370MBq后动态采集：每2s一帧，共采集30帧，以了解唾液腺血流灌注情况。在唾液腺显影清晰后，舌下含服酸性药物（维生素C 100mg）后采集。通过分析采集图像，不仅可获得关于唾液腺摄取功能、分泌功能及导管通畅情况的信息，还可利用感兴趣区域（Region of interest，ROI）技术生成时间－放射性曲线，对唾液腺的功能进行定量分析。

三、甲状腺静态显像检查护理

甲状腺静态显像利用甲状腺具有摄取和浓聚放射性核素或其标记物的功能，通过显像仪器显示甲状腺位置、大小、形态及其放射性分布状况，用于诊断和鉴别诊断某些甲状腺疾病。

1．适应证

（1）了解甲状腺的位置、大小、形态及放射性分布状况。

（2）甲状腺结节的诊断与鉴别诊断。

（3）异位甲状腺的诊断。

（4）估计甲状腺重量。

（5）判断颈部肿瘤与甲状腺的关系。

（6）寻找甲状腺癌转移病灶，提示病灶是否合适^{131}I治疗及评价^{131}I治疗效果。

（7）甲状腺癌术后残余组织及其功能的估计。

（8）各种甲状腺炎的辅助诊疗。

2. 禁忌证

妊娠期、哺乳期妇女禁用^{131}I行甲状腺静态显像，但使用$^{99m}TcO_4^-$无特殊禁忌，使用$^{99m}TcO_4^-$后停止哺乳48h。

3. 检查前护理

（1）信息确认：仔细查对患者身份与检查信息、注射药物及剂量。

（2）患者评估：评估患者的年龄、病情、意识状态、呼吸功能状况及配合度，详细询问过敏史、现病史、用药史。

（3）患者准备：嘱患者携带以往本院或外院影像学资料，如MRI、CT等检查报告，告知患者需去除项链、耳饰等金属物品。

（4）健康宣教：告知患者此项检查可进食，无需空腹。

（5）文书准备：患者了解治疗检查流程及可能出现的风险后，签署甲状腺静态显像检查知情同意书。

4. 检查中护理

（1）再次仔细查对患者身份与检查信息、注射药物及剂量。

（2）协助患者取仰卧位、头正位、颈部垫高，颈部尽量伸展充分暴露甲状腺，双手放于身体两侧，告知患者检查期间不可做吞咽动作。

（3）检查过程中注意患者保暖，对于行动不便的患者注意防止其跌倒。

5. 检查后护理

同心肌灌注显像检查。

【知识拓展】

甲状腺静态显像

静脉注射$^{99m}TcO_4^-$ 74～185MBq（2～5mCi）后20～30min或口服$^{99m}TcO_4^-$后1～2h进行采集，采用低能通用型平行孔准直器或针孔准直器。常规取前位平面采集，必要时增加斜位和侧位。异位甲状腺显像则在空腹口服^{131}I 1.85～3.70MBq（50～100μCi）后24h采用高能通用型准直器，或^{123}I 7.40～14.80MBq（200～800μCi）4～8h后采用低能通用型平行孔准直器，分别行前位和后位全身显像，或在疑似异位甲状腺部位和正常甲状腺部位显像。针对甲状腺癌转移灶，在空腹口服^{131}I 74～185MBq（2～5mCi）后24～72h采用高能通用型准直器，进行前位和后位全身显像。

四、甲状旁腺显像检查护理

原发性甲状旁腺功能亢进症（Primary hyperparathyroidism，PHPT）指发生在甲状旁腺的病变（腺瘤、增生、腺癌）引起机体病理性分泌过多的甲状旁腺激素（Parathyroid hormone，PTH），以钙磷代谢紊乱为特征，表现为多系统病变的一种全身性疾病。^{99m}Tc－MIBI 双时相平面显像扫描野大，颈胸部可以一次成像，病灶检测灵敏度较高，成为甲状旁腺显像检查中应用最为广泛的检查方法。

1. 适应证

甲状旁腺功能亢进或增生的辅助诊断，甲状旁腺瘤的定位诊断。

2. 禁忌证

无明确禁忌证，妊娠期和哺乳期妇女慎用。

3. 检查前护理

（1）信息确认：仔细查对患者身份与检查信息、注射药物及剂量。

（2）患者评估：评估患者的体重、身高、年龄、性别、危险因素（高血压、吸烟史、心血管病家族史）、既往用药情况。

（3）患者准备。

①饮食准备：告知患者无特殊要求，可进食。

②健康宣教：告知患者注射显像剂过程中可能出现的不良反应，如可能会出现一过性异腈臭味伴口苦、面部潮红，但会自行消退，无需紧张。

（4）文书准备：患者签署甲状旁腺显像检查知情同意书。

4. 检查中护理

（1）再次仔细查对患者身份与检查信息、注射药物及剂量。

（2）推注药物过程中观察注射部位是否出现淤血、血肿、不适及疼痛感，告知患者可能会出现的不适感，药物副作用会自行消退，勿紧张。

（3）去除患者颈胸部金属物品，协助患者取仰卧位，头后仰，充分暴露颈前区。

5. 检查后护理

同心肌灌注显像检查。

6. 注意事项

（1）MIBI 有变色、潮解则不得使用。

（2）$^{99m}TcO_4^-$ 加入 MIBI 冻干品充分摇匀后，药瓶要立即直立于沸水浴内，沸水面要高于瓶内液面而低于瓶颈。

（3）^{99m}Tc－MIBI 标记率低于 90％时不得使用，标记后 6h 内有效。

（4）保证放射性活度的基础上用量控制在 2mL 以内。

（5）需要连续两天进行显像。第一天，注射后 15min、1h、2h 分别做静态显像，注射后 1h 做体层融合显像，全程 2.5h 左右；第二天，注射^{99m}Tc－MIBI 后 30min 行静态显像，全程 35min 左右。告知患者具体显像时间，以免遗漏。

五、肺灌注显像检查护理

肺癌是我国 10 大常见的恶性肿瘤之一，由于高龄肺癌患者逐渐增多，肺功能低下的患者亦相对增加，其发病率增长较快，死亡率也较高。

肺灌注显像通过注射显像剂使得放射性颗粒在肺毛细血管里暂时嵌顿，从而了解各肺区的血流灌注平面影像或体层影像，能反映不同肺组织的功能状态，可以为临床提供准确的诊断治疗依据。

1. 适应证

与气溶胶肺通气显像结合诊断肺栓塞，评价肺栓塞的治疗效果，肺血管和血流状况的评价。

2. 禁忌证

右向左分流性疾病患者，严重肺动脉高压或一侧肺切除患者，严重蛋白质过敏者。

3. 检查前护理

（1）信息确认：仔细查对患者身份与检查信息、注射药物及剂量。

（2）患者评估：评估患者精神状态，详细询问患者现病史、既往史、过敏史。

（3）健康宣教：告知患者检查流程，减少患者顾忌，鼓励患者积极完成检查。

（4）文书准备：患者签署肺灌注显像检查知情同意书。

（5）物资准备：确认抢救药物、设备100%完好备用。

（6）注射准备：肺灌注显像需在肺通气显像结束3h后再行检查，注射前应仔细询问患者有无过敏史，过敏患者如必要需做皮试。

（7）患者准备：告知患者去除手机、钥匙、钱包及其他金属物品。

4. 检查中护理

（1）再次仔细查对患者身份与检查信息、注射药物及剂量。

（2）皮试后观察15min无阳性反应者即可进行肺灌注显像，但需严密观察，一旦患者发生过敏等不良反应，及时通知医生处理。

（3）静脉注射前吸氧10min，避免肺血管痉挛造成的假阳性。

（4）静脉注射显像剂时速率要慢，要严防回血，以免回血与显像剂凝成较大团块阻塞肺小动脉。

（5）对过敏体质患者及肺血管床已经明显受损的患者，注射药物过程中发现患者出现不良反应时，应立即停止注射。

（6）协助患者取平卧位，使其积极配合显像。

5. 检查后护理

同心肌灌注显像检查。

【知识扩展】

肺灌注显像原理

当静脉注射大于毛细血管直径的放射性白蛋白颗粒（Radioactive albumin particles）后，颗粒将随血循环经右心房进入右心室，最终到达肺毛细血管前动脉和肺泡毛细血管，并随机嵌顿在该处，形成肺灌注图像。因嵌顿的肺毛细血管量与肺灌注血流量成正比，该图像可显示肺各部位的血流灌注情况，并以此来判断肺血流受损状况。

六、气溶胶肺通气显像检查护理

气溶胶肺通气显像指通过吸入^{99m}Tc标记的气溶胶或放射性气体来显示肺通气分布情况。临床上用于了解呼吸道的通畅情况及各种肺疾病状态下的通气功能，也可用于评估药物或手术治疗前后的局部肺通气功能，以指导治疗和观察疗效，常常与肺灌注显像配合，用于肺栓塞和阻塞性肺疾病的诊断和鉴别诊断。

1. 适应证

（1）与肺灌注显像结合诊断和鉴别诊断肺栓塞及阻塞性肺疾病。

（2）局部肺通气功能的评价。

2. 检查前护理

（1）信息确认：仔细查对患者身份与检查信息、注射药物及剂量。

（2）患者评估：评估患者精神状态，详细询问患者现病史、既往史、过敏史。

（3）健康宣教：积极向患者解释该检查的必要性及安全性，减少患者因心理及呼吸因素对显像造成的干扰。

（4）文书准备：患者签署气溶胶肺通气显像检查知情同意书。

3. 检查中护理

（1）再次仔细查对患者身份与检查信息、注射药物及剂量。

（2）协助患者取坐位，连接雾化管道。

（3）告知患者咬住雾化口管后，尝试捏住鼻子，用口腔吸气，让患者适应通过雾化器回路呼吸的方式。

（4）患者适应呼吸方式后，检查管道是否通畅，将锝注入肺通气导管内。

（5）调节氧流量后，指导患者平稳呼吸，吸入锝气体前清痰，并避免吞咽动作，防止锝进入消化道，影响肺通气显像质量。在吸入的过程中如有痰液或者唾液，一定要吐出来。

（6）给药后嘱患者漱口，饮水洗净后再等候显像，其间嘱患者戴好口罩。

（7）患者所在的专用准备室应及时通风换气，尽量降低放射性污染的风险。

（8）协助患者平躺在检查床上，双手上举，指导患者平稳呼吸。注意患者携带管道的放置，避免管道脱落或打折。

4. 检查后护理

指导患者要注意多漱口，清除口腔残留的显像剂。

其他护理参照心肌灌注显像检查。

【知识扩展】

肺通气显像原理

将密闭系统（Closed system）中的放射性气体或气溶胶充分吸入呼吸道和肺泡，随后呼出。经多个反复过程并待其在呼吸道和肺泡内充盈完全和达到平衡浓度后，通过8体位显像显示全肺各部位的显像剂分布影像（平衡影像，Equilibrium image），以及停止吸入后，放射性气体或气溶胶呼出时的动态影像（动态清除影像，Dynamic washout image）。而在放射性气体或气溶胶首次吸入后即屏气所得的影像称为单次吸入影像（Single breath image）。通过计算局部肺通气功能参数，了解肺通气功能、呼吸道通畅情况及肺泡气体交换情况。

七、肝胆动态显像检查护理

肝胆动态显像指肝细胞自血液中选择性地摄取放射性肝胆显像剂，并通过近似于处理胆红素的过程，将其分泌入胆汁，继而经由胆道系统排泄至肠道，使胆道系统显影。应用肝胆动态显像可观察药物被肝摄取、分泌、排出至胆道和肠道的过程，获取一系列肝胆动态影像，以了解肝胆系统的形态，评价其功能。肝细胞功能正常是肝胆动态显影的前提，胆道通畅是显像剂聚集于胆囊并在肠道内显像的条件。

1. 适应证

（1）急性胆囊炎的诊断及慢性胆囊炎的鉴别诊断。

（2）黄疸的鉴别诊断。

（3）新生儿胆道疾病的鉴别诊断。

（4）肝胆术后疗效观察和随访。

（5）肝细胞癌、肝腺瘤、肝局灶性结节增生的诊断。

（6）肝胆功能的辅助评价。

2. 禁忌证

无明确禁忌证。

3. 检查前护理

（1）信息确认：仔细查对患者身份与检查信息、注射药物及剂量。

（2）患者评估：评估患者精神状态，详细询问患者现病史、既往史、过敏史。

（3）患者准备：告知患者至少禁食2～4h，检查前避免应用吗啡类及胆囊收缩剂等药物。

（4）健康宣教：加强疾病及检查流程的相关宣教，积极安抚患者不良情绪。

（5）文书准备：患者签署肝胆动态显像检查知情同意书。

（6）镇静：患儿检查时若无法配合，则采取药物镇静。

4. 检查中护理

（1）再次仔细查对患者身份与检查信息、注射药物及剂量。

（2）选择合适的血管，确认无渗漏后进行放射药物的注射。

（3）协助家属在患儿检查前口服10％水合氯醛溶液镇静，避免患儿发生呛咳，检查时需进行有效约束。

（4）告知患者排空膀胱，协助患者取仰卧位，注意防跌倒。

5. 检查后护理

同心肌灌注显像检查。

【知识拓展】

脂肪餐和胆囊收缩素试验

当胆囊显影最明显时，口服脂肪餐（油煎蛋或全脂奶制品）或静脉注射胆囊收缩素（Cholecystokinin，CCK）促进胆囊的收缩和胆汁排泌，用以鉴别功能性或机械性胆道梗阻，同时也能够测定胆囊收缩功能参数。具体方法为胆囊显影呈基本稳定状态以后，用生理盐水将0.02μg/kg的人工合成八肽胆囊收缩素辛卡利特（Sincalide）稀释至30mL，15～30min缓慢静脉滴注。以2分钟/帧的频率连续采集胆囊影像，直至胆囊收缩至稳定状态。若不收缩，于30min时停止采集。利用计算机勾画胆囊感兴趣区（Region of interest，ROI），取得胆囊初始时及收缩至稳定状态时（或30min时）的显像计数率，计算胆囊排胆分数（Gallbladder ejection fraction，GBEF），GBEF＜35％为胆囊收缩功能低下。

八、肾动态显像检查护理

肾动态显像（Dynamic renography）包括反映肾动脉血流的灌注显像即放射性核素肾血管造影（Radionuclide renal angiography），以及反映肾实质功能的动态显像两部分。肾动态显像既可显示双肾位置、大小与形态，也能对肾血流、功能与上尿路通畅性进行定性评价和定量分析。

1. 适应证

（1）了解双肾位置、形态、大小与血供。

（2）判断肾功能状态；诊断肾血管性高血压。

（3）尿路梗阻的诊断与鉴别诊断。

（4）监测肾移植术后并发症。

（5）肾内占位病变良恶性的鉴别诊断。

（6）鉴别诊断腹部肿物与肾的关系。

（7）探测尿漏。

2. 禁忌证

妊娠期、哺乳期妇女禁用^{131}I标记的邻碘马尿酸钠（^{131}I－OIH）行肾动态显像，但使用^{99m}Tc标记显像剂无明确禁忌证。

3. 检查前护理

（1）信息确认：仔细查对患者身份与检查信息、注射药物及剂量。

（2）患者评估：了解患者现病史、既往史、过敏史，测量患者身高、体重。

（3）患者准备：患者禁食不得少于4h，在显像前24h不做注射造影剂的相应检查（如增强CT、静脉肾盂造影），检查前30～40min饮水300～500mL或5～7ml/kg。

（4）健康宣教：加强疾病及检查流程的相关宣教，积极安抚患者不良情绪。

（5）文书准备：患者签署肾动态显像检查知情同意书。

4. 检查中护理

（1）再次仔细查对患者身份与检查信息、注射药物及剂量。

（2）选择合适的血管，确认无渗漏后进行放射性药品的注射，指导患者多饮水，检查前排空膀胱。

（3）协助患者取仰卧位，注意防止其跌倒，告知患者在检查时保持身体不动。

（4）当怀疑患者有尿路梗阻或者无法正常排尿时，可安置尿管。需妥善安置患者各类管道，避免管道滑脱或者打折。

5. 检查后护理

同心肌灌注显像检查。

【知识扩展】

肾动态显像原理

肘静脉“弹丸式”注射显像剂后，进行连续动态采集，可获得显像剂经腹主动脉、肾动脉灌注并迅速浓聚于肾实质，然后随尿液逐渐流经肾盏、肾盂、输尿管并进入膀胱的全过程系列影像。应用ROI技术对双肾系列影像进行处理，得到显像剂通过肾的时间－放射性曲线，即肾图（Renogram）。通过对系列影像及肾图进行分析，可为临床提供有关双肾血供、功能和尿路通畅等方面的信息。

九、异位胃黏膜显像检查护理

异位胃黏膜指发生在胃以外消化道的胃黏膜组织。它与正常胃黏膜一样能摄取和分泌$^{99m}TcO_4^-$，在局部可出现放射性浓集现象，因此可用显像法对异位胃黏膜病进行诊断。

1. 适应证

（1）梅克尔憩室。

（2）Barrett 食管。

（3）肠重复畸形。

2. 检查前护理

（1）信息确认：仔细查对患者身份与检查信息、注射药物及剂量。

（2）患者评估：评估患者的年龄、病情、意识状态、呼吸功能状况及配合度，详细询问现病史、既往史、检查史等。

（3）患者准备：患者禁食不得少于 4h，停用干扰、阻断胃黏膜摄取、促动、分泌的药物（如氯酸钾、阿托品等）。

（4）健康宣教：向清醒患者及其家属解释清楚安置胃管的目的、重要性和预防滑脱的注意事项，取得配合。胃管正确固定，固定稳妥。

（5）镇静、镇痛：对于不清醒、不配合和烦躁患者，进行合理的必要约束，防止躁动拔管或扯脱管路。必要时进行合理镇静、镇痛。

3. 检查中护理

（1）再次仔细查对患者身份与检查信息、注射药物及剂量。

（2）协助患者取仰卧位，妥善固定胃管，避免管道打折，保证负压引流瓶处于负压状态，双手放于身体两侧。

4. 检查后护理

同心肌灌注显像检查。

【知识拓展】

Barrett 食管显像

Barrett 食管是胃黏膜在食管下段的异位，指胃黏膜的壁细胞取代了食管下段的正常鳞状上皮细胞，多与溃疡共存，少数会发生食管腺癌。正常人食管不显像但胃影清楚，如果在胃区显影的同时在贲门以上食管内出现放射性浓集，可诊断为 Barrett 食管。本方法简便、灵敏、无创伤，有定位、定性的作用，因而有较大的临床价值。

十、^{131}I 诊断性全身显像检查护理

分化较好的分化型甲状腺癌（Differentiated thyroid cancer，DTC）组织与正常甲状腺组织相似，具有选择性摄碘和浓聚碘的能力。在促甲状腺激素刺激下，约 80%的分化型甲状腺癌术后残留的甲状腺组织、复发或转移灶具有摄^{131}I 的功能，故而^{131}I 诊断性显像可探查分化型甲状腺癌患者甲状腺切除术后残留的甲状腺组织、复发或转移灶的分布，了解残留的甲状腺组织、复发或转移灶对^{131}I 的摄取能力，评价^{131}I 疗效。

1. 适应证

（1）寻找有无分化型甲状腺癌转移灶。

（2）探测分化型甲状腺癌转移灶的位置、形态、大小。

（3）了解分化型甲状腺癌转移灶有无摄^{131}I功能。

（4）分化型甲状腺癌^{131}I的疗效评估。

（5）分化型甲状腺癌^{131}I治疗后随访。

2. 禁忌证

妊娠期和哺乳期妇女。

3. 检查前护理

（1）信息确认：仔细查对患者身份与检查信息、注射药物及剂量。

（2）患者评估：评估患者的年龄、病情、意识状态、配合度、吞咽功能。

（3）患者准备：在检查前2～4周需控制含碘的药物、食物及影响甲状腺功能的药物的摄入，1个月内不能行CT增强检查。

（4）衣物准备：指导或协助患者去除衣服上的金属物品及可能产生高密度伪影的衣服，或更换检查服，防止检查中产生伪影。

（5）镇静：对婴幼儿或者无法自主配合的患者，在检查前如不能自行配合则采取药物镇静。

（6）健康宣教：向患者做好解释工作，使其了解检查目的，缓解紧张、焦虑情绪。

4. 检查中护理

（1）再次仔细查对患者身份与检查信息、注射药物及剂量。

（2）指导患者口服^{131}I，防止呛咳、外溅到纸杯外，服完后再次刷杯冲服，服药结束后将纸杯投入放射防护废物桶内。

（3）协助患者进检查室，上检查床，防止跌倒/坠床发生。有引流管、引流袋者妥善放置，防止脱落。

（4）嘱患者在检查床上取仰卧位，保持呼吸平稳。

（5）检查中注意密切观察患者的反应，检查完后询问患者有无不适，协助患者出检查室。

5. 检查后护理

告知患者检查后2h方可进食，可少量饮水，不可随地吐痰。

其余护理参照心肌灌注显像检查。

【知识拓展】

^{131}I诊断性全身显像

诊断性全身显像（Diagnostic whole－body scan，Dx－WBS）指患者空腹口服^{131}I 74～185MBq（2～5mCi），24～72h后行前位、后位全身显像。Dx－WBS有助于发现残留的甲状腺组织、复发或转移灶，有助于制订治疗和随访方案。Dx－WBS可能产生顿抑效应，使分化型甲状腺癌病灶或残余甲状腺组织摄取^{131}I的功能受到抑制，且可能随着^{131}I剂量的增加，顿抑效应发生概率和严重程度增加，从而影响疗效。一些学者经过临床实践后认为，减少^{131}I的剂量［74～111MBq（2～3mCi）］、缩短显像与治疗时间间隔（显像当天即给予^{131}I治疗）或用^{123}I代替^{131}I进行诊断性全身显像，可减少顿抑效应。

十一、骨显像检查护理

骨显像（Bone imaging）是以亲骨性（Bone－seeking）放射性核素（如^{18}F）或放射性核素标记的化合物（如^{99m}Tc标记的磷酸盐）为显像剂，经静脉注入体内。当显像剂在骨骼内被充分摄取，在骨外被明显清除后，在体外利用显像仪探测显像剂所发射的γ射线，通过静态全身和局部、体层、融合等显像方式进行骨骼显像。

1. 适应证

（1）恶性肿瘤骨转移的诊断及转移灶治疗随访。

（2）原发性骨肿瘤的诊断，以及转移与复发的诊断。

（3）不明原因骨痛筛查。

（4）骨髓炎的早期诊断。

（5）创伤与隐匿性骨折的诊断。

（6）代谢性骨病的诊断。

（7）退行性骨关节病的诊断。

（8）移植骨活性评价。

（9）关节炎的诊断。

（10）骨坏死的早期诊断。

（11）人工关节置换后随访。

（12）骨折愈合评价。

（13）骨活组织检查定位。

2. 检查前护理

（1）信息确认：仔细查对患者身份与检查信息、注射药物及剂量。

（2）患者评估：评估患者的年龄、病情、意识状态、生长发育的状况、手术史（如骨骼矫形器、内固定器安置与否及安置位置）、肾功能异常病史。

（3）患者准备：嘱患者携带以往本院或外院影像学资料，如MRI、CT等检查报告；告知患者需取下金属饰品；指导患者在指定的候诊室休息，尽量多饮水，可以上厕所，指导患者在检查前排空膀胱。

（4）镇静、镇痛：对婴幼儿或者无法自主配合检查的患者，在检查前采取药物镇静。骨显像患者常会因躯体疼痛而不能耐受检查，因此可以在骨显像前遵医嘱给予患者镇痛药物。

（5）健康宣教：因检查需注射的是放射性药品，患者会产生恐惧、焦虑心理，需要做好解释工作，告知患者药物用量很少，对身体并无影响，检查后多喝水促进排泄。

（6）确认防护设备和急救设施处于完好备用状态。

3. 检查中护理

(1) 再次仔细查对患者身份与检查信息、注射药物及剂量。

(2) 穿戴好防护用品后协助患者进入检查室，上检查床，搬运患者时防止跌倒等意外事件的发生。

(3) 协助患者摆放检查体位，根据病变位置不同，视具体情况选择不同体位，尽量让患者感觉舒适、放松，嘱患者维持体位不动。为充分显示双侧髋关节、膝关节及腓骨，需采取双足跟分开、双拇趾相对的体位。

(4) 如患者排尿确有困难而又要观察盆腔骨时，应行人工导尿，婴儿需更换干净的尿不湿。

(5) 采集过程中应随时注意患者是否有肢体的移动或者有其他的不适症状。注意做好患者保暖工作。

4. 检查后护理

同心肌灌注显像检查。

【知识拓展】

SPECT“三相骨显像”

显像仪探头配置低能通用型准直器，能峰 140keV，窗宽 20%，矩阵 128×128，成人静脉“弹丸式”注射 ^{99m}Tc－MDP 555～925MBq（15～25mCi）后，即刻开始显像采集。首先以 1～3s 一帧的速率采集 60s，获得动脉血流灌注影像，即“血流相”；然后以 1 帧/分钟或 300～500K 每帧采集 1～5 帧，获得“血池相”；最后在 2～6h 后采集静态影像，为“延迟相”。这三种显像通常称为“三相骨显像”。

第四节　核素治疗护理

一、分化型甲状腺癌^{131}I 治疗护理

甲状腺癌为我国高发疾病，而分化型甲状腺癌占所有甲状腺癌的 95%以上。甲状腺切除是治疗分化型甲状腺癌的主要方式，但不能彻底清除微小病灶，术后常需要^{131}I 治疗以进一步清除残留病灶。^{131}I 能被高选择性摄取和浓聚在甲状腺组织内，且^{131}I 发射的 β 射线射程小，对甲状腺治疗作用强，而对周围组织及器官影响小，所以^{131}I 治疗是非常有效且安全的方法。^{131}I 治疗不仅有利于对分化型甲状腺癌术后患者进行血清甲状腺球蛋白（Tg）的分层和病情监测，还有利于清除隐匿的、潜在的病灶，提高无病生存率。

（一）适应证与禁忌证

1．适应证

（1）复发风险为中危的患者。

（2）本人有意愿进行长期随访及肿瘤复发监测的低危分化型甲状腺癌患者。

（3）甲状腺大部切除术后，有补充全切的临床需求但不愿或不宜再次手术的患者。

2．禁忌证

（1）妊娠期和哺乳期妇女。

（2）计划 6 个月内怀孕者。

（3）手术切口未完全愈合者。

（二）^{131}I 治疗前护理

1．低碘准备

为了减少体内稳定碘对^{131}I 的竞争抑制作用，提高^{131}I 治疗效果，指导患者在^{131}I 治疗前应保持低碘状态（碘日摄入量＜50μg）2～4 周。例如，禁食高碘食物（海产品、黄豆制品等）、避免服用胺碘酮等影响碘摄取或代谢的药物、避免用碘附消毒皮肤、治疗前 4～8 周避免使用含碘对比剂。

2．升高促甲状腺激素（TSH）

一般认为血清 TSH 水平升高至 30mU/L 以上，可取得较好的^{131}I 治疗效果。提高 TSH 的方法有 2 种：一是提高内源性 TSH 的分泌，即停用左旋甲状腺素 2～4 周；二是给予外源性 TSH，可肌内注射重组人 TSH 0.9mg，1 次/天，连续 2d。

3．协助完善常规检查

检查前常规检查主要包括血清甲状腺激素、血/尿常规、肝肾功能、甲状旁腺激素、电解质、心电图、颈部超声、胸部 CT、育龄妇女血清人绒毛膜促性腺激素（HCG）等检查。

4．健康宣教

应向患者及其家属介绍治疗目的、实施过程、治疗后可能出现的不良反应等，并进行辐射安全防护指导，以缓解患者及其家属的紧张、焦虑情绪，强调患者外出检查时贵重物品妥善保管，获得患者及其家属的认可后指导其签署^{131}I 治疗知情同意书。

（三）^{131}I 治疗后护理

1．病情观察

（1）监测患者生命体征，观察体温、呼吸、心率及神志，必要时观察患者的血氧饱和度。

（2）加强对并发症的观察，及时发现并采取相应治疗和护理措施。

（3）用药观察，加强口服药的疗效及不良反应的观察。

2. 休息与体位

(1) 患者取自动体位，自理能力等级为无需依赖或轻度依赖患者可在隔离的室内适当锻炼，注意防寒保暖，避免感冒、感染。

(2) 针对睡眠质量不佳的患者，可使用帮助睡眠的药物；对于精神紧张、焦虑的患者，积极进行心理护理，保证患者睡眠。

3. 饮食护理

(1) 指导患者在服用^{131}I后2h方可进食，低碘饮食。

(2) 告知患者服用^{131}I后24h后咀嚼酸性食物，以促进唾液腺分泌，减少唾液腺损伤。不能耐受维生素C者，可以酸话梅、口香糖代替。

4. 辐射防护

(1) 告知患者服用^{131}I后尽量避免咳嗽、咳痰，以防^{131}I的流失。

(2) 告知患者服用^{131}I后不聚集、不串门、不随地吐痰，服用^{131}I后3d内不外出，在专用厕所大小便，家属探视不超过15min，避免婴幼儿及孕妇探视。

(3) 告知患者刷牙后漱口水应吐到水池内，男性患者小便时避免尿液飞溅，便后卫生纸应冲到下水道中。

(4) 告知患者适当多饮水，加快机体代谢，及时排空膀胱，以减少泌尿系统辐射损伤。

5. 药物指导

(1) 指导患者使用胃黏膜保护剂，以避免/减少^{131}I治疗及糖皮质激素引起的胃肠道反应。

(2) 告知患者甲状腺素类药物用药时间及使用注意事项。

(3) 根据血压、血糖指导患者用药，做好防跌倒宣教及护理措施。

(4) 防辐射隔离病房安装内线沟通电话，提醒患者服药，通过病房可视系统实时监护患者病情并及时记录。

6. 心理护理

^{131}I治疗隔离期间护士应密切关注患者精神状态，在实施临床护理干预的过程中耐心回答患者提出的问题，尊重并鼓励患者以积极、乐观的态度正视疾病，使其尽早适应新的角色及住院环境。

7. 其他

(1) 做好书写记录，记录内容包括患者服^{131}I时间、病情变化、服药后健康宣教等，班班交接，病情变化时随时记录。

(2) 做好预防跌倒及静脉血栓形成的措施及疼痛管理。

(四)^{131}I治疗后潜在并发症的处理

1. 放射性甲状腺炎

通常出现在^{131}I治疗后1～10d，主要症状是颈部疼痛和肿胀。处理措施：

（1）绝大多数患者使用糖皮质激素治疗效果明显。

（2）遵医嘱给予患者硫酸镁进行冷湿敷，可迅速缓解症状。

2. 胃肠道不良反应

常见的不良反应，^{131}I 治疗后 6h 即可产生，1～2d 最为明显，多持续 3～5d。处理措施：

（1）给予胃动力药和胃黏膜保护剂或抑酸剂。

（2）轻者可少吃多餐，选择易消化及清淡的饮食；严重者可流质饮食或禁食，必要时遵医嘱给予患者静脉输液。

3. 血液系统不良反应

以白细胞计数降低为主，多为轻度降低。少数患者可有血小板计数降低，极少有全血细胞减少。处理措施：

（1）注意休息和保暖，防止感染。

（2）^{131}I 治疗前 1～2d 口服泼尼松 30mg/d。

（3）口服升白细胞或血小板的药物，必要时皮下注射粒细胞集落刺激因子、血小板生成素等。

4. 唾液腺损伤、味觉异常和口腔黏膜炎

^{131}I 治疗期间适量多饮水、含服酸性食物、局部按摩唾液腺有助于预防和改善口腔症状。味觉异常多为一过性症状，采用盐水漱口、戒烟、更换牙膏有助于症状的改善。

5. 生殖系统不良反应

目前临床观察表明，^{131}I 治疗未导致不育、流产、胎儿先天畸形及后代先天性发育不良等风险的增加。但也应采取以下措施：

（1）^{131}I 治疗后应嘱患者适量多饮水，增加排尿次数，保持大便通畅。

（2）^{131}I 治疗后的 6 个月内应注意避孕。

6. 泪腺损伤

主要症状包括泪溢症、畏光和眼球干燥症，症状常较轻微，多可自行缓解。处理措施：

（1）局部抗感染治疗，如使用含红霉素、林可霉素和磺胺醋酰钠等广谱抗生素的滴眼药。

（2）口服糖皮质激素，可减轻炎性水肿，从而改善症状。

7. 放射性肺炎和肺纤维化

其发生的概率很低，主要见于广泛肺转移多次治疗后。处理措施：

（1）注意控制老年患者单次及累计治疗剂量。

（2）宜早期使用糖皮质激素预防治疗。

（3）继发肺部感染应给予抗生素治疗。

（4）注意观察患者呼吸和体温情况，并发低氧血症时应吸氧。

（五）出院指导

1. 用药指导

指导患者认识药物，遵医嘱服药，勿擅自加减药或停药，使患者了解药物的主要不良反应及处理方法。

2. 生育指导

避孕至少6个月。

3. 门诊随访

出院后6～8周，患者至门诊查甲状腺功能，以便调整甲状腺激素类药物用量；出院后3～6个月，患者至门诊复查。

4. 辐射防护

出院后1周内避免近距离与成人接触；出院后2周内避免近距离与婴幼儿、孕妇接触。

5. 饮食指导

患者出院后应均衡、适量摄入营养物质，合理进食谷类、肉、蛋、奶、蔬菜、水果等多种多样的食物，保障各种维生素、矿物质、脂肪、蛋白质等的摄入。

【知识拓展】

^{131}I清甲的疗效评价

（1）清甲成功的标准：^{131}I清甲6个月后对疗效进行评价。抗甲状腺球蛋白抗体（TgAb）阴性的患者刺激状态下Tg<1μg/L，或TgAb阳性的患者诊断活度^{131}I显像时甲状腺床无摄取，达到其中一条为清甲成功。

（2）随访：如患者清甲成功，未发现转移灶，则间隔1年随访。每次随访应行常规体检、颈部超声、X线或胸部CT检查，血清甲状腺激素、TSH、Tg、TgAb测定。低危患者可根据上述检查结果决定是否行诊断活度^{131}I显像，中危和高危患者一般应行诊断活度^{131}I显像。

二、甲状腺功能亢进^{131}I治疗护理

由于甲状腺腺体本身功能亢进，合成和分泌的甲状腺激素增加所导致的以神经、循环、消化等系统兴奋性增高和代谢亢进为主要表现的一组临床综合征称为甲状腺功能亢进（Hyperthyroidism，简称甲亢），引起甲亢的疾病主要包括Graves病、病毒性多结节性甲状腺肿、甲状腺毒性腺瘤、碘致甲状腺功能亢进症、垂体性甲亢、绒毛促性腺激素相关性甲亢。

临床常规治疗方法有抗甲状腺药物治疗、外科手术和^{131}I 治疗。^{131}I 治疗具有疗效较好、方法简单、不良反应小、费用低等优点。^{131}I 治疗的目标是使患者到达非甲亢状态（即恢复正常甲状腺功能），或发生甲状腺减退症（简称甲减）后补充甲状腺激素以达到并维持正常甲状腺功能。

（一）适应证与禁忌证

1. 适应证

（1）对抗甲状腺药物（Antithyroid drug，ATD）出现不良反应。

（2）ATD 疗效差或多次复发甲亢。

（3）有手术禁忌证或手术风险高。

（4）有颈部手术或外照射史。

（5）病程较长。

（6）高龄（特别是伴发心血管疾病）。

（7）合并肝功能损伤。

（8）合并白细胞或血小板减少。

（9）合并骨骼肌周期性麻痹。

（10）合并心房颤动。

2. 禁忌证

（1）妊娠患者，育龄女性患者^{131}I 治疗前应注意排除妊娠。

（2）甲亢合并疑似或确诊甲状腺癌的患者。

（二）^{131}I 治疗前护理

1. 低碘准备

^{131}I 治疗前 1～2 周应避免使用富碘的食物或保健品，需避免应用含碘对比剂和药物（如胺碘酮等）。

2. 药物准备

一些药物可影响甲状腺组织摄取^{131}I（表 6－4－1），治疗前需要停用。

表 6－4－1　影响甲状腺组织摄取^{131}I 的药物

影响药物	建议治疗前停用时间
甲巯咪唑	2～3d
丙硫氧嘧啶	1～2 周
含碘复合维生素	7～10d
甲状腺激素	10～14d（T_3制剂）；3～4 周（T_4制剂）
皮肤消毒用碘（聚维酮碘）	2～3 周
静脉用含碘增强对比剂	4～8 周（水溶性对比剂）；3 个月（脂溶性对比剂）
胺碘酮	3～6 个月

3. 协助完善常规检查

治疗前常规检查血清甲状腺激素检测、肝肾功能检查、眼球突出度测量、SPECT甲状腺显像、甲状腺摄碘率检测、淋巴结穿刺活检、育龄妇女 HCG 检测等。

4. 稳定病情

^{131}I 治疗前如患者存在严重基础疾病和（或）并发症，应与相关科室合作，给予规范治疗，使其病情相对稳定。患者无用药禁忌时，宜在^{131}I 治疗前使用β受体阻滞剂，有助于控制心率和收缩压、改善肌无力和肌震颤等。

5. 健康宣教

同分化型甲状腺癌^{131}I 治疗。

（三）^{131}I 治疗后护理

1. 病情观察

（1）监测患者生命体征，观察体温、电解质、心率及出入量的变化，使用β受体阻滞剂的患者应特别关注其心率。

（2）加强对并发症的观察，及时发现并采取相应治疗和护理措施。

（3）用药观察，加强对β受体阻滞剂等药物的疗效及不良反应的观察。

2. 吸氧护理

（1）呼吸困难患者可取半卧位，予以持续吸氧，氧流量根据患者病情酌情调节。

（2）每日应清洁鼻腔及鼻导管，每日更换湿化瓶内无菌用水，每周更换鼻导管。

（3）注意观察吸氧效果，必要时做血气分析。

3. 休息与活动

（1）可协助患者取舒适卧位休息，长期卧床患者应注意皮肤护理，采取措施防止压力性损伤。

（2）指导患者切勿挤压甲状腺，预防感染，保持室内空气流通，防寒保暖。

（3）对合并心血管疾病患者应根据其心功能情况合理安排活动，以不感心悸、气促或劳累为度。

4. 饮食护理

（1）指导患者在^{131}I 治疗后 2h 方可进食，禁碘饮食。

（2）告知患者^{131}I 治疗后 24h 后咀嚼酸性食物，以促进唾液腺分泌，减少唾液腺损伤。不能耐受维生素 C 者，可以酸话梅、咀嚼口香糖代替。

（3）指导患者进食高蛋白、高热量、高维生素饮食，禁用兴奋性饮料及烟酒。

（4）告知患者保持大便通畅，避免用力排便增加心肌耗氧量。

5. 辐射防护

同分化型甲状腺癌^{131}I 治疗。

6. 用药护理

遵医嘱用药，观察药物作用及不良反应，控制输入速率，防止加重心脏负担。对于合并粒细胞缺乏的患者，应密切关注实验室检查指标的动态变化。

7. 皮肤护理

对于长期卧床患者应注意其皮肤护理，定时协助其翻身，保持皮肤清洁，防止压力性损伤，防止皮肤破溃。对于消瘦患者，可在骶尾部贴泡沫贴，防止皮肤压力性损伤。

8. 心理护理

（1）积极心理疏导：鼓励患者积极说出内心的想法、疑问等，以安慰、温柔的语气与患者交流，给予患者足够的关心与支持，提高其治疗的信心、意志等。

（2）情感支持：及时与患者家属取得联系，尤其是配偶，鼓励其予以患者真诚的照护、关心。

9. 其他

（1）做好书写记录，采取预防跌倒及静脉血栓形成的措施，书写记录内容包括患者服碘时间、病情变化、服药后健康宣教相关内容，班班交接，病情变化时随时记录。

（2）对于安置心电监护的患者应为其整理好各导线，根据护理分级巡视病房，病情变化随时评估，做好交接班。

（四）^{131}I 治疗后并发症的处理

1. 颈部肿胀、疼痛

告知患者勿挤压、按摩颈部，指导患者定时、定量服用糖皮质激素，若患者有颈部肿痛等不适，遵医嘱使用物理治疗或使用硫酸镁湿敷患处。

2. 白细胞、粒细胞计数降低

对于粒细胞缺乏者应密切监测外周血象，给予口服升白细胞的药物，配合糖皮质激素和免疫球蛋白等治疗，必要时遵医嘱应用粒细胞集落刺激因子治疗。

3. 甲亢危象

避免感染、外伤、电解质紊乱等诱因，一旦患者发生甲亢危象，立即将患者安置在设备完善的抢救室，备好各种抢救物品，立即建立静脉通道，给予吸氧，做好心电图、血压监测，严密观察生命体征变化及出入量的情况，同时要密切观察患者意识状态的变化，加强防护，防止意外发生。

4. 甲减

^{131}I 治疗后患者如出现疲乏、嗜睡、畏寒、女性月经异常等，提示有甲减可能，应及时复查，根据游离甲状腺素（FT_4）水平首选左甲状腺素片进行替代治疗并调整药物剂量。

5. Graves 眼病

告知患者注意保持眼部卫生，外出时佩戴深色眼镜，睡前涂抹保护性眼膏，双眼不能完全闭合者睡前可用生理盐水浸润纱布遮盖眼部，休息时抬高头部。

（五）出院指导

1. 用药指导

遵医嘱服药，勿擅自加减药物或停药，知晓药物作用及不良反应。

2. 生育指导

告知患者应避孕至少6个月，女性患者建议甲状腺激素水平正常后再考虑妊娠。

3. 门诊随访

建议患者^{131}I治疗后1～3个月复查，如病情较重或临床表现变化较大，需密切随诊。

4. 辐射防护

告知甲亢患者^{131}I治疗后应在一段时间内（根据服碘剂量调整时间）避免接触单位同事、家人及孕妇、儿童。

5. 饮食指导

告知患者出院后需继续禁碘饮食，加强营养，避免劳累及情绪激动。

（邓双、李慧兰、张玮）

第七章　超声科检查诊疗护理

超声是具有一定历史的经典医学检查手段，也是应用广泛的影像学诊疗方法之一，它利用人体对超声波的反射进行观察，具有方便、安全、可重复检查的特点，对腹部脏器、小器官、血管等全身大部分器官均可检查。检查时间依部位或病情的不同需几分钟至几十分钟，甚至更长。患者检查时需保持静躺，腹部脏器、血管检查患者还需要进行呼吸训练。婴幼儿、躁动患者、精神异常不能配合者需有家属陪同，必要时镇静。在超声检查中，很多患者因对自身病情不了解，存在精神负担，导致超声检查依从性降低。因此，护士作为患者检查前主要的评估者和宣教者，需要全面掌握超声检查流程，并对患者进行全面评估和指导，帮助患者更好地配合完成检查，以提高检查效率、保证检查图像质量和患者检查安全。

第一节　常规超声检查护理

一、消化系统超声检查护理

消化系统超声检查主要是对腹部脏器进行检查，包括肝脏、胆囊、胰腺、脾脏、阑尾等。

1. 适应证

(1) 肝脏：脂肪肝、肝硬化、门静脉高压侧支循环形成、肝内液性病变（肝囊肿、多囊肝、肝包虫及肝脓肿形成）、肝原发性或转移性肿瘤、肝先天性异常、肝内明显的血管异常（淤血肝、门静脉异常病变、动脉瘤）、血吸虫病、膈下积液或脓肿、肝脏外伤性出血等。

(2) 胆囊与胆道：胆道系统结石、炎症、肿瘤、蛔虫、先天性胆道异常、胆囊腺肌症、胆囊息肉样病变及梗阻性黄疸。

(3) 胰腺：炎症（急性和慢性胰腺炎）、肿瘤、囊性病变、外伤和周围组织病变。

(4) 脾：脾肿大、脾含液性占位病变（脾囊肿、多囊脾、脾脓肿）、脾实性占位病变以及脾外伤、脾实质弥散性回声异常等。

(5) 胃肠道：先天性肥厚性幽门狭窄、胃潴留、肠梗阻、肠套叠、先天性巨乙状结肠症、胃肠道肿瘤、胃肠旁肿瘤、胃肠周围脏器挤压、急性坏疽性阑尾炎、阑尾周围脓肿。

(6) 腹腔、腹膜后间隙液性或实性占位病变及大血管：腹部肿块物理定性诊断、探寻腹部隐匿性液性占位病变（脓肿、血肿、术后积液等）、判断占位病变（液性或实性）的大小或累及范围、了解病变与相邻脏器或腹部大血管之间的关系、对部分占位病变进行定位或实时引导穿刺、占位病变治疗后的效果评估等。

2. 检查前护理

(1) 信息确认：仔细查对患者身份及检查信息，明确检查部位、目的及所需体位。检查目的不明确者，应及时与患者及临床开单医生进行确认沟通。

(2) 评估患者：详细询问病史（既往史、现病史、检查史等），评估患者意识、配合度、病情，检查患者各类管道及固定情况，有无伤口敷料，危重患者有无携带呼吸机等特殊仪器，确认特殊感染患者的感染类型并采取相应防护措施。

(3) 患者准备：检查前患者需禁食 8～12h，早晨空腹检查较为适宜。胃肠道气体干扰明显者，可在饮水 500～800mL 后检查，或排气后复查。胃肠道超声检查前一日晚餐进流食，检查前尽量排空大便。指导患者着宽松衣物，协助或指导患者解除伤口敷料及外敷药物。建议腹部超声检查在胃肠镜检查 3 天后进行。

(4) 患者训练：对患者进行屏气鼓肚子训练，使腹腔脏器稳定以及与腹壁贴合，有利于观察诊断。

(5) 隐私保护：利用屏风或隔帘遮挡，保护患者隐私，使患者处于舒适的状态，避免患者因隐私暴露而产生紧张、焦虑情绪。

(6) 健康宣教：可针对性地向患者讲解与诊疗相关注意事项，解答患者疑问，缓解其紧张、焦虑情绪，提高其依从性。

(7) 镇静：对不合作的婴幼儿，昏迷、躁动、精神异常等患者，采取安全措施防止跌倒等意外事件发生，必要时遵医嘱提前使用镇静药物。

3. 检查中护理

(1) 再次仔细查对患者身份及检查信息。

(2) 体位摆放：协助患者采取平卧位。患者需平卧于检查床上，下肢伸直，两臂上举，充分暴露整个腹部。

(3) 患者配合：指导清醒患者配合医生或技师的口令进行呼吸，必要时屏气，叮嘱患者尽量不要咳嗽或移动身体，以免影响图像质量。

(4) 有效固定：对于婴幼儿、意识障碍等无法配合检查的患者，在征得患者及其家属的同意后采取固定体位的保护性约束措施。婴幼儿检查时需有家属陪同，必要时镇静，防止跌倒/坠床，同时注意保暖。有管道者需妥善固定，防止牵拉、脱落。

(5) 如有伤口或皮肤破损时，探头使用无菌探头保护套进行包裹，使用消毒耦合剂，尽可能避开伤口或皮肤破损处。

(6) 如为特殊感染患者，应安排在当班最后做检查，根据特殊感染患者的感染类型采取相应防护措施，如接触隔离患者时探头使用无菌探头保护套进行包裹、医务人员戴手套、使用消毒耦合剂、在需要大面积接触患者时需一次性穿隔离衣。

（7）心理护理：与患者进行良好沟通，缓解其紧张、焦虑情绪，提高患者依从性。

4. 检查后护理

（1）检查结束后再次仔细查对患者身份及检查信息。询问患者有无不适，协助患者下检查床、离开检查室。搬运时注意保护患者身上的管道，防止牵拉造成非计划拔管发生。对于有伤口的患者，简单包扎处理伤口，嘱其回病房后立即由专科医生换药，避免发生感染。

（2）告知患者及其家属领取报告的时间和地点。

（3）根据院感管理要求对环境、仪器、物资等进行消毒灭菌处理。

二、泌尿生殖系统超声检查护理

泌尿生殖系统超声检查时男性及女性患者检查内容不同，男性泌尿生殖系统包括肾脏、膀胱、输尿管、前列腺、精囊腺、输精管、直肠及阴囊；女性泌尿生殖系统包括肾脏、膀胱、输尿管、子宫、附件及直肠。

1. 适应证

（1）肾脏及肾上腺：肾先天性异常（肾缺如、异位肾、融合肾）、肾囊性病变（肾囊肿、肾盂旁囊肿、多囊肾）、肾肿瘤（肾实质肿瘤、肾盂肿瘤）、结石、积水、外伤、肾动脉狭窄及移植肾的并发症、肾上腺皮质增生、肾上腺皮质肿瘤、肾上腺髓质肿瘤等。

（2）子宫及其附件：先天性子宫发育异常、子宫良性疾病（子宫肌瘤、子宫腺肌病、子宫内膜增生症、子宫内膜息肉）、子宫内膜癌、多囊卵巢，宫内节育环位置监测，妊娠各个时期胎儿的监测。

（3）盆腔占位病变及积液。

（4）前列腺、膀胱、输尿管、精囊腺及输精管：前列腺炎、前列腺脓肿、前列腺增生、前列腺癌、膀胱结石、膀胱憩室、膀胱肿瘤、精囊及输精管病变。

（5）睾丸及附睾：炎症、外伤、鞘膜积液、隐睾、睾丸扭转、精索静脉曲张。

2. 禁忌证

（1）经直肠超声检查：急腹症与严重的腹腔感染；肛管直肠狭窄；直肠或乙状结肠内异物未取出；精神病与不合作者；妊娠期与月经期。

（2）经阴道超声检查：未婚女性；阴道出血；阴道炎；老年性或放射性阴道萎缩；先天性阴道闭锁。

3. 检查前护理

（1）患者准备：泌尿系统超声检查前患者需饮水 500～800mL，使膀胱适度充盈；行直肠腔内检查者于检查前两天少渣饮食，前一天进流质食物，检查当天尽量排空大便；阴道超声检查者应避开月经期、询问是否有性生活。指导患者着宽松衣物。

（2）患者训练：对患者进行屏气鼓肚子训练，使肾脏达到稳定以及与腹壁贴合，有利于观察诊断。子宫、卵巢、输卵管、前列腺、输尿管等检查前训练患者小腹自然放松，不对抗加压探头。经阴道和直肠检查时指导患者深呼吸，放松阴道和肛门，利于探头顺利放入，避免损伤。

其余参照消化系统超声检查。

4. 检查中护理

体位摆放：协助患者进入检查室，上检查床，根据检查部位采取合适的体位。

①平卧位：指导患者平卧于检查床上，下肢伸直，双臂上举，充分暴露检查部位。

②截石位：经阴道检查时使用，指导患者两腿屈曲分开，分别放在检查床的两侧。

③左侧卧位：经直肠检查时使用，指导患者两腿屈起并弯曲身体，两膝尽量靠近肚脐。

其余参照消化系统超声检查。

5. 检查后护理

同消化系统超声检查。

三、心脏、血管、浅表器官及肌肉骨骼超声检查护理

血管包括腹部血管、上下肢血管、颈部血管；浅表器官包括甲状腺、乳腺、唾液腺、眼部及体表肿块；肌肉骨骼包括骨骼、关节、肌腱、神经及韧带。

1. 适应证

（1）心脏：判定心脏位置及其与内脏的位置关系、检出心脏结构/关系异常（心脏各房室腔大小、室间隔和室壁厚度、瓣膜功能、心肌病变等）、评价心脏血流动力学变化、检出心包疾病、评价心脏手术及介入治疗后心脏结构/关系的恢复情况和血流动力学的转归、评价心脏功能。

（2）腹主动脉：腹主动脉瘤（真性、假性）、腹主动脉夹层、腹主动脉粥样硬化斑块与血栓、多发性大动脉炎、腹主动脉旁肿物的诊断与鉴别诊断。

（3）下腔静脉：下腔静脉血栓或瘤栓、布加综合征的诊断与鉴别诊断，评价右心功能等。

（4）四肢及颈部血管：上下肢静脉血栓、上下肢动脉粥样硬化/闭塞、动静脉瘘、颈动脉粥样硬化、颈动脉体瘤、椎动脉闭塞。

（5）甲状腺：甲状腺肿大或萎缩、甲状腺囊性或实性占位性质的鉴别。

（6）乳腺：乳腺脓肿、乳腺囊性及实性肿块的性质鉴别。

（7）眼部：眼轴测量、判断视网膜有无脱离，鉴别眼内异物、眼内占位病变、眼球后占位病变等。

（8）体表肿块、肌肉、骨骼、关节及神经疾病的诊断，如骨、关节、肌肉软组织的化脓性炎症，结核，占位，骨折，肌腱韧带疾病及其他骨病。

2. 检查前护理

患者准备：协助或指导心脏及乳腺检查患者去除胸部所有的异物（女性患者脱下内衣，尽量避免穿连身裙）。颈部检查患者取下颈部饰品，眼部检查患者取下框架眼镜及

隐形眼镜，肾动静脉检查患者需禁食 8～12h，早晨空腹检查较为适宜。

其余参照消化系统超声检查。

3. 检查中护理

（1）体位摆放：协助患者上检查床，根据检查部位采取合适的体位，颈部检查时将头部后仰，呈过伸位。

（2）患者配合：眼球超声检查时患者轻闭双眼，切记不可睁眼，以防耦合剂误入眼内刺激眼球。乳腺检查时将上衣尽量拉高，暴露双侧腋窝，乳腺癌的术前术后检查可将上衣脱下，盖在腹部保暖，暴露双侧锁骨上下区，便于检查有无淋巴结转移或复发。

其余参照消化系统超声检查。

4. 检查后护理

同消化系统超声检查。

第二节　超声造影检查护理

超声造影（Contrast－enhanced ultrasound ，CEUS）现已广泛用于评价肿瘤内新生血管、不同组织器官的微血流灌注及斑块新生血管等，可以实时显示对比剂在组织中的灌注及廓清的过程，显示并量化微病灶的血管灌注特征，以提高诊断的特异度及灵敏度，显著提高了良恶性病变检测准确率。除了灌注成像，未来超声造影还将会应用于临床分子成像，并且实现携带药物的精准治疗。

一、超声造影检查一般护理

1. 禁忌人群

（1）已知对对比剂及其成分有过敏史的患者。

（2）伴有右向左分流的心脏病患者。

（3）重度肺动脉高压（肺动脉压＞90mmHg）患者。

（4）未得到控制的原发性高血压患者。

（5）成人呼吸窘迫综合征患者。

（6）对多巴酚丁胺有相对禁忌证的心血管功能不稳定患者，不能与多巴酚丁胺合并使用。

2. 慎用人群

（1）近期出现急性冠脉综合征或临床不稳定性缺血性心脏病患者；过去 7 天内静息状态下出现典型心绞痛或原有心脏症状明显加重的患者；近期接受冠状动脉介入手术、心功能为Ⅲ或Ⅳ级的心力衰竭患者；严重心律失常的患者。

（2）慢性阻塞性肺气肿或使用呼吸机患者。

（3）不稳定神经系统疾病患者。

（4）过敏体质，蛋类或蛋类制品过敏的患者（该项只限于全氟丁烷微球）。

（5）妊娠期、哺乳期妇女。

（6）不能配合检查的患者。

3. 检查前护理

（1）信息查对：仔细查对患者身份及检查信息。

（2）患者评估：详细询问病史（既往史、过敏史、现病史、用药史、检查史等），评估患者病情，确认患者空腹 8h 以上，对既往有过敏史患者询问详细过敏种类、当时过敏症状，判断其严重程度，在患者外衣明显位置粘贴特殊标识，以提醒造影及巡视医护人员重点关注。评估患者病情、腹部体征及配合度，查看患者有无携带腹腔引流管，有无开放性肺结核、乙肝、丙肝、多重耐药菌感染等传染性疾病，若有，则根据传播途径选择相应的防护措施。

（3）建立静脉通道：使用 20G 留置针，首选左侧肘正中静脉进行穿刺，其次根据情况选择头静脉、贵要静脉等弹性好、无硬结的血管进行穿刺。

（4）患者准备：协助或指导患者去除影响图像质量的衣物、异物、伤口敷料等。

（5）如有伤口或皮肤破损时，探头使用无菌探头保护套进行包裹，使用消毒耦合剂，尽可能避开伤口或皮肤破损处。

（6）对比剂准备：检查配置好的对比剂质量及完整性，剧烈振荡 6s，确认对比剂为白色乳状混悬液体。

（7）隐私保护：用屏风或隔帘保护患者隐私，使患者处于舒适的状态，避免患者因隐私暴露而产生紧张、焦虑情绪。

（8）急救物资的准备：保证抢救车中物资齐全、在有效期内，确保急救设备运行正常。若发生对比剂不良反应，随时启动急救程序。

（9）健康宣教：告知患者检查过程中不要随意移动身体，向患者及其家属解释清楚检查的目的、方法、不良反应及检查配合的相关注意事项，强调造影检查的重要性，缓解患者紧张、焦虑等不良情绪。告知患者检查过程中听从医生的指令，检查过程中出现任何不适及时报告医护人员。根据检查部位指导患者使用腹式呼吸，检查时根据医生的口令控制呼吸幅度。

4. 检查中护理

（1）再次仔细查对患者身份及检查信息。

（2）根据检查需要协助患者摆放体位，指导患者勿自行调整体位，保证静脉通道的通畅，将患者左上肢衣袖卷于肘关节上方，以便遵医嘱静脉团注对比剂。根据患者检查部位、身高、体重遵医嘱抽取对比剂，使用生理盐水再次确认静脉通道通畅后，听到医生指令后经静脉匀速团注对比剂，随后立即用 5mL 生理盐水推注。

（3）密切关注患者用药后有无不良反应发生，以便及时采取急救措施。

（4）做好患者非检查部位的隐私保护及保暖。

5. 检查后护理

（1）检查结束后再次仔细查对患者身份及检查信息。密切观察患者有无不良反应，协助患者离开检查室。搬运或更换体位时注意检查患者身上的各类管道有无脱出。对于有伤口的患者，简单包扎处理伤口，嘱其回病房后立即由专科医生换药，避免发生感染。

（2）告知患者检查完成后需在观察区观察 30min，警惕过敏反应发生，若出现不良反应，立即启动对比剂不良反应应急预案，并对不良反应和急救护理过程进行记录。如无不适，拔除留置针，嘱患者按压穿刺点 5～10min 方可离开。

（3）告知患者及其家属取报告的地点及时间。有条件的医疗机构可直接在手机 APP 上查看超声诊断报告。

（4）根据情况对环境、仪器等进行消毒灭菌处理。

二、消化系统超声造影检查护理

（一）胃、十二指肠双重超声造影

胃、十二指肠双重超声造影是一种在口服胃肠助显剂基础上，在静脉中注射对比剂的一种技术。该检查通过口服胃肠助显剂，充盈胃肠腔，排除胃、十二指肠内气体和食物残渣等对超声波的干扰，使胃、十二指肠成为均质界面和透声窗，能较清晰地显示胃壁及十二指肠壁层次结构和组织。通过静脉超声造影了解病变侵犯的广度及深度，提升了超声对胃、十二指肠及其周围组织病变的检出率。

1. 适应证

（1）胃、十二指肠局灶性病变的定性诊断、明确分期。

①常规体检或常规超声检查时偶然发现的无法确定性质的病变。

②慢性疾病常规超声筛查时发现的病变。

③既往有恶性肿瘤病史，超声定期随访中发现的病变。

④胃、十二指肠常规超声看不清楚或不能识别的病变。

（2）消化道畸形。

（3）炎症性肠病。

2. 禁忌证

胃出血、消化道梗阻。

3. 注意事项

（1）对女性患者，检查前应了解其是否在妊娠期及哺乳期。

（2）检查前准备：口服胃助显剂充盈检查时，告知患者检查前禁食 8h，口服胃助显剂 500mL。

（3）搬运及更换体位时，注意患者身上的各类管道有无脱出，防止非计划拔管。

（4）正确掌握胃、十二指肠超声造影对比剂的合适注射剂量。

（5）告知患者检查完成后至观察区观察 30min，无不适方可拔针。

（二）肝脏超声造影

肝脏超声造影极大程度地提高了超声对肝脏局灶性病变的早期发现概率及诊断的准确度，不仅能鉴别病灶性质，还可以提示原发性肝癌的分化程度，甚至能反映病灶的实际大小和浸润范围。超声造影的图像表现有助于选择最优的治疗方式。肝脏超声造影影像报告和数据系统（Liver imaging reporting and data system，LI－RADS）适用于肝癌高危人群的病灶诊断；术中超声造影可以提高肿瘤的检出率，发现并准确评估术前未发现的肝脏局灶性病变，有助于制订手术方式。

1．适应证

（1）明确肝脏局灶性病变的定性诊断。

①常规体检或常规超声检查时偶然发现的病变。

②慢性肝病常规超声筛查时发现的病变。

③肝脏有恶性肿瘤病史，超声定期随访中发现的病变。

④肝脏复杂性囊肿或囊实性肿物。

⑤肝脏常规超声看不清楚或不能识别的病变。

（2）外伤后评估肝脏的损伤及出血情况。

（3）肝脏介入手术后并发出血，寻找出血点。

（4）肝脏手术评估。

①术前评估肿瘤的位置、血供情况。

②术中精确定位。

③术后评估疗效。

2．注意事项

（1）患者评估：确定患者检查前禁食 8h 以上，评估患者检查部位皮肤是否完好、检查部位有无敷料遮挡，如有敷料遮挡须在检查时协助医生取下敷料，检查完毕消毒包扎，并告知患者回病房换药，门诊患者到伤口中心换药。

（2）指导患者根据医生指令正确屏气、鼓肚子，调整呼吸。

（3）搬运及更换体位时，注意患者身上的各类管道有无脱出，防止非计划拔管。

（4）对于女性患者，检查前应了解其是否在妊娠期及哺乳期。

（5）正确掌握肝脏超声造影对比剂的合适注射剂量。

（6）告知患者检查完成后至观察区观察 30min，无不适方可拔针。

（三）胆道超声造影

胆道超声造影可实时显示胆道的局灶性病变及血流灌注情况，对胆道形态和血流灌注进行检测，提高了超声对胆道疾病检查的灵敏度和准确度。胆道超声造影对早期胆囊良恶性病变诊断具有较好的临床应用价值，对胆道梗阻性疾病和术后胆道情况，可替代经皮经肝胆管造影术（PTC）进行较客观的评估。经静脉注入对比剂后，比较胆道壁在动脉期、门静脉期、延迟期的超声改变，可了解胆管周围血管丛血流灌注的情况，有助于肝移植术后的胆道缺血性病变的早期诊断和治疗。对胆囊炎、胆囊息肉、胆囊腺瘤、胆囊癌及不活动的胆泥等具有较高诊断价值。

1. 适应证

（1）明确胆囊局灶性病变的定性诊断。

（2）评估胆管在胆道内的引流区域，初步判断引流效果。

（3）明确胆管在胆道内的位置。

（4）明确胆道狭窄或梗阻的部位、程度、原因、范围。

2. 注意事项

（1）患者评估：确定患者检查前禁食 8h 以上，评估患者检查部位皮肤是否完好、检查部位有无敷料遮挡，如有敷料遮挡须在检查时协助医生取下敷料，检查完毕消毒包扎，并告知患者回病房伤口换药，门诊患者到伤口中心换药。

（2）指导患者平静呼吸，必要时根据医生指令正确屏气、鼓肚子，调整呼吸。

（3）正确掌握胆道超声造影对比剂的合适注射剂量，胆道超声造影对比剂的浓度以 1∶500～1∶100 为宜。

（4）搬运及更换体位时，注意患者身上的各类管道有无脱出，防止非计划拔管。

（5）告知患者检查完成后至观察区观察 30min，无不适方可拔针。

（四）胰腺超声造影

胰腺超声造影可实时显示胰腺的局灶性病变及胰腺周边实质微血管的分布状况、形态特征与血流灌注情况，提高了超声对胰腺疾病的检出率及诊断能力，尤其是对早期肿块型胰腺炎及原发性胰腺癌的发现及诊断，以及胰腺良恶性病变的诊断，有着非常高的价值，并且对于预后也有一定的预测价值。胰腺超声造影可对胰腺囊性病变的恶性风险进行评估（如胰腺黏液性囊性肿瘤、实性假乳头状肿瘤、导管内乳头状黏液性肿瘤等），以指导临床处理方式的选择。

1. 适应证

（1）明确胰腺局灶性病变的定性诊断。

①常规体检或常规超声检查时偶然发现的病变。

②既往有慢性胰腺炎，常规超声发现的胰腺不规则增大。

③既往有恶性肿瘤病史，随访复查中发现的胰腺病变。

④有不明原因的胰管扩张。

⑤常规超声看不清楚或不能识别的胰腺病变。

⑥相关实验室检查肿瘤标志物升高，其他影像学检查时未能明确诊断或者临床疑似患有胰腺肿瘤。

（2）腹部闭合伤，有可疑胰腺损伤。

（3）全面评估胰腺移植供体的血管和灌注情况。

（4）胰腺癌局部放疗、局部灌注化疗、消融及注药治疗后的效果评价。

2. 注意事项

(1) 确定患者检查前禁食8h以上。对于女性患者，检查前应了解其是否在妊娠期或哺乳期。

(2) 指导患者根据医生指令正确屏气、鼓肚子，调整呼吸。

(3) 搬运及更换体位时，注意患者身上的各类管道有无脱出，防止非计划拔管。

(4) 正确掌握胰腺超声造影对比剂的合适注射剂量。

(5) 告知患者检查完成后至观察区观察30min，无不适方可拔针。

三、泌尿生殖系统超声造影检查护理

(一) 肾脏超声造影

肾脏超声造影可快速、实时地评估肾脏及其病变的微血管灌注情况，可评估不同亚型的肾细胞癌的治疗疗效及预后，提高了病变诊断的准确度和检出率。其诊断效能不低于CT增强及MRI增强检查，对于肾脏良恶性占位病变的诊断灵敏度甚至高于CT增强检查，加上对比剂无肾毒性，可用于肾功能不全患者或肾移植术后患者，弥补了其他检查法的诊断不足。

1. 适应证

(1) 肾脏局灶性病变的定性诊断。

①肾脏肾柱肥大、亚肾链接不良等肾脏先天性结构异常与肾肿瘤的鉴别诊断。

②肾实质囊实性占位病变的鉴别诊断。

③肾脏集合系统内占位病变的鉴别诊断。

(2) 肾脏肾动脉狭窄、动静脉瘘、动脉瘤、肾梗死及血管内栓子等血管性病变的评估和鉴别。

(3) 急诊患者适应证：外伤后评估肾脏的损伤及出血情况。

(4) 肾移植术后评估及随访。

(5) 适用于对CT或MRI对比剂有禁忌的肾占位病变。

(6) 观察慢性弥漫性肾病变的血流灌注情况。

(7) 评估肾脏肿瘤治疗疗效。

2. 注意事项

(1) 患者评估：对于女性患者，检查前应了解其是否在妊娠期或哺乳期。

(2) 检查时根据医生指令指导患者翻身，避免坠床发生。

(3) 正确掌握肾脏超声造影对比剂的合适注射剂量。

(4) 搬运及更换体位时，注意患者身上的各类管道有无脱出，防止非计划拔管。

(5) 指导患者平静呼吸，必要时根据医生指令正确屏气、鼓肚子，调整呼吸。

(6) 告知患者检查完成后至观察区观察30min，无不适方可拔针。

（二）小儿肾盂逆行超声造影

小儿肾盂逆行超声造影是一种高灵敏度、无创性的动态成像技术，可反复应用于儿童膀胱输尿管反流（Vesicoureteric reflux，VUR）的检测和随访，对小儿 VUR 的诊断和分级准确度较高，且可避免辐射的损害，为小儿 VUR 的首选检查和随访工具。

1. 适应证

（1）反复发热性尿路感染。

（2）不明原因的肾积水。

（3）临床怀疑的膀胱输尿管反流。

（4）女性患儿 VUR 的初次检查。

（5）女性和男性患儿确诊 VUR 后的随访检查。

（6）VUR 高风险小儿的筛查（VUR 患者的直系亲属、母亲产前超声发现肾积水、重复肾等）。

（7）膀胱憩室及尿道畸形等。

2. 注意事项

（1）检查过程中及检查后，观察和记录患儿有无腹痛、发热、继发感染等不良反应。

（2）正确掌握患儿肾盂逆行超声造影对比剂的合适注射剂量。

①团注法：患儿排空膀胱内尿液后保持仰卧位，用生理盐水将膀胱充盈至预期总体积［（年龄+2）×30mL］的 1/3～1/2，团注 0.5mL 已配制好的对比剂，滴注生理盐水至充盈量，夹闭导管。

②预稀释法：将 1mL 配制好的对比剂加入 500mL 袋装生理盐水中，轻摇得到均匀的微泡混悬液，注入膀胱内至充盈量，夹闭导管。

（3）搬运及更换体位时，注意患儿身上的各类管道有无脱出，防止非计划拔管。

（4）告知患儿及家长检查完成后至超声观察区观察 30min，无不适方可拔针。

（三）膀胱超声造影

膀胱超声造影可鉴别膀胱的良恶性占位病变，评估病灶微血管灌注特征，提高超声对膀胱病变的诊断灵敏度和特异度，对于膀胱癌的分期、分级亦具有重要价值。

1. 适应证

（1）常规超声发现膀胱内非移动性占位，无法排除肿瘤病变。

（2）常规超声发现膀胱壁局部或弥漫性增厚，无法排除肿瘤病变。

（3）临床症状高度怀疑膀胱肿瘤而常规超声检查无明显肿瘤征象。

（4）膀胱肿瘤患者术后随访。

（5）血尿等无法实施膀胱镜检查。

（6）膀胱输尿管反流。

2. 注意事项

（1）患者评估：告知患者需保持膀胱充盈。对于女性患者，检查前应了解其是否在妊娠期或哺乳期。

（2）注意患者隐私保护，用屏风或隔帘遮挡，使患者处于舒适的状态，避免患者因隐私暴露而产生紧张、焦虑情绪。

（3）正确掌握膀胱超声造影对比剂的合适注射剂量。

（4）搬运及更换体位时，注意患者身上的各类管道有无脱出，防止非计划拔管。

（5）告知患者检查完成后至观察区观察 30min，无不适方可拔针。

（四）睾丸超声造影

超声造影在睾丸中的临床应用较肝脏等腹部脏器起步较晚，但其对睾丸急症的应用效果已得到广泛认可。超声造影在睾丸肿瘤的鉴别诊断上尚未有定论，但利用超声造影可精准地评估肿瘤微血管灌注特征，为病变定性诊断提供更多有价值的信息。对单睾丸病变患者，当发现睾丸病变时，利用超声造影能更准确地反映病变真实血供状态，能够将睾丸肿瘤及非肿瘤性病变（嵌顿性腹股沟斜疝、睾丸表皮样囊肿、睾丸坏死/萎缩、睾丸网扩张、睾丸内血肿及化脓性睾丸炎）有效地鉴别开来，有助于制订适宜的手术方案，如对富血供肿瘤行局部切除，可避免不必要的睾丸全切，最大限度地保留患者生育能力。

1. 适应证

（1）睾丸局灶性病变的定性诊断。

（2）外伤后评估睾丸的损伤及出血情况。

（3）睾丸扭转时，评估缺血及坏死情况。

2. 注意事项

（1）协助患者摆放体位，指导患者勿自行调整体位，睾丸造影为平卧位，裤子脱于膝盖以下，双下肢略分开，充分暴露检查部位。

（2）做好患者检查部位的隐私保护，用屏风或隔帘保护患者隐私，使患者处于舒适的状态，避免患者因隐私暴露而产生紧张、焦虑情绪。

（3）正确掌握睾丸超声造影对比剂的合适注射剂量。

（4）告知患者检查完成后至观察区观察 30min，无不适方可拔针。

四、甲状腺超声造影检查护理

甲状腺超声造影可在诊断甲状腺结节良恶性中发挥作用，实时观察病灶的动态灌注过程，准确地反映病变真实血供状态，有助于制订适宜的手术方案。甲状腺超声造影用于定位原发性和继发性甲状旁腺功能亢进病灶的灵敏度优于^{99m}Tc－MIBI SPECT/CT 显像，也可用于初步预测甲状旁腺病变组织的分泌功能。

1. 适应证

（1）甲状腺疑难病例的诊断及鉴别诊断。

（2）甲状腺结节通过二维、彩色多普勒超声性质不确定。

（3）常规超声不能明确甲状腺较大结节内部有无坏死区域，甲状腺超声造影有助穿刺目标的确定，以避开坏死区域、获得有效的组织样本。

（4）甲状腺消融的疗效评估。

2. 注意事项

（1）患者评估：对于女性患者，检查前应了解其是否在妊娠期或哺乳期。

（2）检查前尽可能去除患者颈部饰物，避免饰物遮挡检查部位，影响图像质量。

（3）根据检查需要协助患者取去枕仰卧位，充分暴露颈部。双上肢自然放于身体两侧，左上肢衣袖卷于肘关节上方，以便遵医嘱静脉推注对比剂。指导患者在检查过程中勿自行调整体位，在造影时不能移动自己的头部，保持平稳呼吸，尽可能勿做吞咽动作，避免咳嗽、打喷嚏等，造影过程中如有身体不适，举手示意。

（4）搬运及更换体位时注意患者身上的各类管道有无脱出，防止非计划拔管。

（5）告知患者检查完成后至观察区观察 30min，无不适方可拔针。

五、乳腺超声造影检查护理

乳腺超声造影能够实时进行微循环动态灌注监测，提高了小肿瘤特别是低流速肿瘤的新生血管的检测灵敏度，实时显示病变及周边实质的血流灌注情况，为乳腺病变的诊断提供了更多依据。其超声造影增强模式及定量分析参数提高了对乳腺良恶性病变的鉴别诊断准确度。

1. 适应证

（1）乳腺病变的定性诊断。

①常规体检或常规超声检查时偶然发现的良恶性难辨的病变。

②其他影像学检查或者触诊时发现异常，但普通超声不能确定是否为病灶。

（2）乳腺有恶性肿瘤病史，超声定期随访中发现的病变。

（3）乳腺癌术后复发与瘢痕的鉴别。

（4）常规超声显示不清或不能识别的病变。

（5）超声引导下乳腺活检可针对增强部位穿刺，提高阳性率。

2. 注意事项

（1）患者评估：对于女性患者，检查前应了解其是否在妊娠期或哺乳期。

（2）乳腺静脉造影检查：根据检查需要协助患者脱尽上衣，取仰卧位，充分暴露乳腺及腋窝，双上肢抬高放于头侧，左上肢肘关节处留置针妥善固定，以便遵医嘱静脉推注超声对比剂。

（3）乳腺癌患者前哨淋巴结造影检查：根据检查需要协助患者脱尽上衣，取仰卧位，充分暴露乳腺及腋窝，双上肢尽量外展，在乳晕或肿块周边 3、6、9、12 点处皮下分别注射 0.2～0.5mL 对比剂，轻轻局部按摩。

（4）正确掌握乳腺超声造影对比剂的合适注射剂量。

（5）注意患者隐私保护，避免患者因隐私暴露而产生紧张、焦虑情绪。

（6）搬运及更换体位时，注意患者身上的各类管道有无脱出，防止非计划拔管。

（7）告知患者检查完成后至观察区观察 30min，无不适方可拔针。

六、血管超声造影检查护理

血管超声造影可通过评估颈动脉斑块内的新生血管及溃疡等来鉴别斑块的易损性，为预测脑卒中风险及术前评估提供参考。血管超声造影可用于评估腹主动脉瘤腔内修复（Endovascular aneurysm repair，EVAR）术后内漏并进行分型，成为 EVAR 术后随访的有效手段；亦可用于腹主动脉夹层、动静脉瘘及假性动脉瘤等的诊断，有助于评估血管的炎症性疾病病情、判断疗效及随访监测，根据对比剂增强程度及灌注方式鉴别血栓与癌栓。

1. 适应证

（1）检查畸形血管的走行、位置。

（2）明确血管内瘘的位置、长度、相通连接点。

（3）明确血管内栓塞物的定性鉴别。

2. 注意事项

（1）患者评估：确定患者腹部血管检查前空腹 8h 以上。对于女性患者，检查前应了解其是否在妊娠期或哺乳期。

（2）颈部血管检查前尽可能去除患者颈部装饰物，避免装饰物遮挡检查部位，影响检查效果。

（3）上肢血管检查需脱尽上衣。

（4）下肢血管检查需脱尽下装。

（5）正确掌握血管超声造影对比剂的合适注射剂量。

（6）搬运及更换体位时，注意患者身上的各类管道有无脱出，防止非计划拔管。

（7）告知患者检查完成后至观察区观察 30min，无不适方可拔针。

第三节　介入超声护理流程

介入超声指在超声的实时引导及监测下，将穿刺针、导管、药物等置入病灶内，对疾病进行诊断与治疗。介入超声具有精准、安全、微创、无辐射、可重复、便捷高效、长期疗效好等优势，深受临床及患者好评。介入超声主要包含穿刺活检、置管引流、消融治疗、注射药物及粒子植入，覆盖的领域包含诊断、治疗、预后评估及随访。介入超声涉及临床医学、影像医学及生物医学工程等多个领域。

1983 年，该项技术在丹麦哥本哈根举行的世界学术会议上被正式命名为介入超声，历经几十年的发展，理论体系逐步成熟，技术日渐丰富，应用领域不断拓展，基本成为一个独立的学科体系。我国介入超声起步于 20 世纪 80 年代初，20 世纪 90 年代开始真正意义的介入超声诊疗，随后该技术在全国范围内得到极大的推广和发展。超声护士在介入超声检查中的患者评估、患者准备、病情观察、健康宣教等方面发挥了重要作用。

一、超声引导下穿刺活检护理

（一）乳腺穿刺活检护理

乳腺活组织病理学检查即乳腺穿刺活检，指使用穿刺针抽吸、搔刮或使用活检针切割等方法从患者身上采集病变组织进行病理检查，以确定诊断的方法，具有安全可靠、损伤小、适应证广、准确性高的特点，大大提高了疾病术前诊断的准确度，为手术方案的确定提供有力证据。

1. 适应证

（1）乳腺实质性肿块患者，按照美国放射协会（American College of Radiology，ACR）乳腺影像报告和数据系统（Breast imaging reporting and data system，BI－RADS）分类，对 4 类及 5 类肿块进行穿刺以明确诊断，用于指导下一步治疗。

（2）影像学典型的乳腺癌患者，在治疗前获得组织病理学证据和免疫组化结果，用于指导下一步治疗。

（3）怀疑是转移性肿瘤需要确诊的患者。

（4）良性病变需要获得组织病理学诊断的患者。

（5）需要明确组织的病理类型，以选择放疗、化疗或者靶向治疗方案的患者。

2. 禁忌证

超声引导乳腺穿刺活检没有绝对的禁忌证，但是有以下情况者暂时不建议做穿刺：

（1）有严重出血倾向，出凝血时间显著延长。

（2）长期服用抗凝药物。

（3）常规超声及造影无法显示病变。

（4）局部皮肤破溃及感染，无法找到穿刺路径。

（5）月经期及妊娠早、晚期妇女。

3. 术前护理

（1）查对与评估：患者入室前，护士仔细查对患者身份及检查信息。详细询问既往史、过敏史、现病史、用药史等，评估患者病情，并指导患者及其家属签署侵入性检查/治疗知情同意书。

（2）用物准备。

①常规物品准备：皮肤及黏膜消毒液、超声无菌穿刺包、无菌超声隔离透声膜、标本固定瓶、5mL 注射器、治疗车及托盘架、一次性专用细胞学穿刺针（22G、23G）、

一次性全自动或半自动活检针（14G、16G、18G）及配套的同轴活检针。

②药物准备：2%盐酸利多卡因注射液。

③固定液准备：细针细胞学穿刺时使用95%乙醇固定，粗针组织学穿刺时使用10%甲醛溶液保存组织条。

④设备准备：超声机器。

⑤急救设备及药物：抢救车、心电监护仪、氧气设备、负压装置。

（3）患者准备。

①指导患者遵医嘱停用抗凝药物（如阿司匹林、华法林等），术前做好个人清洁卫生，提前取下配饰、贵重物品并进行妥善保管，通知家属进行陪同。

②饮食及着装：告知患者穿刺当日应适当进食，禁忌空腹，尽量穿宽松衣物或者开衫。

③完善相关检查：协助患者进行术前乳腺彩超、乳腺钼靶、血常规、出凝血时间及输血前全套检查，必要时检查心功能、肝功能、肾功能及乳腺。

④心理护理：部分患者及其家属迫切想知道穿刺后的结果，并且担心手术安全，容易出现焦虑、急躁和恐惧等心理，可使用通俗易懂的语言进行详细介绍和沟通，告知检查流程，缓解其紧张、焦虑情绪。若患者紧张、焦虑情绪仍不能缓解，必要时可更改穿刺时间。

（4）操作者准备：洗手，戴医用口罩及帽子，严格无菌技术操作，防止交叉感染。

4. 术中护理

（1）查对与评估：穿刺开始和结束时护士、穿刺医生、报告录入人员均需共同进行患者身份、穿刺具体部位、取材方式等信息查对。

（2）体位摆放：协助患者平卧于检查床，置患者于平卧位，将患侧上肢上举，充分暴露穿刺部位。告知患者穿刺过程中保持该体位，勿随意变换体位。

（3）配合与监测：皮肤消毒后铺巾，运用无菌技术打开穿刺用物。对于血供丰富的病变在行组织学活检时可使用同轴穿刺技术，以减少出血和针道转移等并发症发生。术中密切监测患者的生命体征变化，注意保暖，尽量减少患者身体暴露。出现异常及时报告医生，采取妥善的急救措施。在穿刺结束后，配合医生对穿刺部位进行加压包扎。

（4）心理护理：在穿刺过程中护士可通过语言性或非语言性（如握住患者的手、抚摸患者等）的安慰措施给予患者心理支持，缓解患者紧张、焦虑情绪，及时告诉患者手术进展，尽量使患者处于放松状态。

（5）潜在并发症的观察及护理。

①出血：术中出血的原因多为穿刺时损伤浅表的小血管。少量出血时严密观察即可，穿刺可正常进行；出血较多时，应暂停穿刺，局部压迫止血10～15min，出血停止后再继续穿刺。若患者出现严重血流动力学紊乱相关表现，如精神紧张或烦躁、面色苍白、手足湿冷、心率加快、血压下降，甚至失血性休克，应立即建立静脉通道、补充血容量、对症用药，行抗休克治疗，同时行超声检查，评估出血情况，视病情给予按压止血、止血剂或输血治疗。

②晕厥：首先将患者平躺，吸氧、保暖，测量生命体征，鉴别晕厥是由低血糖、麻

醉药物过敏，还是由血管迷走神经性晕厥引起，可以通过测血糖判断是否为低血糖晕厥，根据测出的血糖值进行治疗。通过生命体征监测，患者血压低、心率快首先考虑麻醉药物过敏，启动药物不良反应急救预案处理。如果血压低、心率慢则考虑血管迷走神经性晕厥，患者病情较轻，对症用药处置后生命体征恢复平稳，严密监护即可。若患者迷走反射较重，护士建立静脉通道，遵医嘱静脉注射阿托品、多巴胺、地塞米松等药物对症处理，静脉快速补液，纠正心率下降、低血压等抑制效应，患者休克需立即行抗休克治疗。若发展成心跳呼吸骤停，立即予心肺复苏，进入心肺复苏处理流程。

③气胸：术中发生气胸后，患者需绝对卧床休息，取斜坡位或半卧位，给予吸氧，保持呼吸道通畅，尽快建立静脉通道，严密监测患者生命体征的变化，特别是血氧饱和度的监测，必要时可行胸部 X 线检查，了解气胸的程度，为后续治疗提供可靠依据。门诊患者可送至急诊科处置，住院患者与主管医生取得联系，安全转运回病房继续观察处理

5. 术后护理

(1) 再次仔细查对患者身份及检查信息。嘱患者持续按压穿刺点及针道处 30min，在观察区留观，监测有无并发症发生，常见并发症如下。

①术后血肿：术后血肿是超声引导下乳腺穿刺活检常见的并发症之一。为避免术后血肿发生，穿刺拔针后的及时有效按压最为重要，嘱患者适度用力按压穿刺处。按压手法：双手掌交叉重叠放于穿刺点及针道处，按压时间为 30min，按压结束后观察敷料处是否有渗血。穿刺后 2d 可自行去除伤口敷料，伤口周围皮肤可能出现轻微瘀斑或局部肿胀，可采取局部热敷，促进血肿自行吸收。

②穿刺部位疼痛：为术后常见并发症之一，发生率可达 30%。告知患者大多疼痛都能忍受，多在 30min 内缓解；若疼痛加重，持续时间较长仍不能缓解，应及时到相应科室诊治。

③感染：术中严格遵守无菌操作原则。术后嘱患者保持伤口的清洁干燥，48h 内不能浸水，夏天应尽量避免出汗，以免造成伤口感染。

(2) 标本送检：穿刺完毕后及时与患者及其家属进行标本的交接并签字确认，告知其送检流程及报告打印时间。

(3) 健康宣教：应详细告知患者注意事项，如穿刺后 48h 内避免剧烈运动；保持穿刺部位清洁干燥，防止伤口出血感染，影响穿刺点的愈合；饮食以清淡、营养丰富的食物为主，忌辛辣。

(二) 甲状腺穿刺活检护理

甲状腺细针穿刺抽吸活检（Fine needle aspiration biopsy，FNA）是术前评估甲状腺结节良恶性灵敏度和特异度较高的诊断方法。甲状腺针穿活检（Core needle biopsy，CNB）的标本可以保留其完整组织结构，当细针穿刺抽吸活检不能明确诊断时，在有穿刺路径且能保证安全的情况下也可采用粗针穿刺，特别是需要区分甲状腺炎症与淋巴瘤时可应用该方法。甲状腺穿刺活检具有安全可靠、损伤小、适应证广、准确度高的特点，大大提高了甲状腺疾病术前诊断的精确性，为手术方案的确定提供了有力证据。

1. 适应证

(1) 直径>1cm 的甲状腺结节，超声检查有恶性征象。

(2) 直径<1cm 的甲状腺结节，不推荐常规行穿刺活检，但如果存在下述情况之一者，可考虑穿刺：常规超声检查提示结节有恶性征象；伴颈部淋巴结超声影像异常；童年期有颈部放射线照射史或辐射污染接触史；有甲状腺癌家族史或甲状腺癌综合征病史；^{18}F－FDG PET 显像阳性；伴血清降钙素水平异常升高。

(3) 甲状腺弥漫性病变。

2. 禁忌证

(1) 具有出血倾向，出凝血时间显著延长者。

(2) 穿刺路径可能损伤邻近重要器官者。

(3) 长期服用抗凝药物者。

(4) 频繁咳嗽、吞咽等难以配合者。

(5) 拒绝有创检查者。

(6) 穿刺部位感染，须处理后方可穿刺。

(7) 月经期、妊娠期女性为相对禁忌证。

3. 术前护理

(1) 饮食及着装：嘱患者穿刺当日应适当进食，禁忌空腹，避免穿着高领衣服。

(2) 完善相关检查：协助患者进行术前甲状腺彩超、血常规、出凝血时间及输血前全套检查，必要时检查心功能及甲状腺功能。

其余参照乳腺穿刺活检。

4. 术中护理

(1) 体位摆放：协助患者取仰卧位，肩部垫高，头部后仰呈过伸位，充分暴露颈前区，双手放置身体两侧，告知患者穿刺过程中保持该体位，禁止一切肢体动作、吞咽及咳嗽。

(2) 潜在并发症的观察及护理。

①术中出血：术中出血量一般较少，停止操作、拔出针头、局部压迫后，出血即可停止，出血停止后可采取冰敷及局部有效按压防止再次出血。

②晕厥：同乳腺穿刺活检。

③神经损伤：甲状腺细针穿刺抽吸活检损伤喉返神经和喉上神经的发生率一般较低，术后注意观察患者有无声音嘶哑、吞咽困难、呛咳等症状，应用促进神经恢复的药物，结合理疗、针灸可以促进恢复。

其余参照乳腺穿刺活检。

5. 术后护理

术毕嘱患者持续按压穿刺点及针道处 30min，在观察区留观，监测有无并发症发生。术后血肿是常见的并发症之一，为避血肿发生，穿刺拔针后嘱患者适度用力按压穿刺处，如出现呼吸困难需就近及时治疗。

其余参照乳腺穿刺活检。

（三）淋巴结穿刺活检护理

淋巴结分布于全身各部，许多原因可使淋巴结肿大，如感染（细菌、病毒、真菌、丝虫等引起）、结核病、造血系统肿瘤（白血病、淋巴瘤等）、转移瘤等。行淋巴结穿刺（Lymphnode puncture）取得抽出液，制作成涂片行细胞学或细菌学检查可协助上述疾病的诊断，也可使用粗针穿刺组织条的方法进行病理学检查，协助疾病诊断。

1. 适应证

（1）临床或其他影像学检查，发现有淋巴结肿大，但不能明确诊断。

（2）需要得到病理学检查结果，明确诊断或分期，以确定治疗方式。

2. 禁忌证

（1）凝血功能障碍。

（2）长期服用抗凝药物。

（3）拒绝有创检查。

（4）穿刺部位感染，须处理后方可穿刺。

（5）月经期、妊娠期女性为相对禁忌证。

3. 术前护理

（1）常规物品准备：准备超声无菌穿刺包、一次性穿刺活检针（16G、18G）、活检枪、标本瓶、邮寄夹、10mL 空针、5mL 空针、消毒液、敷料等。

（2）固定液准备：细针细胞学穿刺时使用 95%乙醇固定，粗针组织学穿刺时使用 10%甲醛溶液保存组织条。

（3）饮食及着装：嘱患者穿刺当日应适当进食，禁忌空腹，颈部淋巴结穿刺避免穿着高领衣服。

（4）完善相关检查：术前淋巴结彩超、血常规、出凝血时间及输血前全套检查，必要时检查心功能及甲状腺功能。

其余参照乳腺穿刺活检。

4. 术中护理

潜在并发症的观察及护理。

（1）出血：术中出血的原因多为穿刺时损伤血管。少量出血时严密观察即可，穿刺可正常进行；出血较多时，穿刺应暂停，局部压迫止血 10～15min，出血停止后再继续穿刺。若患者出现严重血流动力学紊乱，如精神紧张或烦躁、面色苍白、手足湿冷、心率加快、血压下降，甚至失血性休克，应立即建立静脉通道，补充血容量，对症用药，行抗休克治疗。同时行超声检查，评估出血情况，视病情给予按压止血、止血剂或输血治疗。可运用超声造影确定出血位置，行局部物理止血或外科手术。

（2）晕厥：同乳腺穿刺活检。

其余参照乳腺穿刺活检。

5. 术后护理

术毕嘱患者持续按压穿刺点及针道处30min，在观察区留观，监测有无并发症发生。术后皮下血肿是超声引导下淋巴结穿刺常见的并发症之一。为避免皮下血肿发生，穿刺拔针后，嘱患者适度用力按压穿刺处。按压手法：手指并拢放于穿刺点及针道上，按压时间为30～40min，按压结束后观察敷料是否有渗血、渗液。穿刺后2d可自行去除伤口敷料，伤口周围皮肤可能出现轻微淤血或局部肿胀，可采取局部热敷，促进血肿自行吸收。

其余参照乳腺穿刺活检。

（四）肝脏穿刺活检护理

随着超声、CT和MRI等影像技术的飞速发展，肝脏肿瘤检出率及诊断率逐渐增高，由于早期肝癌或临界癌变的影像表现不典型，超声引导下经皮穿刺活检对肝脏病变的诊断起着至关重要的作用，加之该操作简便、无辐射，现已在临床普遍应用。

1. 适应证

（1）临床或其他影像学检查中有占位病变，但性质不明者。

（2）已诊断为肝脏恶性肿瘤，需明确病理学诊断者。

（3）需明确肿瘤组织分型及分化程度者。

（4）肝脏弥漫性病变合并良性占位病变，临床医生或患者要求排除恶性者。

（5）消融或介入治疗前需明确诊断者。

（6）既往有其他脏器原发肿瘤，此次肝内占位不能确定原发或转移者。

（7）肝内有不同性质占位病变，声像图不典型需要定性诊断者。

（8）原因不明的肝脏弥漫性病变者。

（9）病毒性肝病与药物性肝损伤需要定性诊断者。

（10）原因不明的弥漫性病变，需要为治疗提供依据者。

2. 禁忌证

（1）凝血功能障碍，血小板计数$<50\times10^9/L$，凝血酶原时间比正常对照长3s。

（2）肿瘤较大突出于肝表面，张力大，穿刺路径无正常肝组织。

（3）肿瘤内血供丰富，或肿瘤组织邻近大血管，穿刺难以避开。

（4）肝硬化门静脉高压合并张力大的门静脉侧支、血管畸形，且穿刺难以避开。

（5）有大量顽固性腹水。

（6）胆系或膈肌周围感染等，穿刺路径需要经过感染区，穿刺后易发生继发性感染。

（7）充血性肝大、镰状细胞贫血性肝病、严重贫血。

3. 术前护理

（1）查对与评估：患者入室前，护士仔细查对患者身份及检查信息。详细询问既往史、过敏史、现病史、用药史等，评估患者病情，并指导患者及其家属签署侵入性检查/治疗知情同意书。

(2) 用物准备。

①器械准备：超声无菌穿刺包、一次性穿刺活检针（16G、18G）、配套同轴活检针、活检枪、标本瓶、邮寄夹、10mL空针、5mL空针、消毒液、敷料等。

②药物准备：2%盐酸利多卡因注射液、巴曲亭、明胶海绵颗粒栓塞剂。

③固定液准备：10%甲醛溶液（组织学）、95%乙醇（玻片细胞学）。

④设备准备：超声机器。

⑤急救设备及药物：抢救车、心电监护仪、氧气设备、负压装置。

(3) 患者准备。

①指导患者遵医嘱停用抗凝药物（如阿司匹林、华法林等），术前做好个人清洁卫生，提前取下配饰、贵重物品并进行妥善保管，尽量穿宽松衣服或者开衫，穿刺当天禁食4～6h，并通知家属进行陪同。

②建立静脉通道：术前建立静脉通道。

③完善相关检查：协助患者进行术前肝脏彩超（最好为造影检查）、血常规、出凝血时间、肝功能、生化及输血前全套检查，必要时行心功能、血糖检查，出血风险大的患者需做好输血准备。

④呼吸训练：指导患者练习屏气，因咳嗽无法配合操作者，可使用镇咳药。

⑤术前询问患者是否有如厕需要，术中或穿刺后如厕，可能会因为活动幅度过大导致出血，患者如厕需家属陪同，避免发生低血糖等意外。

⑥心理护理：穿刺前指导患者签署穿刺知情同意书，向患者解释穿刺目的，介绍穿刺过程及注意事项，告知穿刺可能出现的并发症，缓解患者紧张、焦虑情绪。

(4) 操作者准备：洗手，戴医用口罩及帽子，严格无菌技术操作，防止交叉感染。

4. 术中护理

潜在并发症的观察及护理。

(1) 出血：少数患者穿刺中经同轴活检针有少量出血，凝血功能正常者只需观察，很快能自行止血；极少数患者出血量较大，可静脉推注止血药，同时通过同轴活检针给予明胶海绵颗粒栓塞剂。观察出血情况是否有好转，如无好转可以通过超声造影找到出血点，动脉性出血可考虑使用动脉栓塞或手术的方法止血。

(2) 晕厥：同乳腺穿刺活检。

(3) 疼痛：发生率约为30%，但一般反应较轻，不需要处理，数小时后可自行缓解，较严重的疼痛发生率较低，少见伴发低血压及血管张力失调性晕厥。

(4) 极少患者出现一过性发热，一般小于38℃，可自行缓解。

(5) 误伤邻近组织器官等，发生率低，且一般可自愈，无需特殊处理。

其余参照乳腺穿刺活检护理。

5. 术后护理

术毕嘱患者家属持续有效按压穿刺点及针道处30min，严格制动，在观察区留观1h，监测有无并发症发生，常见并发症如下。

(1) 术后出血：腹腔内出血是肝脏穿刺的严重并发症，也是穿刺死亡的主要原因，通常在术后 2～3h 内发生。

（2）胆汁渗漏：胆汁渗漏发生率较低，但严重者可引起死亡。

（3）胆道出血：较少见，表现为典型的三联征，即胃肠道出血、腹痛、黄疸。

（4）败血症：肝脓肿液化前期、胆道梗阻和胆管炎的患者偶尔会发展成败血症和感染性休克。

（5）针道种植：发生率为 0～0.009%，有报道发生于不用同轴活检针者。

（6）死亡：早期报道大样本穿刺活检死亡率为 0.006%～0.031%，近年来报道未发生死亡病例。

其余参照乳腺穿刺活检护理。

二、超声引导下置管治疗护理

（一）胸腹腔穿刺置管护理

胸腹腔穿刺置管主要包括引流和化疗所需置管。用于引流的置管主要针对有胸腹腔积液的患者，对其进行胸腹腔穿刺、抽取积液以达到诊断和治疗疾病的目的。用于化疗的置管主要针对需要进行腹腔化疗的患者，可通过腹腔置管将化疗药物直接灌注入腹腔，化疗药物可直接作用于腹腔内残留癌细胞。

1. 适应证

（1）明确胸腹腔积液的性质，以协助诊断。

（2）适量地抽出胸腹腔积液，以减轻患者胸腔及腹腔内的压力，缓解腹胀、胸闷、呼吸困难等压迫症状。

（3）对腹部闭合伤、疑有内出血、外伤后难以解释的休克、脾破裂等进行诊断性穿刺。

（4）需要进行腹腔化疗，包括：

①胃肠道或妇科恶性肿瘤术后，杀灭残余及腹膜微小种植灶。

②胃肠道或妇科恶性肿瘤姑息切除术后。

③确诊时已属不能手术的晚期胃肠道或妇科恶性肿瘤，通过腹腔穿刺置管化疗使肿瘤缩小，令患者重新获得手术的机会。

④恶性肿瘤腹腔内复发、转移，恶性腹水，通过腹腔穿刺置管化疗，可以抑制肿瘤生长、减轻痛苦、延长生存期。

2. 禁忌证

（1）躁动、不能合作者或肝性脑病先兆者。

（2）电解质严重平衡紊乱者，如低钾血症者。

（3）出血时间显著延长或凝血功能障碍者。

（4）妊娠中晚期妇女。

（5）局部皮肤感染者，应在感染控制后进行操作。

（6）各种原因引起的腹腔内脏器严重粘连者。

（7）对腹腔化疗不能耐受者。

3. 术前护理

（1）查对与评估：仔细查对患者身份及检查信息。详细询问病史（既往史、过敏史、现病史、用药史等），评估患者病情，指导患者及其家属签署侵入性检查/治疗知情同意书。

（2）用物准备。

①常规物品准备：皮肤及黏膜消毒液、一次性无菌穿刺包、一次性引流管（根据液体性状选择不同型号）、引流袋、无菌超声隔离透声膜、透明敷贴、引流管固定器、5mL 注射器、治疗车及托盘架。

②药物准备：2%盐酸利多卡因注射液。

③设备准备：超声机器。

④急救设备及药物：抢救车、心电监护仪、氧气设备、负压装置。

（3）患者准备。

①为患者做好健康宣教，告知穿刺过程中的注意事项，术中需家属陪同，并取得患者的配合。服用抗凝药物的患者遵医嘱提前 3d 停用抗凝药物（如阿司匹林、华法林等）。穿刺当日在病情允许的情况下应适当进食，以免穿刺前因紧张发生低血糖。嘱患者着病员服或宽松易穿脱的衣物。

②完善相关检查：协助患者进行术前腹腔或胸腔彩超、血常规、出凝血时间及输血前全套检查，必要时检查肝、肾功能及心电图。

③心理护理：部分患者及其家属由于对该手术不了解，担心手术安全，容易出现焦虑、急躁和恐惧等心理，可使用通俗易懂的语言和方式进行详细介绍和沟通，告知检查流程，消除其焦虑情绪，得到患者及其家属的认可。精神过于紧张的患者应消除紧张情绪后再行穿刺，必要时可使用镇静。

（4）操作者准备：洗手，戴医用口罩及帽子，严格无菌技术操作，防止交叉感染。

4. 术中护理

（1）查对与评估：患者入室后需再次查对患者身份及检查信息、知情同意书是否签署，并询问患者进食情况、过敏史、既往史，评估患者跌倒/坠床的风险，采取保护性措施。穿刺开始和结束时护士、穿刺医生、报告录入人员需共同查对患者姓名、性别、年龄、住院号、超声介入申请单信息等。

（2）体位摆放：协助患者上检查床，采用平卧位，对穿刺处进行充分暴露。告知患者穿刺过程中保持该体位，切勿随意变换体位。

（3）术中配合与监测：消毒、铺巾，运用无菌技术打开穿刺用物。术中密切监测患者生命体征变化，注意保暖，出现异常及时报告医生，采取妥善的急救措施。在穿刺结束后，配合医生妥善固定引流管。

（4）心理护理：在穿刺过程中护士可采取语言性或非语言性（如握住患者的手、抚摸患者等）的安慰措施给予患者心理支持，及时告诉患者手术进展，尽量使患者处于舒适状态。

（5）潜在并发症的观察及护理。

①气胸：胸腔穿刺中常见的并发症，经留置胸腔引流管后，胸腔负压发生变化，导致气体反流入胸腔中所致。与术中操作、患者基础疾病（如肺不张、胸膜肥厚）等因素有关。发生气胸后，患者需绝对卧床休息，取斜坡位或半卧位，给予吸氧，保持呼吸道通畅，尽快建立静脉通道，严密监测患者生命体征变化，特别是血氧饱和度的监测。必要时可行胸部X线检查，了解气胸的程度，为后续治疗提供可靠依据。

②术中出血：少量出血不影响穿刺的正常进行；出血较多时，穿刺应暂停，局部压迫止血10～15min，出血停止后再继续穿刺；若出血严重，患者出现精神紧张或烦躁、面色苍白、手足湿冷、心率加快、血压下降等症状，甚至失血性休克时，应立即建立静脉通道、补充血容量，遵医嘱用药进行抗休克治疗。同时行超声检查或造影，明确出血位置，及时纠正，行局部凝胶海绵、微波消融或外科手术止血。

③迷走神经反射：有少数患者在穿刺过程中会出现头晕、心悸、胸部压迫感、心率和血压急剧下降等胸膜或腹膜反应相关症状，多为迷走神经反射引起，一旦出现应立即暂停操作，协助患者立即静脉补液和用药，纠正心率下降和低血压症状。

④损伤肠管：腹腔内大血管、重要脏器较多，加之肠管在腹腔内活动时显像较差，选择穿刺路径不当或超声引导下监视不准确时容易造成肠管损伤。在穿刺过程中须密切监视图像，注意患者的体征及主诉，置管后密切关注抽出液体是否为肠内容物，如出现损伤肠管情况，应与临床医生商议后续处理方案。

5. 术后护理

（1）术后仔细查对患者身份及检查信息。术毕嘱患者在观察区留观30min，无不良反应发生后方可离开介入室。

（2）潜在并发症的观察及护理。

①出血：包括穿刺点出血、胸壁血肿、血胸、腹腔出血、肠瘘等。若患者在进行胸腹腔穿刺后出现生命体征不稳定、引流液进行性增加且色泽变红、胸腹腔内疼痛加重等，要高度怀疑出血，应立即建立静脉通道、补充血容量、对症用药，同时行超声检查，评估出血情况，视病情给予按压止血、止血剂或输血治疗。可运用超声造影确定出血位置，行局部物理止血或外科手术。

②疼痛：正常情况下穿刺完毕后会有轻微疼痛或不适，大多数都能忍受，并多在1～2d内症状消失。如遇疼痛加重，持续时间较长仍不能缓解者，应及时报告医生进行处置。

③感染：术中应严格遵守无菌操作原则，术后嘱患者保持穿刺处清洁干燥，引流管或敷料卷边有渗血、渗液时应及时更换。

④引流不畅：主要与导管扭曲、导管阻塞有关。腹腔内纤维块可导致导管阻塞或导管吸附在肠壁或肠腔上，引起灌流不畅。体外管道应妥善固定，防止滑脱，同时指导患者防止牵拉和压迫导管，如果导管阻塞，应及时处理。

（3）健康宣教：做好健康宣教，详细告知患者相关注意事项及引流管的护理。穿刺后应避免剧烈运动，注意保护引流管，防止非计划拔管发生。

（二）经皮经肝胆管穿刺置管引流术护理

经皮经肝胆管穿刺置管引流术（Percutaneous transhepatic cholangial drainage，PTCD）是在超声引导下经皮经肝在胆管内放置导管的一项技术，主要用于治疗胆道梗阻性疾病。

1. 适应证

（1）恶性胆系肿瘤的姑息治疗。

（2）急性化脓性胆管炎的胆道减压。

（3）胆道疾病的术前减黄准备。

（4）为需经皮胆道入口行支架植入、狭窄胆道扩张建立通道。

2. 禁忌证

（1）大量腹水。

（2）有严重出血倾向，经治疗后凝血功能得不到改善。

（3）超声没有穿刺路径。

（4）肝内胆管管径＜4mm，肝外胆管内径＜10mm。

3. 术前护理

（1）查对与评估：同胸腹腔穿刺置管。

（2）用物准备：皮肤及黏膜消毒液、一次性无菌穿刺包、引流袋、无菌超声隔离透声膜、5mL 注射器、一次性无菌刀片、一次性引流管（8～10F）、PTC 针（18G）、RF＊PA35183 超滑导丝、治疗车及托盘架。

其余参照胸腹腔穿刺置管。

（3）患者准备、操作者准备。

①嘱患者术前禁食 4～8h，着病员服或宽松易穿脱的衣物。建立静脉通道，维持静脉输液通畅。

②完善相关检查：协助患者进行肝脏及胆道彩超、CT、MRI，血常规、出凝血时间及输血前全套检查，肝功能及生化检测，必要时行心功能检查。

其余参照胸腹腔穿刺置管。

4. 术中护理

（1）体位摆放：指导协助患者穿刺左肝内胆管和右前叶肝内胆管时采用仰卧位，穿刺右后叶肝内胆管时采取右前斜位。

（2）术中配合与监测：穿刺部位皮肤消毒、铺巾，消毒范围超过整个肝脏体表投影区，运用无菌技术打开穿刺用物。术中密切监测患者生命体征变化，注意保暖，出现异常及时报告医生，采取妥善的急救措施。在穿刺结束后，配合医生妥善固定引流管。

（3）潜在并发症的观察及护理。

①术中出血：主要包括腹腔内出血和胆道内出血。腹腔内出血较少见，主要是由于穿刺针损伤肝内血管后置管不成功，血液经肝脏穿刺路径流入腹腔。如果是 18G 穿刺针造成，通常不做特殊处理；如果是 8～10F 引流管置管失败造成，不要拔管，如已拔

管需要给予止血药物并密切观察，必要时采取肝动脉栓塞等处理方法。胆道内出血主要是由于穿刺过程中损伤血管，血管内压力较大，血液沿穿刺路径流入胆管，或放置导丝和引流管时胆道内肿瘤出血。处理方法为抽吸确认出血后减轻胆道内压力，注射生理盐水，观察出血情况或重新选择一支靶胆管引流，出血通常能够自行停止。

②胆汁渗漏：胆汁渗漏多由于置管失败引起，除了有明显腹痛，还可引起胆汁性腹膜炎甚至腹腔脓肿。应重新置管，减轻胆道内压力。

③胆心反射：有少数患者在穿刺过程中会出现全身大汗、脸色苍白、肩背部放射性疼痛、心率和血压急剧下降等症状，多为胆心反射。一旦出现应立即暂停操作，立即静脉补液和使用阿托品，纠正心率下降和低血压症状。

④胆管－门静脉瘘：胆管和门静脉并行紧贴，穿刺胆管时很容易损伤门静脉，导致胆管－门静脉瘘，胆汁可经瘘口进入门静脉出现菌血症和黄疸加重，此时置入较粗的引流管可起到压迫瘘口的作用。

⑤感染：主要为急性胆管炎表现，感染严重时可导致败血症，甚至感染性休克，主要原因为胆道梗阻后胆汁淤积。在治疗过程中损伤与胆管并行的血管时，细菌可能入血引起菌血症，甚至脓毒血症。若伴有胆道内出血，更容易引起感染。

其余参照胸腹腔穿刺置管。

5. 术后护理

（1）术后仔细查对患者身份及检查信息。术毕嘱患者在观察区留观 30min，无不良反应发生后方可离开介入室。

（2）潜在并发症的观察及护理。

①胆汁渗漏：避免置管后引流管的脱落是预防胆汁渗漏的有效措施。发生该类并发症时，患者会出现腹痛、腹膜刺激征、发热、白细胞增多、肠梗阻、血流动力学改变等，应给予抗感染、对症治疗，必要时行外科手术治疗。

②感染：感染主要由胆管阻塞后胆汁淤积所致，在接受 PTCD 治疗的患者中，约 60％的患者发现有胆汁内细菌生长。为了预防感染，穿刺时应避免损伤血管，加强患者的营养支持，提高自身抵抗力，穿刺后常规给予抗生素治疗。

③疼痛：正常情况下穿刺完毕后会有疼痛或不适，大多数都能忍受，并多在 1～2d 症状消失。如遇疼痛加重、持续时间较长仍不能缓解者，应及时告知管床医生。

④其他：血性胆汁、上腹部疼痛、恶心、大汗等，经积极对症治疗均可缓解。

（3）超声护士应做好健康宣教并详细告诉患者注意事项及引流管的护理方法。穿刺后需卧床休息 24h，4h 以后可进食清淡流质食物。术后保持穿刺部位清洁干燥，定期更换纱布，以防发生感染。注意保护引流管，带管期间避免剧烈咳嗽、呕吐、高举双手等引起肝脏大幅度活动的情况。

（三）经皮肾盂穿刺造口术护理

经皮肾盂穿刺造口术（Percutaneous nephrostomy，PCN）指在超声引导下应用穿刺针经皮穿刺肾集合系统，并置入引流管引流，使梗阻或损伤的泌尿系统得以减压或改道的一种治疗方法。

1. 适应证

（1）对肾盂积脓进行减压、引流、冲洗和药物治疗。

（2）移植肾出现的血肿、输尿管狭窄、肾盂积水或积脓。

（3）恶性肿瘤等压迫上泌尿系统导致梗阻。

（4）为经皮肾镜等进一步的检查和治疗开辟通道。

（5）向肾集合系统内注药溶石或行肿瘤化疗。

（6）出血性膀胱炎尿流改道。

2. 禁忌证

（1）难以纠正的严重凝血功能障碍。

（2）若长期服用抗凝药物，需停药一周后再行穿刺。

（3）有严重心脏疾病和肺功能不全，无法耐受治疗。

（4）无安全的穿刺路径。

3. 术前护理

（1）查对与评估：同胸腹腔穿刺置管。

（2）用物准备：同经皮经肝胆管穿刺置管引流术。

（3）患者准备、操作者准备。

①术前准备：嘱患者着病员服或宽松易穿脱的衣物。建立静脉通道，维持静脉输液通畅。

②完善相关检查：协助患者进行尿路影像学检查（彩超、X 线尿路造影、CT 及 MRI），血常规、出凝血时间及输血前全套，肾功能及生化检测，必要时行心功能检查。

其余参照胸腹腔穿刺置管。

4. 术中护理

体位摆放：指导或协助患者采取俯卧位或侧卧位，尽可能暴露穿刺部位。

其余参照胸腹腔穿刺置管。

5. 术后护理

（1）术后仔细查对患者身份及检查信息。术毕嘱患者在介入观察区观察 30min，无不良反应发生后方可离开介入室。

（2）潜在并发症的观察及护理。

①引流管脱落：引流管脱落是最常见的并发症，好发于置管早期，这时再次穿刺会十分困难。术后应该正确固定引流管，向患者说明引流管的重要性，指导患者正确保护引流管。加强护理，有效避免非计划拔管的发生。

②感染：感染的主要原因是引流管堵塞，定期使用生理盐水冲洗引流管以保持其通畅，穿刺后也可常规给予抗生素。

③疼痛：正常情况下穿刺完毕后会有疼痛或不适，大多数都能忍受，并多在1～2d 内症状消失。如遇疼痛加重、持续时间较长仍不能缓解者，应及时告知管床医生。

④出血、血尿：经皮肾盂穿刺造口术治疗后一般都有轻微出血，以肉眼血尿多见，

发生率约为8.5%。若肉眼血尿较明显，可夹闭引流管30min，出血一般可自行停止，不需要处理。

(3) 超声护士应做好健康宣教并详细告诉患者注意事项，可进食清淡流质食物。术后保持穿刺部位清洁干燥，定期更换敷料，以防发生感染。注意保护引流管，带管期间避免剧烈咳嗽。

(四) 肝脓肿置管引流护理

肝脓肿是细菌、真菌或溶组织阿米巴原虫等多种微生物引起的肝脏化脓性病变，若不积极治疗，死亡率可高达10%~30%。肝脏内管道系统丰富，包括胆道系统、门脉系统、肝动静脉系统及淋巴系统，大大增加了微生物寄生、感染的概率。肝脓肿分为三种类型，其中细菌性肝脓肿常为多种细菌所致的混合感染，约占80%；阿米巴性肝脓肿约占10%；而真菌性肝脓肿低于10%。超声引导下肝脓肿置管引流是治疗该类疾病的常规手段，特别是对年老体弱、不能耐受手术的脓肿患者，是首选治疗方法。

1. 适应证

(1) 已经液化的单发性或多发性脓肿，直径≥3cm，液化范围≥50%。

(2) 年老体弱、不能耐受手术。

(3) 诊断性穿刺，以了解肝脓肿类型，并行细菌学检查，选择治疗方法。

2. 禁忌证

(1) 有严重出血倾向。

(2) 穿刺针道无法避开大血管或重要脏器。

(3) 脓肿早期，脓腔尚未完全液化。

(4) 患者不能耐受。

3. 术前护理

(1) 查对与评估：同胸腹腔穿刺置管。

(2) 用物准备：同经皮经肝胆管穿刺置管引流术。

(3) 患者准备、操作者准备。

①术前准备：术前禁食8h，嘱患者着病员服或宽松易穿脱的衣物。建立静脉通道，维持静脉输液通畅。

②完善相关检查：协助患者进行肝脏及胆道影像学彩超、CT及MRI，血常规、出凝血时间及输血前全套，肝功能及生化检测，必要时行心功能检查。

其余参照胸腹腔穿刺置管。

4. 术中护理

体位摆放：指导或协助患者根据病灶位置选择仰卧位或侧卧位。

其余参照胸腹腔穿刺置管。

5. 术后护理

(1) 术后仔细查对患者身份及检查信息。术毕嘱患者在介入观察区留观30min，无不良反应发生后方可离开介入室。

（2）潜在并发症的观察及护理。

①出血：术后出血多由穿刺过程中损伤肝脏所致，在穿刺时嘱患者勿咳嗽或深呼吸。出血量较大时，应及时采取措施纠正出血和血流动力学损伤。

②感染扩散：主要原因是脓液进入腹腔或胸腔造成腹膜炎或胸膜炎，穿刺后常规给予抗生素并注意观察患者有无腹痛或胸痛加重。

③胆汁渗漏：当脓肿距离胆管或胆囊较近时，穿刺可能损伤胆管或胆囊，导致胆汁性腹膜炎。如患者术中或术后出现腹痛、腹肌紧张、压痛等腹膜刺激征时，应及时协助医生尽快完成置管，对症治疗，必要时可行腹腔置管冲洗，减少胆汁对腹膜的刺激。

④气胸：如果脓肿位置较高，穿刺路径可能通过胸腔引发气胸。发生气胸后，患者需绝对卧床休息，取斜坡位或半卧位，给予吸氧，保持呼吸道通畅，尽快建立静脉通道，严密监测患者生命体征变化，特别是血氧饱和度的监测，必要时可行胸部 X 线检查，了解气胸的程度，为后续治疗提供可靠依据。

三、超声引导下甲状腺微波消融护理

甲状腺微波消融是在超声引导下，精准地将消融针穿刺入甲状腺病灶，然后利用消融针发出高频微波，使消融针与周围肿瘤组织内细胞离子震荡摩擦产生热量，在短时间内产生 65～120℃的局部高温，造成肿瘤组织迅速脱水坏死，从而有效快速杀灭肿瘤组织。

1. 适应证

（1）证实为甲状腺良性肿瘤并具有以下表现：结节最大径≥2cm、呈进行性生长、实性部分不少于结节体积的 20％。

（2）甲状旁腺皮质增生。

（3）甲亢。

（4）甲状腺微小乳头状癌（最大径<1cm）、无淋巴结转移。

2. 禁忌证

（1）甲状腺结节穿刺结果不明确或为恶性。

（2）病灶对侧声带功能异常。

（3）严重心肺疾病或凝血障碍。

（4）不能耐受或配合。

3. 术前护理

（1）信息查对：仔细查对患者身份、治疗信息及麻醉方式。

（2）患者准备：向患者及其家属说明治疗的方法及术后并发症等，患者及其家属同意后，签署手术知情同意书（必要时签署造影同意书）；指导患者少食含碘食品、忌油腻及刺激性食物，注意保暖，预防感冒。

（3）完善相关检查：协助患者做好有关的实验室检查，如血常规、肝肾功能、凝血功能、T_3、T_4、心电图等，术前24h测定血清钙、磷。

（4）用物准备：三方查对单、患者转运交接单、消融包、桌单、手术衣、微波消融机、微波消融针、无菌治疗巾、超声对比剂、生理盐水、艾利克、穿刺针、延长管、透明敷贴、注射器、医用润滑液、2%盐酸利多卡因注射液、心电监护仪、敷贴、冰袋、无菌超声隔离透声膜。

（5）手术区皮肤准备：术前清洁皮肤，皮肤准备是预防术区感染的重要环节。治疗前进行留置针穿刺并保留，术中造影备用。

（6）心理护理：通过向患者及其家属介绍微波消融的治疗方法、术中配合方法、注意事项、治疗效果等，取得患者及其家属的积极配合，缓解其紧张、焦虑心理，增强患者治疗的信心和勇气，使患者以最佳心理状态配合治疗与护理。

4. 术中护理

（1）再次仔细查对患者身份、治疗信息及麻醉方式。协助患者取仰卧位，充分暴露消融部位，嘱患者在确保不随意自行改变体位的前提下平静呼吸，全身放松，以耐受较长时间的治疗。

（2）予患者全程心电监护、吸氧，护士、手术医生及报告录入人员对靶器官共同定位，根据病灶部位及大小拟订治疗方案，以及微波消融针的进针点、进针方向及深度等。首先将机器模式置于脚踏挡位，而后根据病灶部位、大小，护士按要求设置治疗参数功率（30～40W），时间为3～10min。

（3）常规消毒皮肤，铺无菌治疗巾。将微波消融针连接消融机，开启冷循环系统，确认运行正常，予患者局部麻醉后，手术医生在超声引导下开始治疗。护士密切监测心电图的变化，观察患者的生命体征变化，并做好记录，同时记录消融功率及消融时间，发现问题及时报告手术医生。

（4）术后查对消毒穿刺点，敷贴包扎穿刺部位，周围以冰袋冷敷，协助患者离开手术室。

5. 术后护理

（1）术后仔细查对患者身份、治疗信息及麻醉方式。手术结束在观察区观察30min，密切关注患者的病情变化、声音变化，无不适后送回病房继续观察。返回病房后予心电监护，密切监测生命体征变化，并随时记录。

（2）按局部麻醉术后常规护理，嘱患者术后当天应卧床休息、少讲话，血压平稳后可取高坡卧位，以利呼吸；避免剧烈转动颈部，指导患者保持头颈部于舒适体位，在改变卧位、起身和咳嗽时可用手固定颈部，以减少震动和保持舒适。

（3）潜在并发症的观察及护理。

①出血：由于大部分微波消融操作本身具备凝血作用，故术后出血发生率较低，出血多发生在腺体表面，少数在腺内或囊内；在穿刺过程中伤及皮下血管，极少数可引起皮肤瘀斑。部分出血可通过热消融凝固止血，对于已经形成的血肿可通过超声进行动态观察，并通过局部压迫的方法控制出血进一步发展。出血控制后酌情加压包扎，并予以冰敷防止再次出血，一般血肿会自行吸收。如出血不能控制，尤其是影响呼吸时需及时

手术减压处理。

②疼痛：少部分患者术后会出现轻微痛感或放射痛，大部分患者可耐受，随时间逐渐减轻。少数患者会持续疼痛，需进一步查明原因，必要时通过暂停消融、追加麻药、颈神经丛阻滞等方法进行针对性镇痛，对症处理。

③喉返神经和喉上神经损伤：热消融操作不当或肿瘤粘连可损伤喉返神经和喉上神经，部分为热消融过程中，热量通过甲状腺肿瘤及其周围组织传导，引起喉返神经、喉上神经灼伤或热损伤所致。喉返神经损伤常引起同侧声带麻痹，有时单侧声带麻痹没有任何症状，但大多数单侧声带麻痹的患者伴有声音相关症状，从较轻的发声容易疲劳到比较严重的声音嘶哑，通常随时间患者症状逐渐减轻，绝大多数患者在 3～6 个月恢复，可予以激素、神经营养药物等。双侧喉返神经损伤可导致严重的上呼吸道梗阻，常常需要紧急气管切开或者紧急气管插管。喉上神经外支损伤主要导致环甲肌麻痹，患侧声带张力减低，发声时可出现音调降低、音域变窄、嗓音低沉无力、最大发声时间缩短、无法高声言语或呼喊等音质改变。

（4）嘱患者术后当天可进温凉流食，以免引起颈部血管扩张。术后 2～3d 可进半流食，若出现呛咳则暂停进食。

（5）根据情况对环境、仪器等进行消毒灭菌处理。

6. 注意事项

（1）严格无菌操作。

（2）超声引导下避开血管等重要结构放置微波消融针。

（3）术中严密观察生命体征。

（4）造影后严密观察患者有无对比剂不良反应。

（熊天祯、兰琳、周洁宏）

第八章　放射介入诊疗护理

介入放射学作为一门新兴学科，经过了近 60 年的不断发展，目前已成为除内科、外科治疗之外的第三大临床治疗手段。放射介入诊疗技术是在医学影像设备（X 线、CT、超声）引导下，将特制的导管、导丝、穿刺针等精密器械，通过人体皮肤的微小切口或自然通道开口置入体内，对体内病变组织进行影像学、组织学等诊断，或进行局部微创治疗。介入诊疗技术具有侵入性小、创伤小、恢复时间快等优势，已被患者广泛接受，也是未来众多疾病诊疗的发展方向。

我国许多大中型医疗机构已不同程度地开展了介入诊疗的临床与科研工作，为此，国家卫健委于 2019 年颁发了《神经血管介入诊疗技术临床应用管理规范（2019 年版）》《外周血管介入诊疗技术临床应用管理规范（2019 年版）》《综合介入诊疗技术临床应用管理规范（2019 年版）》。本章将对部分介入诊疗护理流程进行介绍。

第一节　神经血管介入诊疗护理

神经血管介入诊疗技术指在医学影像设备引导下，经血管或经皮穿刺途径对头颈部和脊柱、脊髓血管病变进行诊断或治疗的技术。

一、全脑血管 DSA 护理

全脑血管数字减影血管造影（Digital subtraction angiography，DSA）是脑血管疾病诊断的“金标准”。它是将对比剂注入患者颈内动脉或椎动脉中，让患者的脑血管实际形态显影（图 8−1−1），以便对患者脑血管的病变情况进行准确、清晰显示的一种临床常见的检查方式。全脑血管 DSA 属于有创操作，在颅内动脉瘤、脑动静脉畸形、脑动静脉瘘、颈动脉狭窄等疾病的介入治疗或外科手术治疗中发挥着不可替代的重要作用。但全脑血管 DSA 的时间较长，患者和医护人员均需要长时间地暴露在 X 线下，部分患者可能发生 DSA 相关的并发症，如对比剂过敏、穿刺部位皮下血肿、脑梗死等。

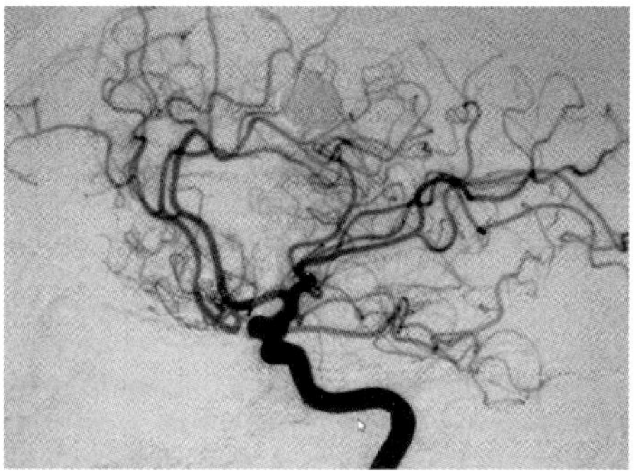

图 8-1-1　全脑血管 DSA

1. 适应证

(1) 怀疑脑血管本身病变或寻找脑血管疾病病因。

(2) 怀疑脑静脉病变。

(3) 脑内或蛛网膜下腔出血病因检查。

(4) 头面部富血性肿瘤术前检查。

(5) 了解颅内占位病变的血供与邻近血管的关系，以及某些肿瘤的定性。

(6) 实施血管介入或手术治疗前明确血管病变和周围解剖关系。

(7) 急性脑血管疾病需动脉溶栓或其他血管内治疗。

(8) 头面部及颅内血管性疾病的治疗后复查。

2. 禁忌证

(1) 严重心、肝和肾功能不全。

(2) 严重的出血倾向或出血性疾病。

(3) 对碘过敏或者介入材料过敏。

(4) 严重脑疝晚期、脑干功能衰竭。

(5) 穿刺点局部感染。

特殊情况可经过各方讨论，知情同意后采取个体化处理。

3. 术前护理

(1) 患者准备。

①术前查对：局部麻醉患者由手术医生、全身麻醉患者由麻醉医生按流程完成患者身份信息（腕带号+姓名）查对、手术安全查对。

②术前宣教：告知患者检查的必要性、简要操作过程，造影期间需要配合医生的注意事项、术中可能的不适感，特别是向动脉内注射碘对比剂时会有一过性的头面部发热感，此时切勿乱动，以免图像模糊不清，解除其思想顾虑。同时告知射线的相关作用及危害，做好射线防护，做好术中解释工作，交代相关注意事项。

③完善相关检查：协助患者进行血常规、凝血功能、输血前全套及心、肝、肾等重要脏器功能的检查。

④文书准备：指导患者及其家属签署手术知情同意书、手术风险评估表、手术计划

核准书、患者授权委托书等相关医疗文书。特殊人群（12 岁以下儿童及孕妇）应提前签署 X 线相关知情同意书。

⑤术前用药：对颅压增高、颅内占位病变者遵医嘱静脉给予 20%甘露醇注射液。

⑥提前建立静脉通道：一般优先选择左上肢（因为一般穿刺造影的操作在患者右侧），安置心电监护，做好生命体征的监测。

⑦饮食准备：全脑血管 DSA 一般在局部麻醉下进行，发生恶心、呕吐的可能性极小，吸入性肺炎更加罕见，因此建议对于清醒且能够配合的患者一般不必要求术前禁食。

⑧其他：指导或协助患者术前按手术要求穿好病员服（女性患者不穿内衣），提前取下金属物品及活动假牙。

（2）介入手术室准备。

①环境准备：确保介入手术室环境及消毒符合院感及手术操作要求，环境整洁、温度控制在 18～24℃、相对湿度控制在 50%～60%，术中可根据患者和医生需求进行调整。

②提前确定 DSA 设备、高压注射器、影像处理工作站等在备用状态。

③物品准备：备齐手术室所需物品，如介入手术布类包、手术衣、介入器械、无菌持物钳、心电监护仪、吸痰器、微量泵等。手术所需铅衣、铅围脖、铅帽等防护装备按要求定点规范放置。

④药物准备：备齐手术室所需药物，如生理盐水 500mL 2 瓶、肝素钠注射液 12500U、2%盐酸利多卡因注射液 20mL、碘对比剂 100mL 2 瓶。确保急救药品，如盐酸替罗非班氯化钠注射液 100mL、鱼精蛋白注射液 50mg、尼莫地平注射液 100mL、20%甘露醇溶液 250mL、呋塞米 20～40mg 等放在固定且方便拿取的位置。

4. 术中护理

（1）协助患者取平卧位，头放入头套内（保持正立位），嘱头部保持不动。评估患者跌倒/坠床及压力性损伤的风险，正确安置挡手板，以防跌倒/坠床，必要时征得患者及其家属的同意后对患者进行四肢、头部的保护性约束。注意患者皮肤的保护，在受压处予棉垫减压。使用铅衣、铅围脖、铅帽等对特殊人群（12 岁以下儿童及孕妇）进行辐射防护。双下肢略外展，暴露穿刺部位（注意保护患者隐私及保暖）。

（2）铺无菌手术台，准备手术用物：5F 穿刺鞘、0.035 英寸 GA 导丝 180cm，5F 椎动脉造影管 100cm、5F 猪尾造影导管，儿童或血管较细的患者可使用 4F 穿刺鞘及导管。术中如遇复杂血管，如血管迂曲、牛角弓、Ⅱ型弓、Ⅲ型弓（图 8－1－2）等，及时配合医生选用合适的导管，如 Simmons、Hunterhead 导管等。

（3）协助医生消毒、铺巾：双侧股动脉穿刺区域碘伏消毒 2 遍，上界为脐平面，下界为大腿下 1/3 处，外侧界为腋中线延长线，内侧界为大腿内侧中线。首先消毒穿刺处，最后消毒会阴部。

（4）手术前医生发起查对，内容包括：患者姓名、性别、年龄查对，手术方式查对，手术部位与标识正确，体位、术野皮肤准备正确。

（5）手术、麻醉风险预警：手术医生陈述预计手术时间、预计失血量、手术关注点等，麻醉医生陈述麻醉关注点及其他，手术护士陈述物品灭菌合格、仪器设备、术前/术中特殊用药情况及是否需要使用抗菌药物并在术前 0.5～1.0h 使用。

（6）协助医生完成主动脉弓造影。

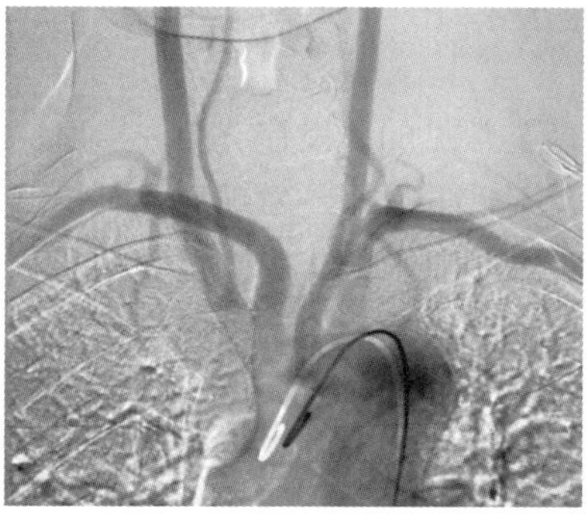

图 8－1－2　**Ⅲ型弓造影图**

（7）手术结束后拔除动脉鞘，协助医生加压包扎穿刺点或安置动脉压迫器止血，检查患者足背动脉搏动情况。

（8）手术结束后、患者离开手术室前，护士发起查对，内容包括：手术用物清点正确，手术标本信息确认，手术用药、输血的查对，手术标本是否送检，皮肤情况确认，各种管道确认及患者去向。做好健康宣教、协助患者出室。

（9）针对不同穿刺点使用不同压迫方式，并交代注意事项：使用动脉压迫器（图 8－1－3）的患者建议压迫 4h 或以上，压迫 3h 后可减压 1.0～1.5 个刻度；患者存在高血压或凝血功能障碍时，压迫时间可适当延长，但不建议超过 12h。

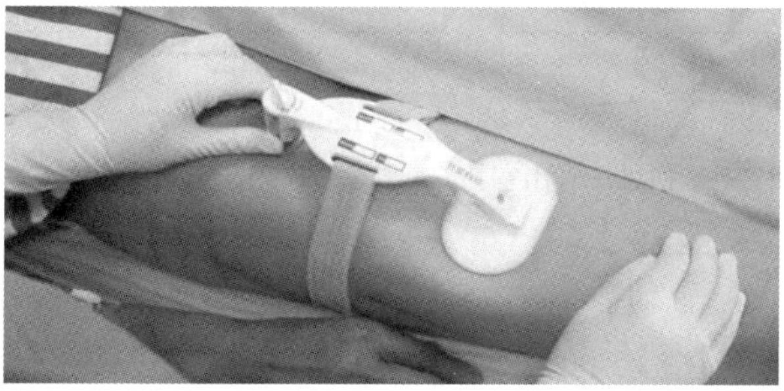

图 8－1－3　**动脉压迫器安置**

5．术后护理

（1）穿刺部位的观察与护理。

①观察穿刺点是否存在渗血、渗液、皮下血肿。

②足背动脉搏动的观察可以患者健侧足背动脉搏动明显处为参照。

③患者主观感受：患者穿刺侧是否存在持续加重的发凉、胀痛、酸痛等缺血症状。

④加强与医生的沟通，结合观察要点进行交接班，如有特殊情况需记录。

⑤穿刺点常见并发症有出血、皮下血肿、腹膜后血肿、假性动脉瘤、动静脉瘘等。

⑥患肢制动时避免移床，在转床和运送途中患侧髋关节、膝关节处于伸直位，对于

配合不佳的患者可用手按压止血装置，避免移位。

⑦根据患者病情，如意识状态、凝血功能等，遵医嘱适当调整压迫时间。

（2）密切观察患者生命体征、意识、瞳孔及肢体活动度情况并与术前相比较。注意患者有无头晕、呕吐、失语、肌力下降、癫痫等神经系统症状，同时应严密观察患者血压的变化。

（3）并发症的观察及处理：常见的并发症有颅内出血、脑血管痉挛、缺血性神经功能障碍、脑梗死、迷走神经反射性低血压，发现后及时予以处理。

（4）饮食及休息：嘱患者穿刺侧肢体制动，鼓励患者多饮水，以促进碘对比剂排泄。

6. 流程图

全脑血管 DSA 护理流程图见图 8－1－4。

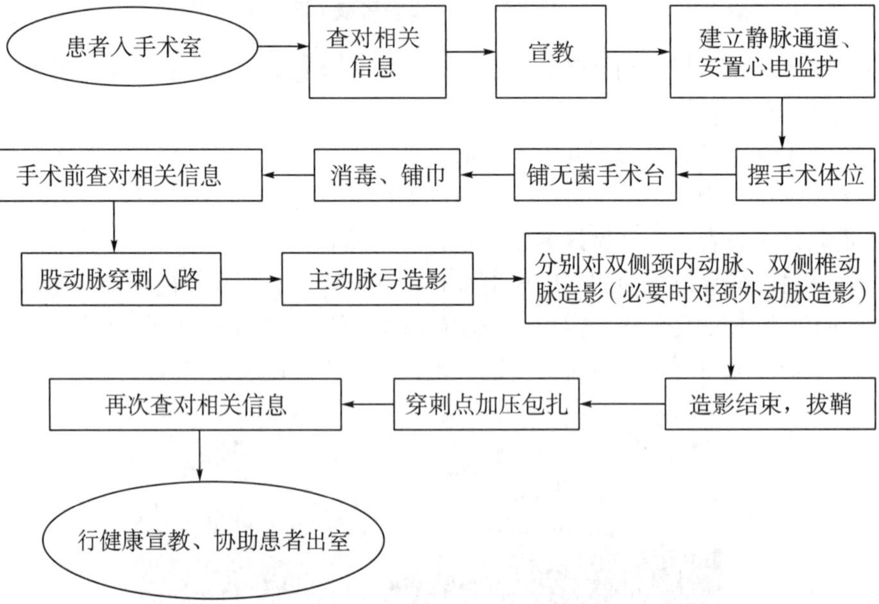

图 8－1－4　全脑血管 DSA 护理流程图

二、脊髓动脉造影术护理

脊髓血管疾病起病急、症状突出、预后较差，与脊髓脱髓鞘类和脑血管疾病相比，脊髓血管疾病不常见。选择性脊髓动脉造影术可明确畸形血管的形态、位置、大小、范围、供血动脉及引流静脉等，对指导外科手术或血管内治疗提供了帮助，是诊断脊髓血管疾病的“金标准”。其中脊髓动脉造影术主要涉及甲状颈干、椎动脉、肋间动脉、肋颈动脉、腰动脉等组成根髓动脉的动脉血管。

1. 适应证

（1）脊髓相关血管性的病变，如动脉瘤、动静脉畸形等。

（2）脊髓相关良恶性肿瘤，观察脊髓肿瘤与血管之间的关系。

（3）脊髓血管疾病的复查。

（4）部分蛛网膜下腔出血（Subarachnoid hemorrhage，SAH）但脑血管造影为阴性的检查。

2. 禁忌证

同全脑血管 DSA。

3. 术前护理

（1）患者准备。

①术前查对：局部麻醉患者由手术医生、全身麻醉患者由麻醉医生按流程完成患者身份信息（腕带号+姓名）查对、手术安全查对。

②术前宣教：因为脊髓功能障碍，患者可能表现出不同程度的自理能力缺陷，加上对脊髓血管疾病缺乏正确的认识，患者可能会出现焦虑、紧张、恐惧等不良情绪。护士应向患者讲解脊髓血管疾病的相关健康知识，说明行脊髓动脉 DSA 的必要性。缓解患者的不良情绪，树立战胜疾病的信心。术前禁止对患者感觉障碍平面部位进行热敷、热疗或冷疗，避免肢体烫伤或冻伤。

③完善相关检查：协助患者进行血常规、凝血功能、肾功能检查，输血前全套及心、肝、肾等重要脏器功能的检查，脊髓 MRI 影像学检查。

④文书准备：指导患者及其家属签署手术知情同意书、手术风险评估表、手术计划核准书、患者授权委托书等相关医疗文书。特殊人群（12 岁以下儿童及孕妇）应提前签署 X 线相关知情同意书。

⑤呼吸训练：为避免患者的呼吸运动对造影图像的影响，需进行屏气训练。嘱患者在造影时先深吸一口气，呼出去后屏气至该根血管造影图像采集结束。术前需训练数次，保证患者掌握术中配合的要领。

⑥建立静脉通道，安置心电监护。

⑦其他：提前取下金属物品及活动假牙。

（2）介入手术室准备：同全脑血管 DSA。

4. 术中护理

（1）协助患者取平卧位，头放入头套内（保持正立位）。评估患者跌倒/坠床及压力性损伤的风险，正确安置挡手板，以防发生跌倒/坠床，必要时予保护性约束。注意患者皮肤的保护，在受压处予棉垫减压。双下肢略外展，暴露穿刺部位。

（2）铺无菌手术台，准备手术用物：5F 穿刺鞘、0.035 英寸 GA 导丝 180cm、5F Cobra 导管、5F 猪尾造影管。

（3）做好术中解释工作，交代相关注意事项，尤其是嘱患者造影时保持姿势不动，避免影响图像的质量。造影过程中针对造影血管的图片，与医生确认无误后在计算机上进行标记，标明造影的位置，以免遗漏病变。

（4）协助医生消毒、铺巾。手术前医生发起查对，内容包括：患者姓名、性别、年龄查对，手术方式查对，手术部位与标识正确，体位、术野皮肤准备正确。

（5）手术、麻醉风险预警：手术医生陈述预计手术时间、预计失血量、手术关注点等，麻醉医生陈述麻醉关注点及其他，手术护士陈述物品灭菌是否合格，仪器设备、术前/术中特殊用药情况及是否需要使用抗菌药物并在术前 0.5～1.0h 使用。

（6）协助医生完成全脊髓动脉选择性造影。

（7）造影结束后拔除动脉鞘，协助医生进行穿刺点加压包扎或安置压迫器按压穿刺点，并检查患者足背动脉搏动情况。

（8）手术结束后、患者离开手术室前，护士发起查对，内容包括：手术用物清点正确，手术标本信息确认，手术用药、输血的查对，手术标本是否送检，皮肤情况确认，各种管道确认及患者去向。做好健康宣教、协助患者出室。

5. 术后护理

（1）术后对患者体内的对比剂进行“水化”，鼓励患者多饮水，促进对比剂的代谢。

（2）对患者的脊髓神经功能进行观察、评估，包括双下肢的感觉、运动以及括约肌功能等，并与术前对比，注意观察症状有无加重，做好记录。

（3）并发症的观察及处理：常见的并发症有血管痉挛、穿刺部位血肿、下肢血栓等。因脊髓动脉较细小，术中造影易导致血管痉挛，常发生在术后的 12～24h，主要表现为术后肌力下降、感觉异常平面上升。故术后应严密观察患者有无此类症状，如有异常积极配合医生处理。

6. 流程图

脊髓动脉造影术护理流程图见图 8-1-5。

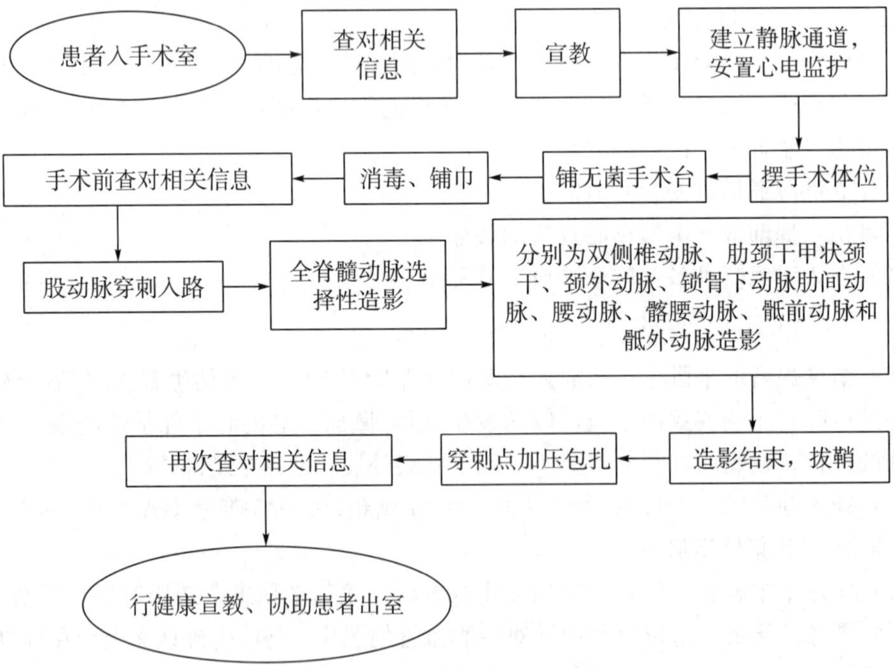

图 8-1-5　脊髓动脉 DSA 护理流程图

三、颅内动脉瘤介入治疗护理

颅内动脉瘤是由于颅内动脉先天或后天损伤等因素所致的局部血管壁损害，在血流动力学负荷和其他因素作用下逐渐扩张形成的异常膨出，其破裂是造成 SAH 的首要原因，主要症状多由动脉瘤破裂出血引起，部分由瘤体压迫、动脉痉挛及栓塞造成。动脉瘤破裂出血常致患者残疾或死亡，幸存者仍可能再次出血。目前治疗颅内动脉瘤的方法包括保守治疗结合影像随访、手术夹闭治疗和血管内介入治疗。单纯的弹簧圈栓塞、球囊辅助弹簧圈栓塞、支架辅助弹簧圈栓塞等是颅内动脉瘤介入治疗的主要方式。颅内动脉瘤介入治疗前、后见图 8-1-6、图 8-1-7。

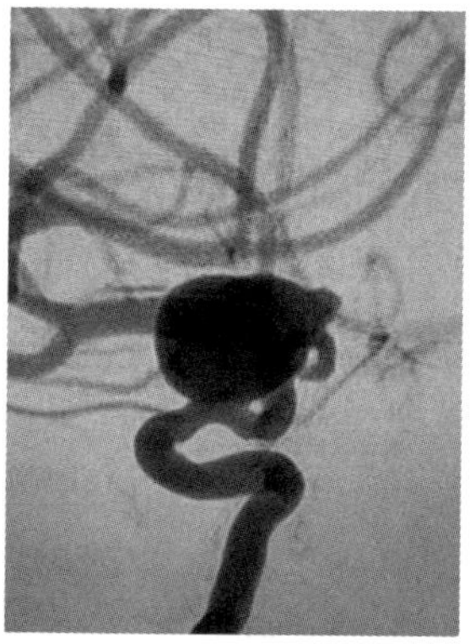

图 8-1-6　颅内动脉瘤介入治疗前

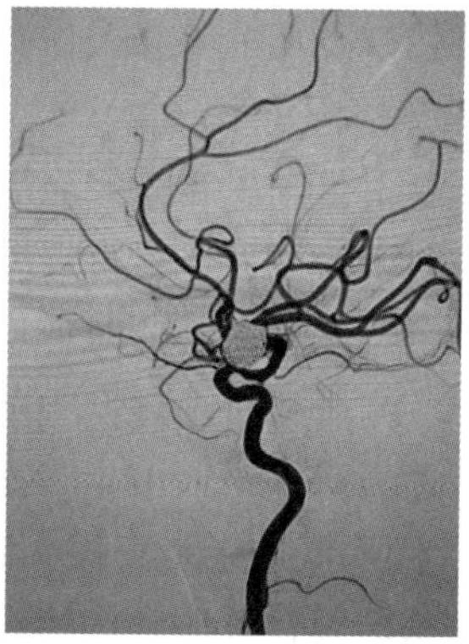

图 8-1-7　颅内动脉瘤介入治疗后

1. 适应证

通常认为，患者可以耐受麻醉且手术医生技术上存在保障时，患者均可以接受颅内动脉瘤介入治疗。

（1）大部分颅内动脉瘤都可以考虑介入治疗，尤其是开颅难度大、高危因素多的颅内动脉瘤或后循环动脉瘤。

（2）高龄、手术耐受程度低（如肝肾功能不全，Hunt-Hess 分级Ⅳ～Ⅴ级）。

（3）存在开颅手术禁忌证。

2. 禁忌证

（1）有严重并发症、全身状况较差。

（2）对对比剂、导丝、导管过敏。

（3）对肝素有不良反应和（或）有凝血功能障碍。

（4）脑实质内的血肿量较大（大于 30mL）、严重颅压增高及有大脑中动脉瘤的患者，应优先考虑行外科手术夹闭，进行血肿的清除，根据手术情况必要时去骨瓣减压。

3. 术前护理

(1) 患者准备。

①术前查对：全身麻醉患者由麻醉医生按流程完成患者身份信息（腕带号+姓名）查对、手术安全查对。

②术前宣教：因患者对手术室感到陌生等因素，患者可能会产生紧张、焦虑等情绪，给患者做好术前的心理疏导显得尤为重要。护士应讲明治疗的优势、简要操作步骤及术中的配合，减轻患者焦虑、恐惧情绪。

③完善相关检查：协助患者进行血常规、凝血功能、输血前全套、心电图检查，以及心、肝、肾等重要脏器功能的检查。

④文书准备：指导患者及其家属签署手术知情同意书、手术风险评估表、手术计划核准书、患者授权委托书等相关医疗文书。特殊人群（12 岁以下儿童及孕妇）应提前签署 X 线相关知情同意书。

⑤术前用药：告知患者做好血压的监测，遵医嘱服用降压药物及抗凝药物。当需延期处理动脉瘤时，对患者进行抗纤维蛋白溶解剂治疗可降低动脉瘤再出血的发生率。

⑥术前禁食、禁饮，必要时备皮。禁食、禁饮要求：清饮料≥2h、母乳≥4h、配方奶或牛奶≥6h、淀粉类固体食物≥6h、脂肪及肉类固体食物≥8h。

⑦嘱患者注意术前个人卫生，提前取下金属物品、活动假牙及贵重物品并进行妥善保管；根据手术要求更换病员服（女性患者不穿内衣）；练习床上大小便；提前称体重，以便术中麻醉给药及计算肝素的用量。

⑧建立静脉通道，安置心电监护。

(2) 介入手术室准备。

①环境准备：确保介入手术室环境及消毒符合院感及手术操作要求，环境整洁、温度控制在 18～24℃、相对湿度控制在 50%～60%，术中可根据患者和医生需求进行调整。

②物品准备：备齐手术室所需物品，介入手术布类包、手术衣、介入器械、无菌持物钳、加压滴注装置、心电监护仪、麻醉机、微量泵、开水壶等。手术所需铅衣、铅围脖、铅帽等防护装备按要求定点规范放置。

③药物准备：确保急救药品，如盐酸替罗非班氯化钠注射液 100mL、鱼精蛋白注射液 50mg、尼莫地平注射液 100mL、20%甘露醇溶液 250mL 及呋塞米 20～40mg 等放在固定且方便拿取的位置。

④特殊耗材准备：根据制订的手术方案，准备相应型号的神经介入微导丝、微导管，以及弹簧圈、指引导管、支架等。

4. 术中护理

(1) 术中配合。

①协助患者取平卧位，头放入头套内（保持正立位）。询问患者禁食、禁饮情况，了解体重，有无活动假牙或松动的牙齿，有无过敏史、既往史、手术史等。遵医嘱进行留置导尿（注意保护患者隐私及保暖）。双下肢略外展，暴露穿刺部位。对患者进行手

术区域以外的辐射防护。

②铺无菌手术台，准备手术用物：准备 11 号尖刀片、三通、Y 阀、穿刺鞘、GA 导丝、指引导管等一次性用物。准备术中加压滴注装置，配合医生排气并加压（压力为 300mmHg）。准备开水壶烧开蒸馏水备用，便于术中微导管塑型。

③协助医生消毒、铺巾。手术前医生发起查对，内容包括：患者姓名、性别、年龄查对，手术方式查对，手术部位与标识正确，体位、术野皮肤准备正确。

④手术、麻醉风险预警：手术医生陈述预计手术时间、预计失血量、手术关注点等，麻醉医生陈述麻醉关注点及其他，手术护士陈述物品灭菌是否合格，仪器设备、术前/术中特殊用药情况及是否需要使用抗菌药物并在术前 0.5～1.0h 使用。

⑤术中根据手术进程或手术步骤给予相应型号的微导管、微导丝、Y 阀、解脱泵、电解线、弹簧圈、颅内支架等。

⑥手术结束后准备负压吸痰器，做好全身麻醉苏醒期护理，防止患者因过分躁动而坠床，为患者保暖，保护隐私。正确填写相关文书，配合医生对穿刺点进行加压包扎，注意患者足背动脉搏动情况。

⑦手术结束后、患者离开手术室前，护士发起查对，内容包括：手术用物清点正确，手术标本信息确认，手术用药、输血的查对，手术标本是否送检，皮肤情况确认，各种管道确认及患者去向。做好健康宣教、协助患者出室。

（2）术中监测及用药。

①密切关注患者生命体征，特别是血压、心率的变化。

②遵医嘱根据患者体重予以静脉推注肝素，预防血栓形成。肝素用量计算：肝素使用量（mg）=体重（kg）×2/3（根据手术时间，必要时术中每间隔 1h 追加一次肝素，追加量为首次剂量的 1/2）。

（3）并发症的观察及处理。

①颅内动脉瘤破裂出血：是最严重的并发症，可能会危及患者生命。在整个手术过程中，由于颅内动脉瘤有破裂出血的可能，特别是注射对比剂，插送微导管、微导丝及放置弹簧圈、支架时，一旦发生破裂出血，一般须立即使用鱼精蛋白按照 1∶1 比例中和肝素，巡回护士应准确记录术中肝素每次应用的时间、剂量，熟练掌握肝素的降解半衰期，以便及时计算出患者体内的肝素量，20%甘露醇溶液快速静脉输入。密切观察患者的生命体征，特别是血压、心率、瞳孔和血氧饱和度变化等。积极配合医生进行接下来的手术处理。

②血栓形成：血管内操作的时间过久、术中未及时全身肝素化、放置支架前后未进行充分的抗血小板治疗、灌注系统未进行持续的加压灌注等因素都有可能造成血栓形成。为预防血栓形成，手术医生应熟练掌握手术的流程、操作规范，保持术中灌注系统的持续加压灌注。根据患者的体重，准确及时进行全身的肝素化，并根据手术时间及时进行追加肝素。

③脑血管痉挛：术中进行动脉瘤填塞的过程中，微导丝、微导管对载瘤动脉的不断刺激及局部的组织缺氧、血栓形成都有可能引起脑血管的痉挛。术中应严密观察患者的心率、血压、术中尿量，保证患者充足的血容量。

④弹簧圈移位脱出动脉瘤腔内：术前通过3D技术等对动脉瘤进行测量，术中根据动脉瘤的大小准确选择合适的弹簧圈进行栓塞，针对动脉瘤的大小、分型、位置等选择合适的治疗方案。根据手术需要配合手术医生准备相应的介入耗材。

⑤对比剂过敏或急性肾功能不全：术前仔细询问患者有无过敏史，提前准备好抗过敏的急救物品及药物，保证静脉通道的通畅。术后及时进行“水化”，关注并准确记录患者尿量、肾功能，减轻患者的肾脏负担。

⑥术中低血压：患者术前长时间禁饮、禁食、脱水治疗、补液不足等可能导致患者血容量不足；麻醉诱导中麻醉药物的应用可能使患者出现血压下降。术中应保持静脉通道通畅，根据需求进行合理补液，遵医嘱准确使用升压药。密切观察患者的尿量，准确计算患者的补液量。

5. 术后护理

（1）穿刺部位护理：指导患者穿刺侧肢体伸直制动，必要时对穿刺侧进行约束、固定。注意观察穿刺侧有无渗血、肿胀。

（2）患者全身麻醉清醒后，鼓励患者多饮水，促进碘对比剂从肾脏排出，以免引起肾功能损害。

（3）抗凝药物不良反应观察：抗凝药物有引起出血的可能，注意观察患者有无牙龈、皮肤出血及瘀斑等。

（4）健康宣教：嘱患者注意休息、避免劳累、合理饮食、保持大便通畅；控制不良情绪、保持心态平和、避免情绪激动。指导患者正确服药，有癫痫病史的患者坚持抗癫痫治疗，按时服药，不可随意停药；高血压患者规律服药，保持血压稳定；出院后的患者遵医嘱服用抗凝药物。

（5）并发症的观察及处理：常见的并发症有动脉瘤破裂出血、脑血管痉挛、脑梗死、支架内血栓形成、支架移位等，一旦发现并发症，予以及时处理。

（6）术后随访：对于介入栓塞的患者，推荐首次影像学复查时间为术后3～6个月；术后1、2、3、5年分别进行影像学随访；此后应每3～5年进行1次影像学随访。需根据患者采用的治疗方式、治疗结果等情况做更有针对性的安排，如对于完全闭塞者可适当将首次造影复查时间延长至术后6～12个月，然后是术后2、3、5年，并继续每3～5年行1次影像学随访。

6. 流程图

颅内动脉瘤介入治疗护理流程图见图8－1－8。

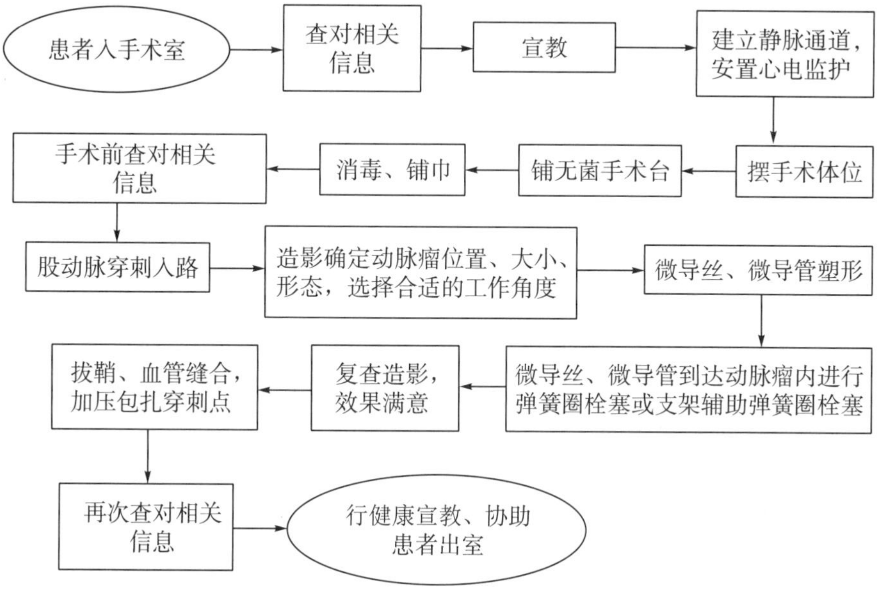

图 8－1－8　颅内动脉瘤介入治疗护理流程图

四、脑动静脉畸形介入治疗护理

脑动静脉畸形（Brain arteriovenous malformations，BAVMs）是一种先天性的中枢神经系统血管发育异常导致的疾病，主要病理特征为动脉与静脉之间没有正常的毛细血管床，动脉与静脉直接相通。BAVMs 常见于青中年患者，血流动力学的改变会导致患者出现脑出血或脑缺血等一系列比较严重的脑功能障碍，如出血、癫痫、神经功能改变等，严重者会威胁生命。介入治疗可有效减少或消除畸形，随着介入治疗的发展，血管内栓塞已经成为治疗该病的主要方法之一。BAVMs 介入治疗前、后见图 8－1－9、图 8－1－10。

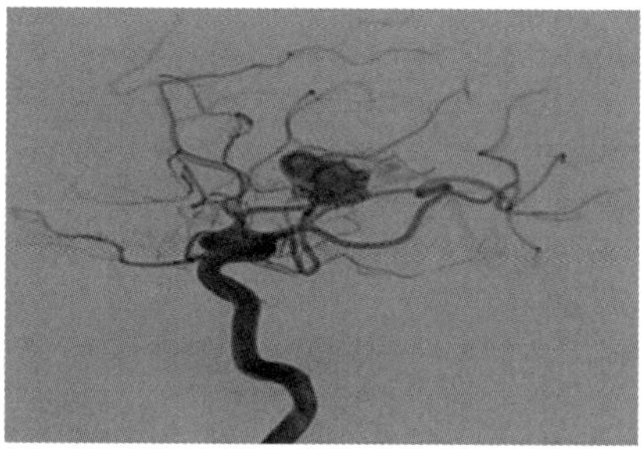

图 8－1－9　BAVMs 介入治疗前

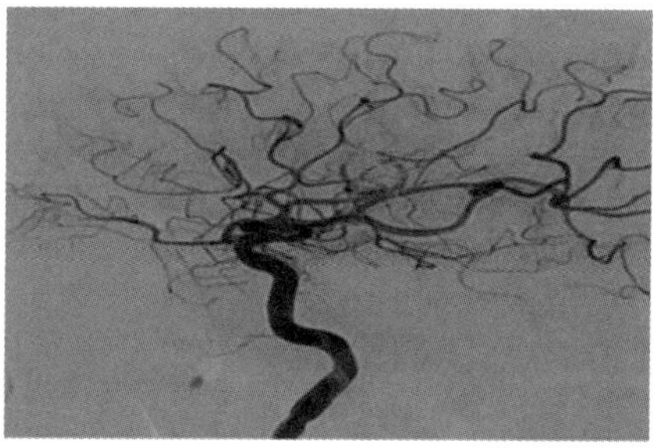

图 8－1－10　BAVMs 介入治疗后

1. 适应证

中小型病变且病变的位置较深，但并非功能区，外科风险较大，不适合做外科手术。

2. 禁忌证

(1) 病变位置主要在功能区上。

(2) 对对比剂、导丝、导管过敏。

(3) 导丝、导管难以到位。

3. 术前护理

(1) 患者准备:

①术前宣教:由于突发的头痛、头晕、肢体活动障碍或癫痫发作等症状,患者易产生恐惧情绪,加上环境陌生,使其更加忧虑,应根据不同的病情、症状及不同的年龄阶段制订并实施个体化的护理方案,予以良好的沟通,介绍介入治疗的方案、手术方式及介入治疗的优势,增强患者的信心,消除恐惧情绪。

②有癫痫病史的患者,术前抗癫痫药物治疗。

③术前评估:正确评估患者的病情,包括患者术前适应证、畸形团的供血动脉来源及是否合并高血压等,特别注意观察患者有无脑动静脉畸形破裂出血的症状、癫痫发作的先兆表现等。对可能出现的并发症做好应急准备。

其余参照颅内动脉瘤介入治疗相关准备。

(2) 介入手术室准备。

①环境准备:确保介入手术室环境及消毒符合院感及手术操作要求,环境整洁、温度控制在18~24℃、相对湿度控制在50%~60%,术中可根据患者和医生需求进行调整。

②物品准备:备齐手术所需物品,如介入手术布类包、手术衣、介入器械、无菌持物钳、加压滴注装置、心电监护仪、麻醉机、微量泵、开水壶、震荡机等。手术所需铅衣、铅围脖、铅帽等防护装备按要求定点规范放置。

③药物准备:确保急救药品,如盐酸替罗非班氯化钠注射液100mL、鱼精蛋白注射液50mg、尼莫地平注射液、20%甘露醇溶液250mL、呋塞米20~40mg、硫酸阿托品等放在固定且方便的位置。

④特殊耗材准备:根据患者制订的手术方案,准备相应型号的神经介入微导丝、微导管,以及漂浮导管、中间导管、Onyx胶、弹簧圈、解脱器、6F指引导管等。

⑤建立静脉通道,安置心电监护。

4. 术中护理

(1) 术中配合。

①协助患者取平卧位,头放入头套内(保持正立位)。询问患者禁食、禁饮情况,体重,有无假牙或松动的牙齿,有无过敏史、既往史、手术史等。全身麻醉诱导后遵医嘱进行留置导尿(注意保护患者隐私及保暖),对患者进行手术区域以外的射线防护,双下肢略外展,暴露穿刺部位,对患者进行手术区域以外的射线防护。

②铺无菌手术台,准备手术用物,如11号尖刀片、三通、Y阀、6F穿刺鞘、0.035英寸GA导丝180cm、6F指引导管等一次性用物。准备术中加压滴注装置,配合医生排气并加压。

③协助医生消毒、铺巾。手术前医生发起查对，内容包括：患者姓名、性别、年龄查对，手术方式查对，手术部位与标识正确，体位、术野皮肤准备正确。

④手术、麻醉风险预警：手术医生陈述预计手术时间、预计失血量、手术关注点等，麻醉医生陈述麻醉关注点及其他，手术护士陈述物品灭菌是否合格，仪器设备、术前/术中特殊用药情况及是否需要使用抗菌药物并在术前 0.5～1.0h 使用。

⑤Onyx 胶的使用：至少提前 20min 将 Onyx 胶放在震荡机（图 8－1－11）上震荡备用，震荡时将震荡机开到最大。在使用之前不要提前将 Onyx 胶取下，使其不沉淀而具有良好的显影效果。术中根据手术需要将 Onyx 胶和 DEMSO 准确传递给手术医生，注意无菌操作。

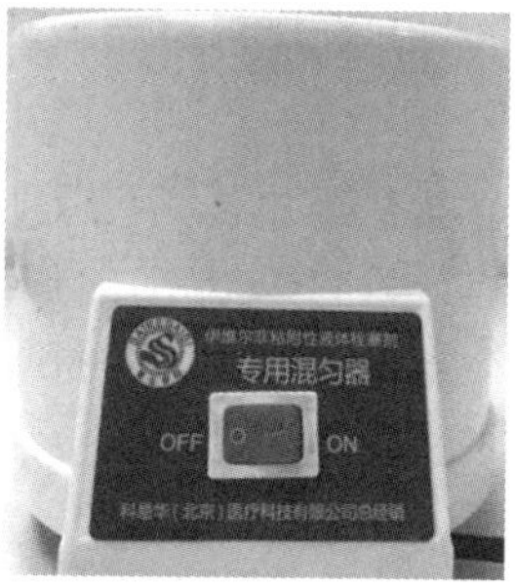

图 8－1－11　打胶专用摇匀器（震荡机）

⑥手术结束后正确填写相关护理文书，配合医生对穿刺点进行加压包扎。

⑦手术结束后、患者离开手术室前，护士发起查对，内容包括：手术用物清点正确，手术标本信息确认，手术用药、输血的查对，手术标本是否送检，皮肤情况确认，各种管道确认及患者去向。做好健康宣教、协助患者出室。

（2）术中监测及用药。

①密切观察患者生命体征、严格控制术中血压，密切观察患者心率、血氧饱和度变化。

②密切关注手术影像，跟进手术进程。

③遵医嘱根据患者体重予以静脉推注肝素。肝素用量计算：肝素使用量（mg）＝体重（kg）×2/3。必要时术中每隔 1h 追加一次肝素，追加量为首次剂量 1/2。

（3）并发症的观察及处理。

①颅内出血：是血管内介入治疗最严重的并发症，主要有术中出血和术后迟发性出血两种。术中护士应动作轻柔，避免强行撤出微导管，术中注意观察显示屏上的影像学的变化，协助手术医生及时发现对比剂外渗、生命体征的变化。一旦发生出血，需控制血压，降低颅压，予渗透性利尿，必要时行外科手术止血。

②血栓形成：为避免术中血栓形成，术前应全身肝素化，术中保持各级导管高压肝素生理盐水滴注通畅，避免微导丝、微导管导致的血栓事件发生。

③引流静脉狭窄、闭塞及肺栓塞：在栓塞的过程中操作精准，避免栓塞剂过多进入引流静脉。

④脑缺血、脑血管痉挛：术中微导丝、微导管及栓塞材料对血管壁的机械刺激有可

能引起脑缺血、脑血管痉挛。一旦出现脑缺血应尽早行升压、扩容和血液稀释治疗；出现脑血管痉挛应行抗脑血管痉挛药物灌注或球囊扩张。

⑤对比剂过敏或急性肾功能不全：参照颅内动脉瘤介入治疗相关内容。

5．术后护理

（1）按全身麻醉术后护理常规护理：观察患者意识、瞳孔、血压、呼吸、脉搏及肢体活动情况。

（2）穿刺部位观察：观察患者穿刺点有无渗血、淤血及皮下血肿，穿刺侧下肢足背动脉搏动情况及皮温、色泽。

（3）术后消除一切可能引起患者血压升高的因素，予降压药控制血压。

（4）并发症观察及处理：常见的并发症有过度灌注综合征，术中误栓正常的供血动脉、静脉窦或引流静脉导致的神经功能缺失，如颅内出血、脑血管痉挛、缺血性神经功能障碍、术后穿刺部位血肿等。一旦发现并发症及时予以处理。

（5）健康宣教：嘱患者忌烟酒、进食易消化食物、低盐饮食、规律生活、注意休息、控制血压。有癫痫病史的患者应继续在医生的指导下服用抗癫痫药物，不可擅自增减药物剂量或停药，定期检查肝、肾功能。如有头痛、呕吐、肢体功能障碍等不适，及时到医院就诊。

（6）术后随访：对于通过术后 DSA 证实闭塞完全的 BAVMs 患者，建议在治疗后 1、3、5 年及此后每 5 年进行一次 DSA。

6．流程图

脑动静脉畸形介入治疗护理流程图见图 8－1－12。

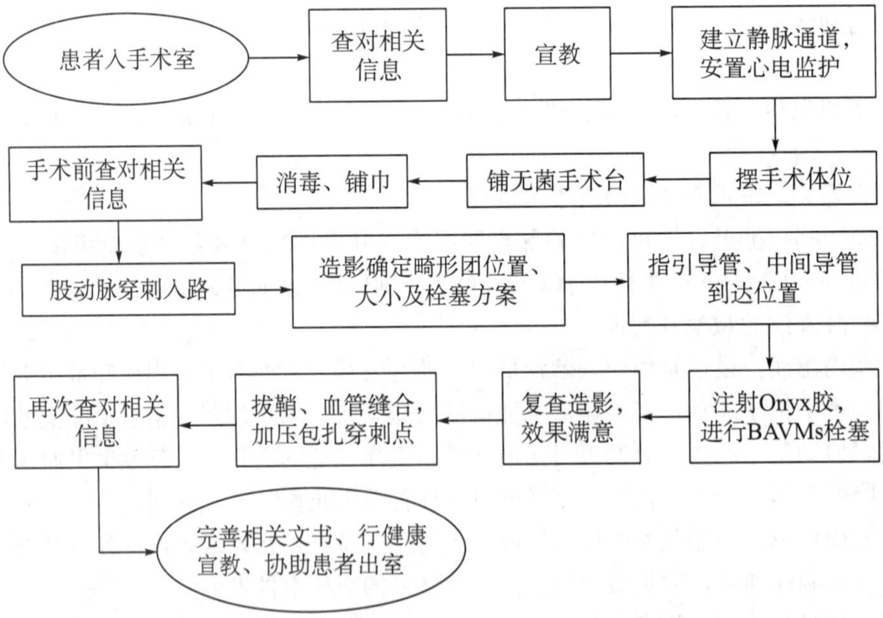

图 8－1－12　脑动静脉畸形介入治疗护理流程图

五、急性脑梗死动脉机械取栓治疗护理

脑梗死是脑血流供应障碍引起的头部病变，包括腔隙性梗死、脑血栓形成和脑栓塞等，是致残和致死的主要疾病之一。急性缺血性脑卒中（急性脑梗死）是最常见的卒中类型，占我国脑卒中的69.6%～70.8%。其中急性脑梗死的特点是起病急、病情复杂凶险、变化快、致残和致死率高，主要临床表现为突然出现的言语不利、口角歪斜、饮水呛咳、视物成双、偏瘫、失语等神经功能障碍。我国脑血管疾病的发病率正在逐年上升，发病年龄呈现年轻化趋势。治疗急性脑梗死的关键要点为尽早地恢复缺血部位脑组织的血流灌注，主要方法有静脉溶栓治疗、动脉溶栓治疗、机械取栓治疗、静脉溶栓基础上进行动脉血管内介入的桥接治疗等。其中机械取栓治疗因具有快捷、能够显著提高闭塞大血管的再通率、极大缩短脑缺血时间、效果显著、具有更长的时间窗等优势，目前正在越来越多地应用于临床。

1. 适应证

（1）年龄在18岁以上。

（2）美国国立卫生研究院脑卒中量表（NIHSS）评分≥6分，Alberta卒中项目早期计算机体层扫描评分（ASPECTS）≥6分。

（3）静脉溶栓禁忌者，建议以机械取栓作为大血管闭塞的治疗方案。

（4）前循环梗死时间窗为6～8h，后循环梗死时间窗为12～24h，特殊情况下可适当地扩大时间窗。

（5）无创的影像学检查证实颅内有大血管闭塞。

2. 禁忌证

（1）缺乏相应的影像学证据。

（2）严重的心、肝、肾功能不全。

（3）药物无法控制的顽固性高血压。

（4）血糖大于22.2mmol/L或血糖小于2.8mmol/L。

（5）预期的生存期小于90天。

（6）对对比剂或介入材料过敏。

3. 术前护理

（1）患者准备（尽量缩短患者术前准备的时间）。

①术前查对：全身麻醉患者由麻醉医生按流程完成患者身份信息（腕带号+姓名）查对、手术安全查对。

②术前宣教：术前向清醒的患者及其家属讲明机械取栓的目的、手术方式，机械取栓对时间窗的优势，术中的配合及相关的预后情况，减轻患者焦虑与恐惧的不良情绪，树立患者及其家属的治疗信心，积极配合治疗，赢得取栓的时间窗。指导或协助患者提前取下金属物品及活动假牙。

③术前评估：评估患者意识状态、跌倒/坠床及压力性损伤的风险。正确安置挡手板，妥善固定患者的管道，如胃管、尿管等。对意识障碍的患者注意保护性约束，防止发生跌倒/坠床。

④完善相关检查：协助患者快速、有效完成术前相关检查，如相关心、肺、肝、肾功能，凝血功能，头部CTA，心电图等检查。

⑤文书准备：指导患者及其家属签署手术知情同意书、手术风险评估表、手术计划核准书、患者授权委托书等相关医疗文书。特殊人群（12岁以下儿童及孕妇）应提前签署X线相关知情同意书。

⑥控制血压：对于高血压患者，术前血压应控制在180/105mmHg以下。

⑦建立静脉通道，安置心电监护。

（2）介入手术室准备。

①环境准备：确保介入手术室环境及消毒符合院感及手术操作要求，环境整洁、温度控制在18～24℃、相对湿度控制在50%～60%，术中可根据患者和医生需求进行调整。

②物品准备：备齐手术室所需物品，如介入手术布类包、手术衣、介入器械、无菌持物钳、加压滴注装置、心电监护仪、麻醉机、血栓抽吸仪、手电筒、吸痰器、微量泵、开水壶等。手术所需铅衣、铅围脖、铅帽等防护装备按要求定点规范放置。

③药物准备：备齐手术室所需药物，包括2%盐酸利多卡因注射液20mL、肝素钠注射液12500U、生理盐水500mL、碘对比剂、聚维酮碘溶液等。确保急救药品（硫酸阿托品注射液、盐酸多巴胺注射液、尼莫地平注射液、替罗非班氯化钠注射液、20%甘露醇溶液、硝酸甘油注射液、乌拉地尔注射液等）放在固定且方便拿取的位置。

④特殊耗材准备：科室常备急诊介入取栓箱，包括神经微导丝、0.014英寸微导丝、神经微导管、血栓抽吸仪、AB支架、V－18系统导丝、SV5导丝、缝合器、7F 90cm抗折鞘、压迫器、缝合器、6F指引导管等。

4. 术中护理

（1）术中配合。

①协助患者取平卧位，头放入头套内（保持正立位）。询问患者禁食、禁饮情况，体重，有无假牙或松动的牙齿，有无过敏史、既往史、手术史等。遵医嘱进行留置导尿（注意保护患者隐私及保暖）。双下肢略外展，暴露穿刺部位。对患者进行手术区域以外的辐射防护。

②铺无菌手术台，准备手术用物。准备11号尖刀片、输液器、三通、Y阀、6F穿刺鞘、0.035英寸GA导丝180cm、5F单弯125cm、6F指引导管等一次性用物；准备术中加压滴注装置，配合医生排气并加压。

③协助医生消毒、铺巾。手术前医生发起查对，内容包括：患者姓名、性别、年龄查对，手术方式查对，手术部位与标识正确，体位、术野皮肤准备正确。

④手术、麻醉风险预警：手术医生陈述预计手术时间、预计失血量、手术关注点等，麻醉医生陈述麻醉关注点及其他，手术护士陈述物品灭菌是否合格，仪器设备、术前/术中特殊用药情况及是否需要使用抗菌药物并在术前0.5～1.0h使用。

⑤根据手术进程和需要，正确将神经微导管、微导丝、取栓支架等传递给医生（注意：术前、术中准备应迅速，赢得取栓时间窗）。

⑥严格无菌操作，防止交叉感染。手术结束后，用缝合器缝合穿刺处血管并用弹力绷带加压包扎，观察患者瞳孔及足背动脉搏动情况、穿刺点有无渗血。

⑦手术结束后、患者离开手术室前，护士发起查对，内容包括：手术用物清点正确，手术标本信息确认，手术用药、输血的查对，手术标本是否送检，皮肤情况确认，各种管道确认及患者去向。做好健康宣教、协助患者出室。

⑧全身麻醉术后患者如需带气管导管转运至病房，转运时需安置心电监护、用简易呼吸球囊或转运呼吸机辅助呼吸，并连接充足氧源，一般使用氧气钢瓶，必要时携带抢救药物。患者需由主管医生、麻醉医生或呼吸治疗师、转运工人安全转运回病房，并做好交接工作。

（2）术中监测。

①密切观察患者生命体征、严格控制术中血压，对于静脉溶栓后接受介入治疗，血压应严格控制在 180/100mmHg 以下，以避免重组组织型纤溶酶原激活剂（rtPA）药物治疗后脑出血的发生，对于未接受静脉溶栓而直接行机械取栓再通者，为预防可能发生的过度灌注，应将血压控制在相对较低的范围内。建议在手术过程中每 3～5min 测量一次患者血压，密切观察患者心率、血氧饱和度变化，保持静脉通道通畅，注意补液速率。大多数缺血性脑卒中的患者围手术期不推荐扩容、扩血管治疗。

②局部麻醉手术中注意观察患者意识、瞳孔、肢体活动度及面色改变。

③注意保持患者呼吸道通畅、保护隐私及保暖。

（3）并发症的观察及处理。

①血管穿孔：多是微导丝头端穿透血管壁所致，在造影过程中如发现明显的对比剂外渗和出血点，可减少血管灌注、注射硫酸鱼精蛋白中和肝素、用弹簧圈或者 Onyx 进行栓塞。

②血管破裂：闭塞的血管管径小，在支架取栓时如果用力过大或者反复进行取栓操作可能会造成血管损伤或破裂出血，所以在操作时应动作熟练、轻柔，一旦发生血管破裂应立即充盈球囊进行封堵，必要时行弹簧圈栓塞或行外科开颅治疗。

③血管痉挛：与操作过程中导丝、导管的反复刺激有关，如出现脑血管痉挛，应将导管回撤进行造影，导管回撤、停止对血管刺激后可迅速缓解痉挛。如果出现了不可恢复的脑血管痉挛应用球囊进行扩张成形或动脉推注钙离子通道阻滞剂。

④新发部位血栓：在取栓的过程中可能会导致栓子的破裂、移位造成闭塞血管邻近的分支发生栓塞，操作过程中应对邻近的血管进行保护，合理评估。可行术中 X－Per CT 观察有无出血或再栓塞等。

⑤血管内再栓塞：介入材料损伤血管内皮，可能引发血栓形成。残留血栓形成有强烈促凝作用，纤溶后血液内纤溶抑制物水平升高，血液呈高凝状态，致近期再次栓塞。可根据患者凝血结果适当给予肝素；再次取栓，但取栓次数一般≤3 次；术中可应用血小板糖蛋白受体阻滞剂，但需根据具体情况谨慎使用。

5. 术后护理

(1) 按全身麻醉术后护理常规护理：予以心电监护，观察患者、心率、血压变化，呼吸、血氧饱和度变化。

(2) 穿刺部位观察：观察穿刺点有无渗血、淤血及皮下血肿，术侧足背动脉搏动情况及皮温、色泽。

(3) 体位护理：患者术后回病房予以平卧位，避免头部剧烈活动。穿刺侧下肢制动12h，髋关节伸直，防止屈曲，睡眠时可用约束带协助制动。鼓励患者做足背伸、屈曲运动，促进血液循环，防止静脉血栓形成。

(4) 术后对患者体内的对比剂进行“水化”，鼓励患者多饮水，促进对比剂的代谢。

(5) 神经系统功能监测：密切观察患者意识、瞳孔、肢体活动度变化，注意有无失语、头晕、偏盲、肢体乏力等症状，应及时处理。

(6) 用药护理：嘱患者严格遵医嘱服用降压药。为预防血栓再形成，术后给予口服抗血小板聚集等药物进行抗凝治疗。

(7) 出血点观察：注意观察患者有无出血倾向，如有无牙龈出血、皮下及黏膜出血、消化道出血等，如有出血及时告知医生进行处理。

(8) 健康宣教：鼓励患者尽早进行康复训练，术后48h可予患者康复护理，帮助患者制订科学、有效的康复训练计划。对有语言障碍、吞咽困难、运动障碍的患者应进行康复训练的相应指导，促进患者康复、减少患者术后并发症、促进患者的预后、提高患者生活质量。

(9) 并发症的观察及处理：常见并发症有脑出血转化、高灌注综合征、血管再闭塞、皮下血肿等，发现并发症予以及时处理。

(10) 术后随访：在有条件的中心，应对患者进行长期随访，对术后1个月、3个月及1年的患者，应使用改良的Rankin量表和NIHSS评分对患者进行神经功能评估，如有必要，可复查脑血管情况。

6. 流程图

急性脑梗机械取栓治疗护理流程图见图8－1－13。

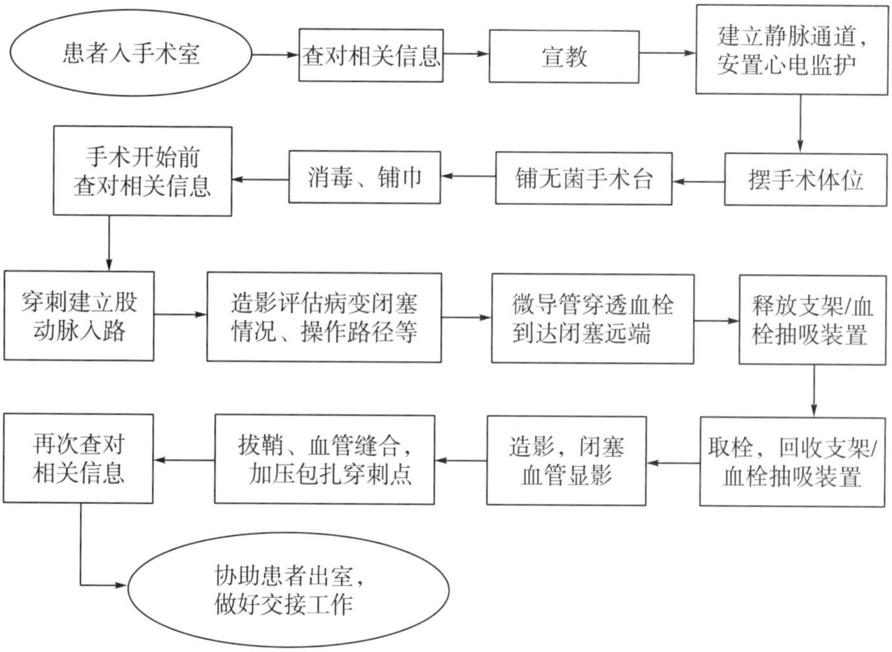

图 8－1－13　急性脑梗死机械取栓治疗护理流程图

第二节　外周血管介入诊疗护理

外周血管介入诊疗技术指在医学影像设备引导下，经血管穿刺途径对除颅内血管和心脏冠状血管以外的其他血管进行诊断或治疗的技术，不包括经血管途径对肿瘤性疾病进行诊断或治疗的技术。

一、主动脉夹层腔内介入治疗护理

主动脉夹层又称主动脉内膜剥离，是常见的主动脉疾病之一，指由于自身或外界因素，主动脉内膜局部撕裂而受到强烈的血液冲击，最终使主动脉内膜剥离扩展，从而主动脉形成真假两腔。主动脉夹层是主动脉壁疾病中的“灾难性”并发症，具有较高的发病率和致死率。其发病的特点为男女之比约为 3∶1、发病年龄大多数在 40 岁以上。主动脉夹层主要的临床表现为突发的前胸或者胸背部持续性的撕裂样或刀割样剧痛。

临床上主动脉夹层分型主要有两种方法。1965 年 DeBakey 等提出了三型分类法，根据原发破口与主动脉夹层累积的范围分型。Ⅰ型：主动脉夹层累及范围自升主动脉到降主动脉，甚至到腹主动脉；Ⅱ型：主动脉夹层仅累及升主动脉；Ⅲ型：主动脉夹层累及降主动脉。1970 年，斯坦福（Stanford）大学的 Daily 等提出了更简捷的分型方法：Stanford A 型（相当于 DeBakey Ⅰ型、Ⅱ型）、Stanford B 型（相当于 DeBakey Ⅲ型）。

主动脉夹层主要的治疗方式有外科手术治疗、内科治疗、腔内介入治疗等。随着介入诊疗技术的不断发展与血管腔内介入技术的不断提高，主动脉夹层腔内隔绝术在临床上的应用越来越多。主动脉夹层放置支架前、后造影见图8-2-1、图8-2-2。

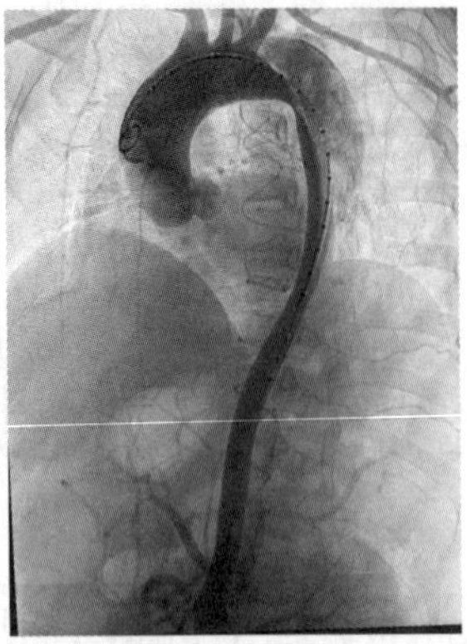

图8-2-1 主动脉夹层放置支架前造影

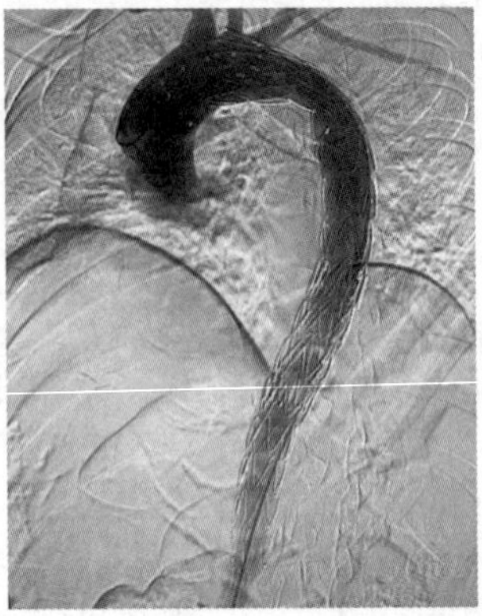

图8-2-2 主动脉夹层放置支架后造影

1. 适应证

(1) 复杂的Stanford B型主动脉夹层。

(2) 急性Stanford B型主动脉夹层，并伴有主动脉瘤破裂、持续或者反复的难治性疼痛、外科手术风险较大。

(3) 慢性的或者特殊类型的Stanford B型主动脉夹层。

(4) 胸主动脉最大直径>5.5cm、主动脉直径增长速度>1cm，且伴有真腔较小的难治性高血压或肾动脉灌注不良。

2. 禁忌证

(1) 患者存在严重的凝血功能障碍或血小板计数过低。

(2) 患者自身条件差，不能耐受手术。

(3) 主动脉夹层扩张非常严重，无合适的支架进行腔内介入治疗。

(4) 主动脉夹层的诊断明确，但由动脉壁本身问题导致，不考虑介入治疗。

3. 术前护理

(1) 患者准备。

①术前查对：局部麻醉患者由手术医生、全身麻醉患者由麻醉医生按流程完成患者身份信息（腕带号+姓名）查对、手术安全查对。

②术前宣教：由于主动脉夹层起病急、疼痛剧烈，甚至会有濒死感，患者会产生紧张、焦虑等情绪，加上患者缺乏对所患疾病的认识，对监护设备、病房环境陌生，可能会使患者烦躁不安，因此护士应主动与患者沟通，讲解疾病的相关知识，以及手术的相关过程及发生并发症的应急预案，提高患者的信心。在麻醉诱导前通过听力分散法（听音乐、听故事）来降低紧张、焦虑程度，让患者减轻心理负担，避免血压出现较大波动。

③术前评估：评估患者跌倒/坠床及压力性损伤的风险，确定是否需要保护性约束或垫棉垫。

④完善相关检查：协助患者积极完善手术相关检查，如血功能、凝血功能、输血前全套、心电图，以及心、肝、肾等重要脏器功能检查。

⑤文书准备：指导患者及其家属签署手术知情同意书、手术风险评估表、手术计划核准书、患者授权委托书等相关医疗文书。特殊人群（12 岁以下儿童及孕妇）应提前签署 X 线相关知情同意书。

⑥手术区域皮肤准备：给患者双侧腹股沟及左上肢备皮并做好手术标识。如果术中需穿刺左侧肱动脉，严禁在左上肢进行外周静脉留置针输液，提前取下金属物品及活动假牙。

⑦按照全身麻醉要求，嘱患者术前禁食、禁饮。禁食、禁饮要求：清饮料≥2h、母乳≥4h、配方奶或牛奶≥6h、淀粉类固体食物≥6h、脂肪及肉类固体食物≥8h。

⑧测量患者体重，以便术中麻醉给药及计算肝素的用量，提前准备术前抗生素。

⑨严格监测患者生命体征变化，血压控制在（110～120）/(60～70)mmHg、心率控制在 60～70 次/分，其目的是防止夹层进一步撕裂或破裂。该类患者双侧上肢无创血压测量具有较大差异，应以较高一侧为准。

⑩连接心电监护时注意电极片及各连接线应避开手术。建立静脉通道，遵医嘱术前 30～60min 静脉输入抗生素。穿刺右侧桡动脉进行有创动脉压监测。

（2）介入手术室准备。

①环境准备：确保介入手术室环境及消毒符合院感及手术操作要求，环境整洁、温度控制在 18～24℃、相对湿度控制在 50％～60％，术中可根据患者和医生需求进行调整。

②物品准备：备齐手术室所需物品，如介入手术布类包、手术衣、介入器械、无菌持物钳、心电监护仪、麻醉机、负压吸引器、电刀、微量泵、暴露股动脉的水晶垫、压力传感器等。手术所需铅衣、铅围脖、铅帽等防护装备按要求定点规范放置。

③药物准备：备齐手术室所需药物，包括肝素钠注射液 12500U、生理盐水 500mL、碘对比剂、聚维酮碘溶液等；确保急救药品放在固定且方便拿取的位置。

④特殊耗材准备：根据制订的手术方案，准备 18F 血管鞘、0.035 英寸 GA 导丝 180cm、5F 穿刺鞘、超硬导丝、黄金猪尾（标记）造影导管、缝合器、主动脉大支架、血管滑线等。

4. 术中护理

（1）术中配合。

①协助患者取平卧位，避免患者用力翻身、过床时夹层动脉瘤破裂。询问患者禁食、禁饮情况，体重，有无过敏史、既往史、手术史等。

②协助麻醉医生进行全身麻醉诱导，全身麻醉诱导结束后遵医嘱予留置导尿。适当垫高臀部，充分暴露股动脉穿刺区域。

③铺无菌手术台，准备手术用物，包括手术贴膜、抗菌手术贴膜、线剪、11 号尖刀片、5F 穿刺鞘、0.035 英寸 GA 导丝 180cm、桌单、18F 血管鞘、黄金猪尾（标记）导管、超硬导丝、缝合器等用物。

④协助医生消毒、铺巾。手术前医生发起查对，内容包括：患者姓名、性别、年龄

查对，手术方式查对，手术部位与标识正确，体位、术野皮肤准备正确。

⑤严格无菌操作、防止交叉感染。详细记录介入手术记录单，将高值耗材条码及时粘贴在耗材单上，方便查对和登记。

⑥手术结束后，使用缝合器缝合穿刺处血管并用弹力绷带加压包扎穿刺点，观察患者足背动脉搏动情况、穿刺点有无渗血。

⑦手术结束后、患者离开手术室前，护士发起查对，内容包括：手术用物清点正确，手术标本信息确认，手术用药、输血的查对，手术标本是否送检，皮肤情况确认，各种管道确认及患者去向。做好健康宣教、协助患者出室。

（2）术中监测及用药。

①密切观察患者生命体征、严格控制术中血压，术中血压的维护对手术起到至关重要的作用，应将血压维持在（90～110）/(50～70)mmHg。支架显影后快速降压，收缩压在80mmHg时手术医生快速释放支架，支架释放后血压再调至术前的基础水平。密切观察患者心率、血氧饱和度变化。

②保持静脉通道的通畅，确保患者血流动力学的稳定。遵医嘱根据体重予以全身肝素化。肝素用量计算：肝素使用量（mg）=体重（kg）×1/2（根据手术时间术中每间隔1h追加一次肝素，追加量为首次剂量的1/2）。

5. 术后护理

（1）患者术后需持续24h心电监护，血压维持在（90～110）/(60～70)mmHg，严格控制输液量及输液速率。准确记录患者的出入量，减轻患者心脏负担。

（2）穿刺部位的观察和护理：股动脉穿刺口应用弹力绷带加压包扎，再用沙袋进行加压，嘱患者穿刺侧肢体制动并卧床休息。观察穿刺点有无渗血、淤血及皮下血肿，术侧足背动脉搏动情况及皮温、色泽，如发生渗血、血肿、出血时及时告知医生进行处理。

（3）抗凝药物的应用与护理：介入手术中应用了大量的肝素，容易导致患者穿刺点、鼻黏膜、牙龈、消化道出血及穿刺处皮下血肿等。术后应对患者常规应用低分子量肝素抗凝治疗，并及时观察出血情况，对穿刺部位渗血的患者应延长加压包扎的时间；对于凝血时间延长的患者应及时停用肝素。

（4）饮食护理：术后患者若无特殊不适，可予以营养丰富、易消化饮食，鼓励其多饮水，加速对比剂的排泄。

（5）并发症的观察及处理。

①内漏：少量的内漏会逐渐消失，但持续的严重内漏需及时再次行腔内隔绝术，因此对患者术后出现任何新的背痛或者胸痛均需及时告知医生进行处理。

②截瘫和器官缺血：截瘫和器官缺血是主动脉夹层腔内介入治疗的严重并发症，术后应密切观察患者有无大小便失禁、肢端感觉障碍、肢体缺血等症状，并及时告知医生进行处理。

③皮下血肿：穿刺点缝合操作不当或按压不当等因素均可能导致皮下血肿，护士应仔细观察穿刺点有无渗血等。

（6）健康宣教：嘱患者坚持规律服用降压药控制血压，注意休息、避免剧烈活动、戒烟戒酒、饮食清淡、避免情绪激动。

（7）门诊随访：告知患者半年内每 3 个月 1 次、1 年后每 6 个月 1 次、3 年后按医嘱随诊。

6. 流程图

主动脉夹层腔内介入治疗护理流程图见图 8－2－3。

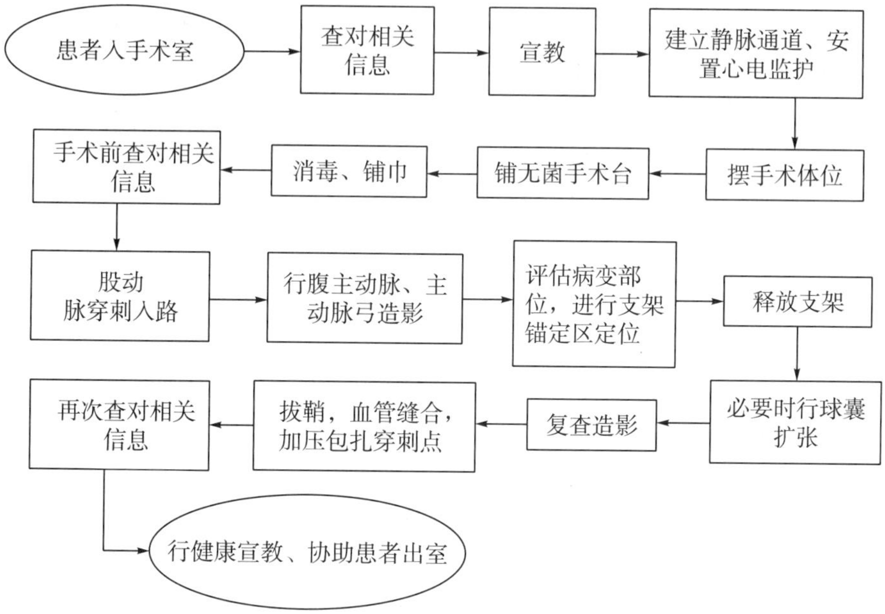

图 8－2－3　主动脉夹层腔内介入治疗护理流程图

二、腹主动脉瘤介入治疗护理

腹主动脉瘤（Abdominal aortic aneurysm，AAA）是由于腹主动脉中层结构遭到破坏，动脉壁承受不了血流冲击的压力，从而形成的局部或广泛性的扩张或膨出。2018 年相关指南以腹主动脉瘤直径大于 3cm 作为腹主动脉瘤诊断标准。临床上以肾动脉水平来划分胸腹主动脉瘤与腹主动脉瘤：肾动脉水平以上为胸腹主动脉瘤，肾动脉水平以下髂动脉分叉以上则为腹主动脉瘤。腹主动脉瘤的发生与很多的流行病学因素相关，如性别、年龄、家族史、吸烟、种族等。有研究表明，年龄在 50 岁以上的人群中腹主动脉瘤的发病率随年龄增加而逐渐上升。腹主动脉瘤的主要临床表现为疼痛，疼痛部位多位于中腹部或者腰背部，多为钝痛。也有部分患者无临床症状，查体时无意发现腹部搏动性包块而就诊。腹主动脉瘤一旦发生破裂，会严重威胁患者的生命。腹主动脉瘤的主要治疗方式有药物治疗、外科手术治疗及腹主动脉瘤腔内修复（Endovascular aneurysm repair，EVAR）介入治疗。由于 EVAR 属于微创介入治疗技术，具有风险小、创伤小、恢复快等优势，现已逐渐取代了传统的外科手术。腹主动脉瘤介入治疗前、后造影见图 8－2－4、图 8－2－5。

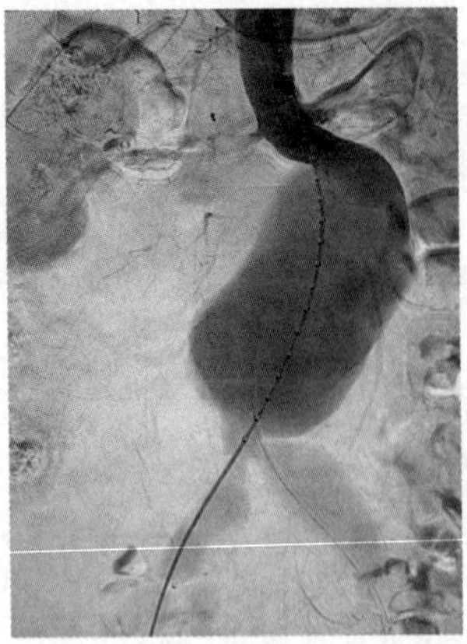

图 8-2-4　腹主动脉瘤介入治疗前造影

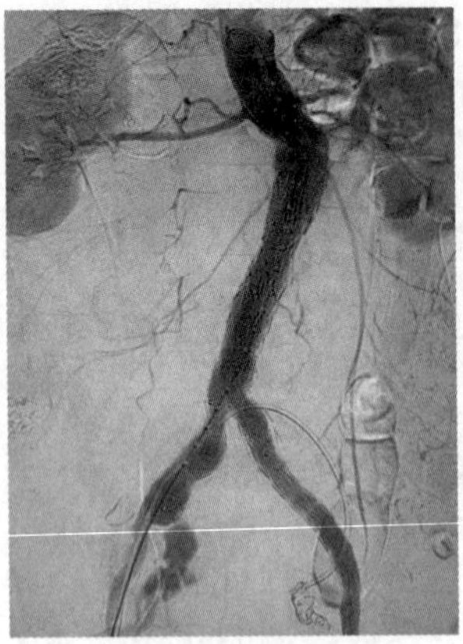

图 8-2-5　腹主动脉瘤介入治疗后造影

1. 适应证

(1) 直径>5.5cm 的纺锤形腹主动脉瘤，或腹主动脉直径大小以每年 5mm 速度增长。

(2) 对于腹主动脉瘤直径为 5.0～5.4cm 的女性，推荐择期手术治疗。

(3) 腹主动脉附壁血栓或斑块脱落导致内脏或下肢严重缺血。

(4) 腹主动脉瘤濒临破裂或者已经破裂。

(5) 外科手术治疗和腹主动脉瘤腔内修复都可采取的情况下，可优先考虑腹主动脉瘤腔内修复。

(6) 患者血流动力学稳定，瘤颈、瘤体等参数达到或符合血管介入治疗的标准。

(7) 腹主动脉瘤近端有足够的锚定区。

2. 禁忌证

(1) 腹主动脉瘤已发生破裂，血流动力学极不稳定。

(2) 近端瘤颈的直径大于 28cm、长度小于 10cm，瘤颈与主动脉或瘤体自身的近、远端成角小于 120°。

(3) 腹主动脉瘤的瘤颈已发生严重钙化，形成的腔内附壁血栓大于血管腔的 50%。

(4) 肾动脉下正常的主动脉段长度小于 1.5cm，不能够作为锚定区。

(5) 已证实对对比剂、介入材料过敏，以及严重的心、肝、肾功能不全。

(6) 腹主动脉瘤已累及腹主动脉的主要分支或复杂的血管入路。

(7) 腹主动脉瘤已经侵犯了腹腔脏器，发生了相关感染征象，这是外科手术的指征。

3. 术前护理

(1) 患者准备。

①术前查对：局部麻醉患者由手术医生、全身麻醉患者由麻醉医生按流程完成患者身份信息（腕带号+姓名）查对、手术安全查对。

②术前宣教：腹主动脉瘤的患者大多数为高龄且合并症较多，由于患者缺乏对所患疾病的认识，对监护设备、手术室环境陌生，可能会产生紧张、焦虑等情绪，护士应热情、主动地与患者沟通，讲解疾病的相关知识及手术相关流程，减少患者焦虑。

③术前评估：评估患者跌倒/坠床及压力性损伤的风险，根据情况确定是否需要使用保护性约束或垫棉垫。

④完善相关检查：协助患者积极完善手术相关检查，如血常规、凝血功能、输血前全套、心电图检查，以及心、肝、肾等重要脏器功能检查。

⑤文书准备：指导患者及其家属签署手术知情同意书、手术风险评估表、手术计划核准书、患者授权委托书等相关医疗文书。特殊人群（12 岁以下儿童及孕妇）应提前签署 X 线相关知情同意书。

⑥指导呼吸训练及屏气训练：为避免患者的呼吸运动对造影图像的影响，需进行呼吸训练。嘱患者在造影时先深吸一口气，呼出去后屏气至造影图像采集结束。术前需指导患者训练数次，保证患者掌握术中配合的要领。

⑦体位训练：嘱患者练习床上大小便。

⑧手术区域皮肤准备：给患者双侧腹股沟备皮并做好手术标志。

⑨嘱患者术前禁食、禁饮。禁食、禁饮要求：参照主动脉夹层腔内介入治疗。

⑩连接心电监护（电极片及各连接线应避开手术区域），贴电刀的负极板（粘贴的位置为下肢肌肉丰富、皮肤完整、毛发较少的部位）。建立静脉通道，遵医嘱术前 30～60min 静脉输入抗生素（尽量选用 18G 以上留置针）。

（2）介入手术室准备。

①环境准备：确保介入手术室环境及消毒符合院感及手术操作要求，环境整洁、温度控制在 18～24℃、相对湿度控制在 50%～60%，术中可根据患者和医生需求进行调整。

②物品准备：备齐手术室所需物品，如介入手术布类包、手术衣、介入器械、无菌持物钳、心电监护仪、麻醉机、负压吸引器、电刀、微量泵等。手术所需铅衣、铅围脖、铅帽等防护装备按要求定点规范放置。

③药物准备：备齐手术室所需药物，包括肝素钠注射液 12500U、生理盐水 500mL、碘对比剂、聚维酮碘溶液等。确保急救药品放在固定且方便拿取的位置。

④特殊耗材准备：根据制订的手术方案，准备 12F、14F 或 16F 血管鞘、0.035 英寸 GA 导丝 180cm、5F 穿刺鞘、5F 椎动脉造影管 100cm、超硬导丝、黄金猪尾（标记）导管、缝合器、腹主动脉支架，AB46 球囊、血管滑线等。

4．术中护理

（1）巡回护士术中配合。

①协助患者取平卧位，避免患者用力翻身、过床时腹主动脉瘤破裂。询问患者禁食、禁饮情况，体重，有无过敏史、既往史、手术史等。协助医生调整手术体位，暴露股动脉（图 8−2−6）。

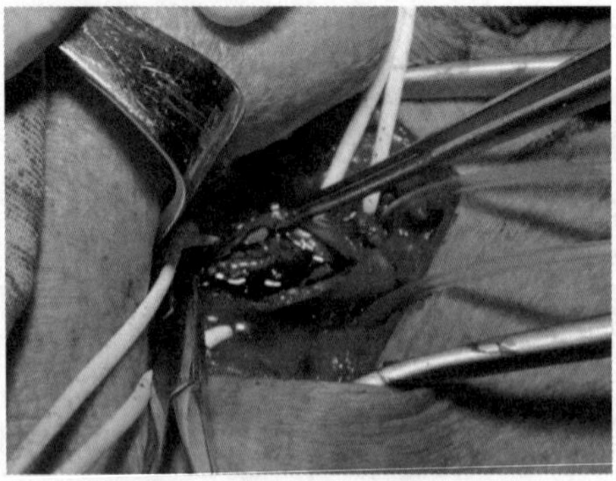

图 8-2-6　暴露的股动脉

②铺无菌手术台，准备手术用物。如需切开暴露股动脉，手术台准备剖腹盆、手外器械、介入血管盒、血管牵引带、电刀笔、钡丝纱布、小儿尿管、手外缝针、4＃圆刀片、血管滑线等。与器械护士共同查对无菌物品有效期、清点手术器械（双人唱点，注意查看器械的完整性）。

③协助医生消毒、铺巾。手术前医生发起查对，内容包括：患者姓名、性别、年龄查对，手术方式查对，手术部位与标识正确，体位、术野皮肤准备正确。正确连接电刀、负压吸引器。

④严格无菌操作，防止交叉感染。详细记录介入手术记录单，将高值耗材条码及时粘贴在耗材单上，方便查对和登记。

⑤手术结束时，取下电刀负极板，注意观察粘贴负极板区域皮肤的完整性、有无灼伤。建立并打印手术器械清点单，洗手护士与巡回护士及时签字。对于直接穿刺股动脉者，术后使用缝合器缝合穿刺处血管并用弹力绷带加压包扎穿刺点，观察患者足背动脉搏动，穿刺点有无渗血。

⑥手术结束后、患者离开手术室前，护士发起查对，内容包括：手术用物清点正确，手术标本信息确认，手术用药、输血的查对，手术标本是否送检，皮肤情况确认，各种管道确认及患者去向。做好健康宣教、协助患者出室。

（2）洗手护士术中配合。

①准备手术器械车：介入器械车用于介入器械耗材的放置，切开器械车用于放置切开暴露股动脉用的外科器械。

②铺无菌手术台时严格查对无菌物品的有效期、灭菌效果等。严格查对清点各手术用物，在手术开始前、关腔前、关腔后、缝合皮肤后必须与巡回护士进行手术器械的清点，正确无误后方可进行下一步。

③密切关注手术进程，及时准确传递各种手术用物。

④缝合皮肤后协助手术医生进行伤口的包扎。

（3）术中监测及用药。

①密切观察患者生命体征、严格控制术中血压，术中血压的管理对手术起到至关重要的作用。密切观察患者心率、血氧饱和度变化，保持静脉通道的通畅，确保患者血流动力学的稳定。

造影时嘱患者进行屏气，腹壁不能有起伏，造影结束后及时嘱患者平静呼吸。

②遵医嘱根据患者体重予以全身肝素化。肝素用量计算：肝素使用量（mg）＝体重（kg）×1/2（根据手术时间，术中每间隔1h追加一次肝素，追加量为首次剂量的1/2）。

5. 术后护理

（1）穿刺部位观察：观察穿刺点有无渗血、淤血及皮下血肿，术侧足背动脉搏动情况及皮温、色泽，如发生渗血、血肿、出血时及时告知医生进行处理。

（2）术后根据医嘱对患者进行“水化”治疗，鼓励其多饮水，加速对比剂的排泄，减少对肾功能的影响。

（3）抗凝药物的应用与护理：术后对患者进行常规抗凝治疗，应密切注意患者有无出血倾向，如有无皮下及黏膜出血、牙龈出血、消化道出血等表现，定时复查凝血功能和血常规。

（4）观察下肢肢端循环：因腹主动脉瘤常伴有附壁血栓形成，行腹主动脉瘤腔内修复时对股动脉切开再缝合，可能会导致附壁血栓脱落，或者股动脉缝合处狭窄，从而引起下肢缺血。应密切观察患者双下肢的肢端循环状况。

（5）肠道血运观察：腹主动脉阻断可能会导致乙状结肠侧支的供血不足而发生缺血性结肠炎，应注意观察患者是否有腹胀、腹痛、大便的性状改变，若有异常及时告知医生。

（6）严密监测肾功能：覆膜支架锚定区不恰当会影响肾动脉开口的血供，可能会造成肾动脉的狭窄或闭塞。术中大量对比剂的使用也可能造成肾功能的损害，因此应严格监测患者的尿量、尿的颜色及肾功能指标变化。

（7）并发症的观察及处理：常见的并发症有术后出血、支架移位、内漏、下肢静脉血栓形成等，一旦发现并发症予以及时处理。

（8）术后随访：《2018年美国血管外科学会（ASVS）腹主动脉诊治临床实践指南》推荐腹主动脉瘤腔内修复术后1个月行CT增强和彩超随访，若未发现内漏或瘤腔增大，以后每年CT增强或彩超随访一次。建议5年后需要对行CT平扫评估主动脉形态。

6. 流程图

腹主动脉瘤介入治疗护理流程图见图8－2－7。

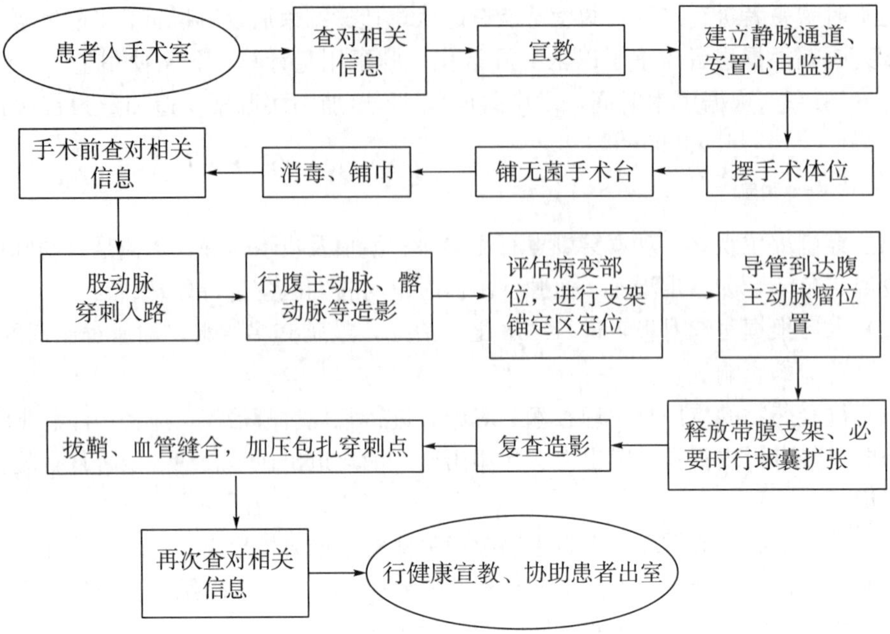

图 8−2−7 腹主动脉瘤介入治疗护理流程图

三、颈动脉狭窄介入治疗护理

颈动脉是头部的主要供血血管，颈动脉狭窄多由颈动脉粥样部分斑块导致的颈动脉管腔狭窄引起，其发病率较高，是缺血性脑卒中、短暂性脑缺血发作的主要原因。本部分涉及的颈动脉狭窄指动脉粥样硬化导致的颅外段颈动脉狭窄，多发生在颈动脉起始部、颈总动脉分叉部，严重者可能导致完全性闭塞，致残率和致死率较高。颈动脉内膜剥脱术（Carotid endarterectomy，CEA）和颈动脉支架成形术（Carotid artery stenting，CAS）是治疗颈动脉狭窄的主要方式。2010 年的 CREST 研究首次证明颈动脉支架成形术与内膜剥脱术在治疗颈动脉狭窄的安全性及有效性上均无显著性差异，为颈动脉支架成形术成为颈动脉狭窄治疗首选方法提供了有力支持。颈动脉狭窄介入治疗前、后见图 8−2−8、图 8−2−9。

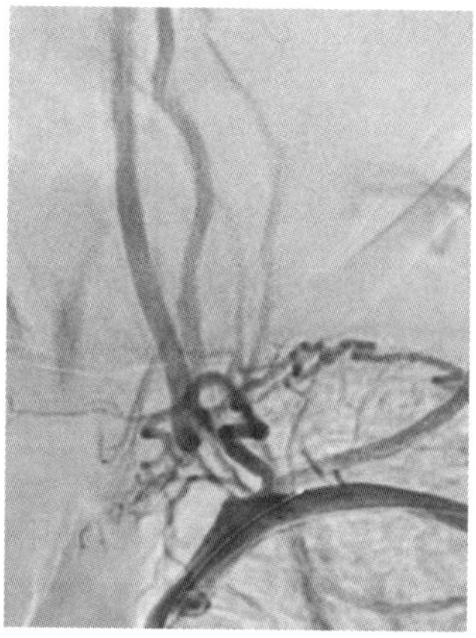

图 8-2-8　颈动脉狭窄介入治疗前

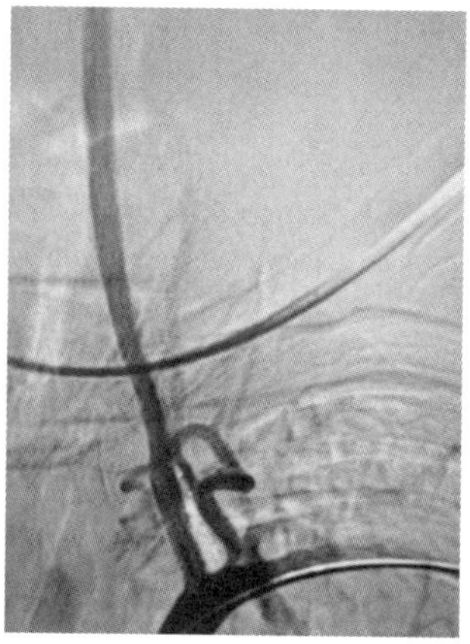

图 8-2-9　颈动脉狭窄介入治疗后

1. 适应证

(1) 非症状型重度颈动脉狭窄，颈动脉狭窄程度≥70%。

(2) 症状型中重度颈动脉狭窄，颈动脉狭窄程度≥50%。

(3) 年龄≥18 岁。

2. 禁忌证

(1) 绝对禁忌证。

①主动脉弓严重扭曲。

②颈总动脉或颈内动脉严重扭曲。

(2) 相对禁忌证。

①颅内有需要处理的动脉瘤或动静脉畸形。

②血管路径存在严重钙化斑块。

③血管损伤部位存在新生的血栓。

④颈动脉完全闭塞。

⑤长条状线性征的次全闭塞。

⑥严重的神经功能受损。

⑦4 周内发生过大范围脑梗死。

⑧存在抗血小板药物抵抗或过敏。

⑨严重肾功能不全。

⑩意识障碍。

3. 术前护理

(1) 患者准备。

①术前查对：局部麻醉患者由手术医生、全身麻醉患者由麻醉医生按流程完成患者身份信息（腕带号+姓名）查对、手术安全查对。

②术前宣教：由于对治疗的不了解，患者担心预后和经济问题，会出现紧张、焦虑等情绪。应及时予以沟通，讲解手术的优势、目的、方式、安全性，患者术前、术中、

术后需要配合的相关注意事项，使其心中有数，消除焦虑、恐惧等，增强信心，使其积极配合手术。

③完善相关检查：协助患者积极完善手术相关检查，如心、肺、肝、肾功能，凝血功能，颈部CTA，心电图等检查。

④文书准备：指导患者及其家属签署手术知情同意书、手术风险评估表、手术计划核准书、患者授权委托书等相关医疗文书。特殊人群（12岁以下儿童及孕妇）应提前签署X线相关知情同意书。

⑤体位训练：训练患者练习床上大小便。

⑥用药：嘱患者术前3d口服阿司匹林。对于高血压患者，遵医嘱应用降压药，使收缩压控制在原有水平的75%～80%，因为血压过低会造成脑灌注不足而引起损伤，血压过高会引发脑出血。

⑦提前取下金属物品及活动假牙。称体重，根据患者体重计算肝素的用量。

⑧建立静脉通道，安置心电监护。

（2）介入手术室准备。

①药物准备：备齐手术室所需药物，包括2%盐酸利多卡因注射液20mL，肝素钠注射液12500U、生理盐水500mL、碘对比剂、聚维酮碘溶液等。确保急救药品（硫酸阿托品、盐酸多巴胺注射液、硝酸甘油注射液、乌拉地尔注射液等）放在固定且方便拿取的位置。

②特殊耗材准备：根据制订的手术方案，准备8F指引导管或Y阀、压力泵、0.014英寸导丝、5mm或6mm颈动脉保护伞、球囊、相应型号的颈动脉支架等。

其余参照颅内动脉瘤介入治疗。

4. 术中护理

（1）术中配合。

①协助患者取平卧位，头放入头套内（保持正立位）。询问患者禁食、禁饮情况，体重，有无活动假牙或松动的牙齿，有无过敏史、既往史、手术史等。对患者进行手术区域以外的辐射防护，双下肢略外展，暴露穿刺部位。

②铺无菌手术台，准备手术用物，如11号尖刀片、输液器、三通、Y阀、8F穿刺鞘、GA导丝180cm、125cm单弯、8F指引导管等一次性用物。准备术中加压滴注装置，配合医生排气并加压。

③协助医生消毒、铺巾。手术前医生发起查对，内容包括：患者姓名、性别、年龄查对，手术方式查对，手术部位与标识正确，体位、术野皮肤准备正确。

④根据手术进程传递神经导丝、球囊、远端保护装置（根据血管情况选用5mm或6mm颈动脉保护伞）、支架等特殊耗材。

⑤严格无菌操作，防止交叉感染。详细记录介入手术记录单，将高值耗材条码及时粘贴在耗材单上，方便查对和登记。

⑥手术结束后，用缝合器缝合穿刺处血管并用弹力绷带加压包扎穿刺点，观察患者瞳孔及足背动脉搏动情况、穿刺点有无渗血。

⑦手术结束后、患者离开手术室前，护士发起查对，内容包括：手术用物清点正

确，手术标本信息确认，手术用药、输血的查对，手术标本是否送检，皮肤情况确认，各种管道确认及患者去向。做好健康宣教、协助患者出室。

（2）术中监测及用药。

①根据目标血管大小插入相应的球囊导管。密切观察患者生命体征，特别是血压、心率的变化。建议在球囊扩张、释放支架的过程中每分钟测量一次患者血压。必要时遵医嘱给予阿托品 0.5mg 静脉推注。

遵医嘱根据患者体重予以静推肝素［肝素用量计算：肝素使用量（mg）＝体重（kg）×2/3］，术中每间隔 1h 追加一次肝素（追加量为首次剂量 1/2）。

②如使用球囊保护装置，阻断血流后开始计时，注意观察患者意识、瞳孔、肢体活动度和面色改变；球囊扩张释放支架时应观察患者心率、心律、血压变化，备好除颤仪。球囊扩张支架放置后狭窄程度＜20％为较为满意，＞30％可考虑进行后扩张。

（3）并发症的观察及处理。

①迷走神经反射：心率和血压下降，下降明显者遵医嘱给予阿托品和升压药。

②血管痉挛：术中遇血管痉挛时使用解痉的药物。

③血管斑块脱落：行颈动脉支架成形术时推荐使用脑保护装置（EPD）。

④急性的脑缺血：与球囊扩张有关，严重的颈动脉狭窄患者在支架放置之前可以行球囊预扩。

⑤血栓形成：术中应根据患者体重给予全身肝素化，一旦血栓形成应积极溶栓治疗。

5. 术后护理

（1）按全身麻醉术后护理常规护理，观察患者心率、血压变化，如血压下降遵医嘱给予多巴胺、心率下降遵医嘱给予阿托品。

（2）穿刺部位观察：观察穿刺点有无渗血、淤血及皮下血肿，术侧足背动脉搏动情况及皮温、色泽。

（3）体位护理：患者术后回病房予以平卧位，避免头部剧烈活动，穿刺侧下肢制动，髋关节伸直，防止屈曲，睡眠时可用约束带协助制动。鼓励患者做足背伸屈运动，防止静脉血栓形成。

（4）饮食护理：术后患者若无特殊不适，予以营养丰富、易消化饮食，鼓励其多饮水。

（5）神经系统功能监测：密切观察患者意识、瞳孔、肢体活动度变化，注意有无失语、头晕、偏盲、肢体乏力等症状，一旦有异常应及时处理。

（6）用药护理：为预防术后支架内再狭窄，术后应给予患者口服抗血小板聚集的药物进行抗凝治疗。

（7）并发症的观察及处理：常见并发症有脑卒中、脑血管痉挛、高灌注综合征、血管迷走神经反射性低血压、支架移位等，发现并发症应予以及时处理。

（8）术后随访：所有行颈动脉狭窄介入治疗患者都应进行随访，随访时间是术后的 1、3、6 个月各随访 1 次，之后每半年随访 1 次。随访内容主要有患者有无再次发生发作性缺血性事件，通过彩超测量颈动脉管径以评估再次狭窄的程度。

6. 流程图

颈动脉狭窄介入治疗护理流程图见图 8—2—10。

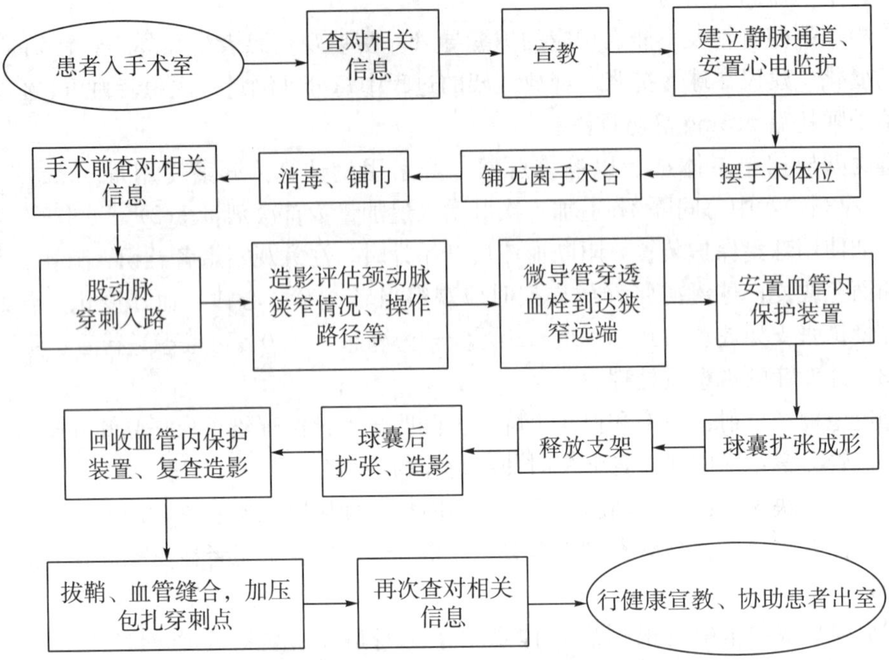

图 8—2—10　颈动脉狭窄介入治疗护理流程图

四、椎动脉狭窄介入治疗护理

椎动脉狭窄是由动脉粥样硬化、斑块形成等导致椎动脉管腔狭窄的一种脑血管病变，可发生在颅外和颅内任何部位，其中椎动脉起始段是椎动脉狭窄的好发部位，是引起缺血性脑卒中的常见原因，约占后循环缺血性脑卒中的 20%。此类患者出现自觉的神经症状时通常表明狭窄的程度较重，如果不及时采取相应的治疗，致残率和致死率都会很高。

随着介入治疗技术的不断发展，椎动脉支架置入术引起了临床工作人员的高度重视。通过放置支架能够快速解除椎动脉狭窄，让脑部的缺血情况得到明显的改善。椎动脉狭窄介入治疗前、后见图 8—2—11、图 8—2—12。

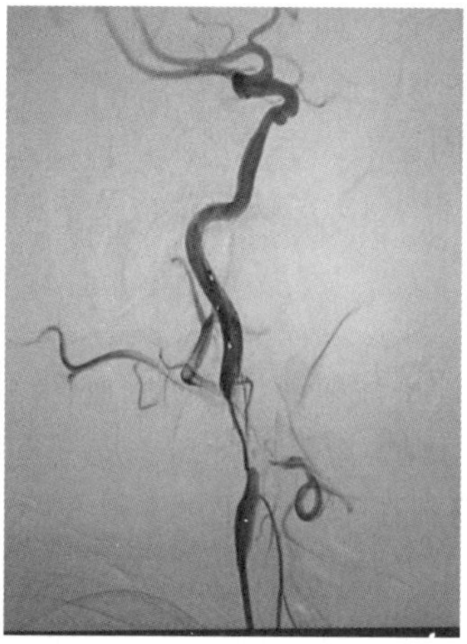

图 8-2-11　**椎动脉狭窄介入治疗前**

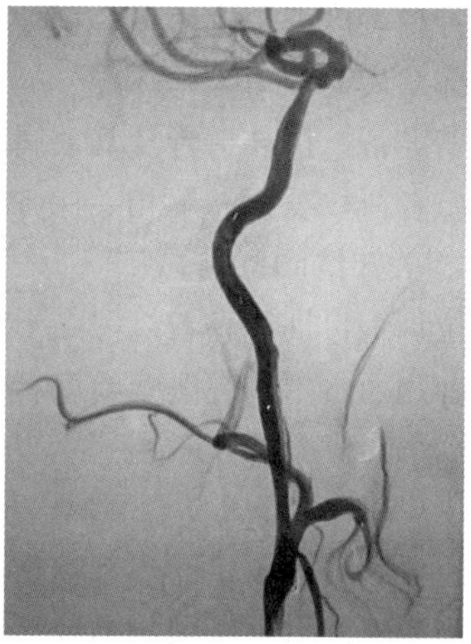

图 8-2-12　**椎动脉狭窄介入治疗后**

1. 适应证

（1）症状型的椎动脉狭窄，椎动脉狭窄程度≥50%，通过药物治疗无效，同时合并对侧椎动脉狭窄。

（2）非症状型的椎动脉狭窄，椎动脉狭窄程度≥70%，呈进行性加重，或者伴有对侧椎动脉的先天性发育不良或缺如。

2. 禁忌证

（1）相对禁忌证。

①脑血管畸形。

②有血管造影的禁忌证，包括严重的对比剂过敏、慢性肾功能衰竭。

③亚急性的脑梗死。

④椎动脉有严重的钙化病变、扩张困难。

（2）绝对禁忌证。

①椎动脉狭窄程度>99%的严重狭窄。

②颈动脉内有附壁血栓形成。

③无法到达病变位置，如弓上分支严重扭曲、主动脉弓解剖特殊等。

④存在颈动脉瘤附近病变。

3. 术前护理

（1）患者准备。

①术前查对：局部麻醉患者由手术医生、全身麻醉患者由麻醉医生按流程完成患者身份信息（腕带号+姓名）查对、手术安全查对。

②术前宣教：根据患者不同年龄、文化程度、经济条件、性格特点，制订相应的心理护理措施，缓解患者紧张、焦虑等情绪。术前和患者及其家属交代手术和麻醉情况，并结合成功的手术案例讲解介入治疗的优势、目的、方式、安全性，患者术前、术中、术后需要配合的相关注意事项。

③完善相关检查：协助患者积极完善手术相关检查，如心、肺、肝、肾功能，凝血功能，颈部CTA，心电图等检查。

④文书准备：指导患者及其家属签署手术知情同意书、手术风险评估表、手术计划核准书、患者授权委托书等相关医疗文书。特殊人群（12岁以下儿童及孕妇）应提前签署X线相关知情同意书。

⑤体位训练：训练患者练习床上大小便。

⑥术前用药：术前遵医嘱给患者静脉输入尼莫地平注射液，预防脑血管痉挛。术前3～5d患者需遵医嘱服用抗凝药物，服药期间应密切观察患者的牙龈、皮下有无出血倾向。高血压患者需遵医嘱应用降压药，使收缩压控制在基础水平的75～80%，因为血压过低会造成脑灌注不足而引起损伤，血压过高易引发脑出血。

⑦嘱患者提前取下金属物品及活动假牙，根据手术方式穿病员服，称体重。

⑧建立静脉通道，安置心电监护。

（2）介入手术室准备。

①药物准备：备齐手术室所需药物，包括2%盐酸利多卡因注射液20mL，肝素钠注射液12500U、生理盐水500mL、碘对比剂、聚维酮碘溶液等；确保急救药品（替罗非班氯化钠注射液100mL、硫酸阿托品、盐酸多巴胺注射液、硝酸甘油注射液、乌拉地尔注射液等）放在固定且方便拿取的位置。

②特殊耗材准备：根据制订的手术方案，准备6F穿刺鞘、0.035英寸GA导丝180cm、0.035英寸PA导丝180cm、0.014英寸导丝、6F指引导管、Y阀、压力泵、椎动脉的球囊扩张支架等。

其余参照颅内动脉瘤介入治疗。

4. 术中护理

参照颈动脉狭窄介入治疗术中护理。

5. 术后护理

（1）病情观察：观察患者心率、血压变化，如血压下降遵医嘱给予多巴胺、心率下降遵医嘱给予阿托品。及时询问患者有无不适，如出现头痛、恶心呕吐、意识障碍等症状，应及时通知医生进行处理。

（2）穿刺部位观察：观察穿刺点有无渗血、淤血及皮下血肿，术侧足背动脉搏动情况及皮肤温度、颜色等。

（3）体位护理：患者术后回病房予以平卧位，避免头部剧烈活动，穿刺侧下肢制动，髋关节伸直，防止屈曲，睡眠时可用约束带协助制动。鼓励患者做足背伸屈运动，防止静脉血栓形成。协助患者做好生活护理。

（4）饮食护理：术后患者若无特殊不适，予以营养丰富、易消化饮食，嘱患者避免食用易胀气食物，如牛奶、鸡蛋等。鼓励患者多饮水，促进对比剂排泄。

（5）神经系统功能监测：密切观察患者意识、瞳孔、肢体活动变化，注意有无失语、头晕、偏盲、肢体乏力等症状，如有上述症状应及时处理。

（6）用药护理：术后给予抗凝治疗。

（7）并发症的观察及处理：常见并发症包括脑血管痉挛、高灌注综合征、缺血性脑卒中、血管迷走神经反射性低血压，发现并发症应予以及时处理。

（8）术后随访：椎动脉狭窄介入治疗后的再狭窄主要发生在术后 1 年内，建议术后 1、3、6 和 12 个月各随访 1 次，随后建议每半年进行 1 次随访，以评估有无再狭窄发生。

6. 流程图

椎动脉狭窄介入治疗护理流程图见图 8－2－13。

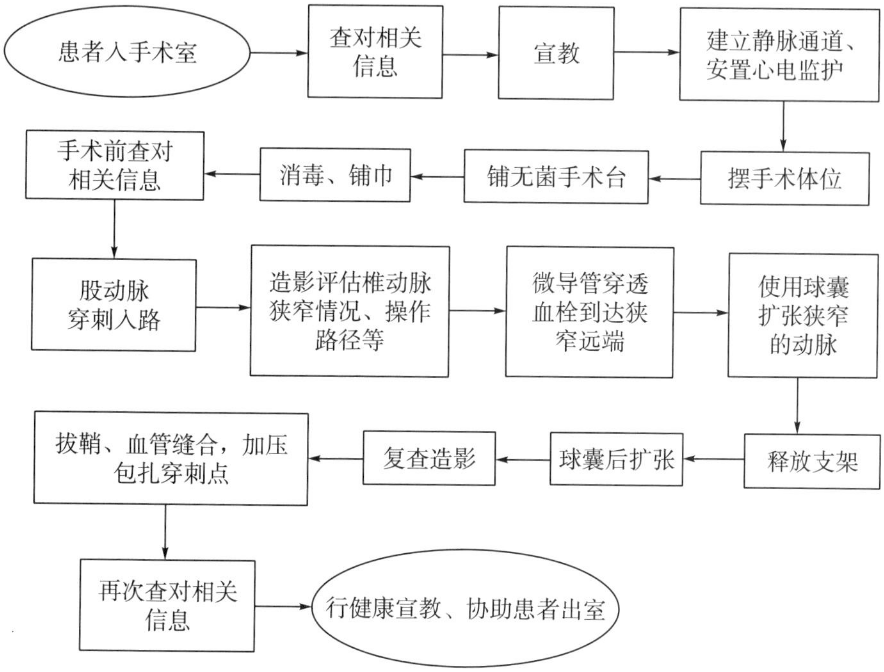

图 8－2－13　椎动脉狭窄介入治疗护理流程图

五、下肢动脉硬化闭塞介入治疗护理

下肢动脉硬化闭塞（Arteriosclerosis obliteran，ASO）指由于动脉硬化造成下肢的供血动脉内膜增厚、管腔狭窄、闭塞，引起下肢血流供应不足，从而导致下肢缺血性病变的一种慢性疾病。它的主要临床表现有间歇性跛行、静息痛、皮温降低、干性坏疽等，并且它的临床表现与下肢缺血发展速度和程度有直接的关系。年龄、吸烟、血脂异常、糖尿病、感染、慢性肾功能不全等是该病的主要发病因素。

下肢动脉硬化闭塞主要的治疗方式有非手术治疗、手术治疗、腔内治疗。近几年，随着医疗技术水平的不断提高，腔内治疗技术日益成熟，已逐步代替传统治疗方式成为治疗下肢动脉硬化闭塞的主要手术方式。

1. 适应证

（1）主髂动脉病变：2017 年欧洲心脏病学会（ESC）外周动脉疾病诊断治疗指南

推荐髂动脉短段（<5cm）狭窄/闭塞时，腔内治疗具有良好的远期通畅率且并发症发生率低（Ⅰ级推荐）；同时该处支架置入的推荐级别也由既往的Ⅱb级升级为Ⅱa级；对有严重合并症的长段或双侧病变，仍首选腔内治疗（Ⅱa级推荐）；只要有腔内治疗经验，主髂动脉疾病均可考虑采用腔内治疗作为首选（Ⅱb级推荐）。

（2）股腘动脉病变：腔内治疗为长度<25cm狭窄/闭塞病变的首选（Ⅰ级推荐）；股腘动脉病变为>25cm狭窄而外科存在相对禁忌证时，腔内治疗也可以作为Ⅱb级推荐。

2. 禁忌证

（1）伴有全身感染或缺血肢体存在严重的局部感染。

（2）存在严重且无法纠正的凝血功能障碍。

（3）透析无效的严重肾功能不全。

（4）不能耐受介入手术或无法配合手术体位。

（5）已知对对比剂或介入材料过敏。

3. 术前护理

（1）患者准备。

①术前查对：局部麻醉患者由手术医生、全身麻醉患者由麻醉医生按流程完成患者身份信息（腕带号+姓名）查对、手术安全查对。

②健康宣教：下肢动脉硬化闭塞的患者因肢体疼痛不能够正常行走，严重者存在肢体远端、足部坏疽，有致残或截肢的可能，加上对介入治疗的了解较少，担心疾病的预后、转归，患者普遍存在悲观、焦虑、恐惧等负面情绪。护士应适时地安慰患者，耐心倾听患者的主诉，帮助患者宣泄负面的情绪。根据患者疾病的具体情况，为患者讲解介入治疗的知识，以及介入治疗的优势。帮助患者树立治疗的信心，使其心理调节到最佳的状态。

③完善相关检查：协助患者完善手术的相关检查，包括CT、MRI、超声、血常规、凝血功能、输血前全套、心电图及心、肝、肾等重要脏器功能检查。

④文书准备：指导患者及其家属签署手术知情同意书、手术风险评估表、手术计划核准书、患者授权委托书等相关医疗文书。特殊人群（12岁以下儿童及孕妇）应提前签署X线相关知情同意书。

⑤评估患者跌倒/坠床及压力性损伤的风险，根据情况评估是否需要保护性约束或垫棉垫。

⑥体位训练：疼痛是下肢动脉硬化闭塞患者的主要表现，对于疼痛表现较轻的患者可采取卧位或头高脚低位，增加下肢血流的灌注，并嘱其经常更换体位，避免同一姿势过久影响血液循环。对于疼痛剧烈的患者，及时通知医生遵医嘱应用镇痛药。

⑦下肢血运循环的观察：观察下肢缺血征象，如下肢大动脉的搏动情况，下肢皮肤的颜色、温度及感觉，与术后做对比以判断下肢的血运变化情况。

⑧手术区域皮肤准备：给患者双侧腹股沟备皮，观察双侧肢体足背动脉搏动情况并做好标记。

⑨嘱患者术前 1 天做好个人卫生，提前取下金属物品、活动假牙及贵重物品。嘱糖尿病患者进食糖尿病饮食，做好血糖监测；嘱高血压患者做好血压监测，遵医嘱服用降压药物及抗凝药物。

⑩建立静脉通道，安置心电监护。

（2）介入手术室准备。

①环境准备：确保介入手术室环境及消毒符合院感及手术操作要求，环境整洁、温度控制在 18～24℃、相对湿度控制在 50%～60%，术中可根据患者和医生需求进行调整。

②物品准备：备齐手术室所需物品，如介入手术布类包、手术衣、介入器械、无菌持物钳、心电监护仪、麻醉机、负压吸引器、电刀、微量泵等。手术所需铅衣、铅围脖、铅帽等防护装备按要求定点规范放置。

③药物准备：备齐手术室所需药物，包括肝素钠注射液 12500U、生理盐水 500mL，2%盐酸利多卡因注射液 20mL、罗哌卡因注射液、碘对比剂、聚维酮碘溶液等，确保急救药品放在固定且方便拿取的位置。

④特殊耗材准备：根据制订的手术方案，准备 6F 翻山血管鞘、6F 血管长鞘、0.035 英寸 GA 导丝 180cm、0.035 英寸 PA 导丝 180cm、0.035 英寸 GA 导丝 260cm、0.014 英寸导丝、V-18 导丝、4F 椎动脉造影管 100cm、猪尾导管、超硬导丝、下肢动脉球囊、覆膜支架或裸支架、压力泵、缝合器等。

4. 术中护理

（1）术中配合。

①协助患者取平卧位，注意保护患者下肢，避免触碰加重患者疼痛。使用布类包裹患者上肢，避免使用电刀时损伤上肢。询问患者禁食、禁饮情况，体重，有无过敏史、既往史、手术史等。

②铺无菌手术台，准备手术用物，如 5F 穿刺鞘、0.035 英寸 GA 导丝 180cm、4F 单弯、猪尾导管、缝合器等。

③协助医生消毒、铺巾。手术前医生发起查对，内容包括：患者姓名、性别、年龄查对，手术方式查对，手术部位与标识正确，体位、术野皮肤准备正确。

④严格无菌操作，防止交叉感染。详细记录介入手术记录单，将高值耗材条码及时粘贴在耗材单上，方便查对和登记。

⑤手术结束后，用缝合器缝合穿刺处血管并用弹力绷带加压包扎，观察穿刺点有无渗血，评估患者下肢血运状况及足背动脉搏动情况，并与术前做对比。

⑥手术结束后、患者离开手术室前，护士发起查对，内容包括：手术用物清点正确，手术标本信息确认，手术用药、输血的查对，手术标本是否送检，皮肤情况确认，各种管道确认及患者去向。做好健康宣教、协助患者出室。

（2）术中监测及用药。

①密切观察患者生命体征、密切观察患者术中血压、心率、呼吸、血氧饱和度变化，保持静脉通道的通畅。

②若患者因下肢疼痛感到烦躁而不能配合医生手术，遵医嘱可提前肌内注射镇

痛药。

③术中遵医嘱根据患者体重予以全身肝素化，肝素用量计算：肝素使用量（mg）=体重（kg）×1/2（根据手术时间术中每隔1h追加一次肝素，追加量为首次剂量的1/2）。

④若患者出现特殊情况，如球囊扩张发生胀痛时应及时安抚患者情绪，做好解释工作。防止患者出现跌倒/坠床等情况。若患者出现出血、生命体征不稳时应及时配合手术医生进行抢救。

5. 术后护理

（1）穿刺侧肢体观察：指导或协助经股动脉穿刺的患者术后取平卧位，患肢自然伸直，穿刺侧肢体制动。注意观察患肢的血运状况，包括足趾的色泽、温度等。观察穿刺侧肢体足背动脉搏动或胫后动脉搏动情况。观察伤口有无渗血，腹股沟及耻骨上区是否有肿胀、瘀斑。若患者突然疼痛加剧、皮温降低、动脉搏动减弱或消失，需警惕动脉栓塞可能，应及时报告医生根据病情处理。

（2）嘱患者多饮水，加快对比剂的排泄以减轻肾功能损害。保持大便通畅，避免用力排便。

（3）抗凝药物的应用与观察：对患者术后常规应用低分子量肝素钠等抗凝药物治疗，用药期间应监测患者凝血酶原时间，观察患者有无出血倾向。如有异常通知医生及时处理。

（4）健康宣教：指导患者进行功能锻炼，采用被动运动、主动运动相结合的方式，从局部到整体、从借助助行器到自己独立行走的顺序进行锻炼。指导患者进行足背的伸屈运动，预防静脉血栓的形成。

（5）并发症的观察及处理：主要的并发症有穿刺部位皮下血肿、缺血、再灌注综合征、再栓塞等。一旦发现并发症的相关症状及时通知医生，并配合医生治疗患者。

6. 流程图

下肢动脉硬化闭塞介入治疗护理流程图见图8-2-14。

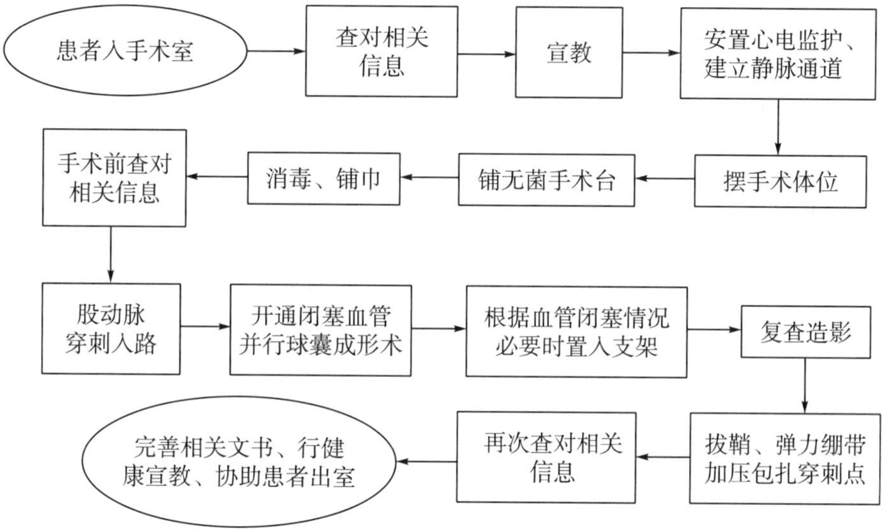

图 8-2-14　下肢动脉硬化闭塞介入治疗护理流程图

六、下肢深静脉血栓形成下腔静脉滤器植入术护理

下肢深静脉血栓形成（Lower extremity deep venous thrombosis，LEDVT）是一种临床上多见、多发的血管性病变，临床表现为慢性疼痛、下肢肿胀、功能障碍及下肢溃疡不愈等症状，是仅次于脑血管和冠状动脉疾病的第三大血管疾病，发病率约为 1‰，呈逐年上升趋势，60% 以上的 LEDVT 患者合并肺栓塞（Pulmonary thromboembolism，PE），病死率约 12%，被称为“隐秘性杀手”。PE 的主要病因是下肢近端（腘静脉或其近侧部位）深静脉血栓脱落的栓子，严重者可危及生命。下腔静脉滤器（Inferior vena cava filter，IVCF）植入术是 LEDVT 介入治疗方法之一，植入下腔静脉滤器的目的是拦截下肢深静脉血栓脱落的栓子，阻止栓子进入肺循环，防止发生 PE。下腔静脉滤器可分为永久性下腔静脉滤器、可回收的永久性下腔静脉滤器、临时性的下腔静脉滤器，其中可回收的永久性下腔静脉滤器是目前临床应用的主要类型。LEDVT 如在早期未得到有效治疗，可能导致血栓后综合征（Post－thrombotic syndrome，PTS），将影响患者的工作和生活。

1. 适应证

（1）髂静脉、股静脉或下腔静脉内有新鲜血栓或者漂浮性血栓。

（2）急性 LEDVT，拟行机械取栓或手术取栓。

（3）急性 PE、LEDVT，行腹部、盆腔、下肢手术。

（4）对于抗凝治疗有禁忌证或有并发症，或充分抗凝情况下仍发生 PE。

2. 相对禁忌证

（1）下腔静脉解剖异常，无滤器植入位置。

（2）下腔静脉内充满血栓。

（3）下腔静脉慢性闭塞、下腔静脉无手术入路。

（4）无法纠正的严重凝血功能异常、菌血症、未经治疗的感染。

3. 术前护理

（1）患者准备。

①术前查对：局部麻醉患者由手术医生、全身麻醉患者由麻醉医生按流程完成患者身份信息（腕带号+姓名）查对、手术安全查对。

②健康宣教：护士应积极主动关心、体贴患者，向患者讲解手术流程及术中注意事项，缓解患者的紧张、焦虑等情绪，使其积极配合手术。

③完善相关检查：协助患者完善手术前的相关检查，包括CT、超声、血常规、凝血功能、输血前全套、心电图检查，以及心、肝、肾等重要脏器功能检查。

④文书准备：指导患者及其家属签署手术知情同意书、手术风险评估表、手术计划核准书、患者授权委托书等相关医疗文书。特殊人群（12岁以下儿童及孕妇）应提前签署X线相关知情同意书。

⑤手术区域皮肤准备：观察患者双侧股静脉（或右侧颈内静脉）皮肤有无异常、双侧下肢足背动脉搏动情况，提前做好手术部位的标记。

⑥术前评估：评估患者跌倒/坠床及压力性损伤的风险，正确安置挡手板，以防发生跌倒/坠床，必要时予保护性约束。注意患者皮肤的保护，在受压处予棉垫减压。

⑦建立静脉通道，安置心电监护。

（2）介入手术室准备。

①环境准备：确保介入手术室环境及消毒符合院感及手术操作要求，环境整洁、温度控制在18～24℃、相对湿度控制在50%～60%，术中可根据患者和医生需求进行调整。

②物品准备：备齐手术室所需物品，如介入手术布类包、手术衣、介入器械、无菌持物钳、心电监护仪、微量泵等。手术所需铅衣、铅围脖、铅帽等防护用品按要求规范放置。提前确定DSA设备、高压注射器、影像处理工作站处于工作状态。

③药物准备：备齐手术室所需药物，包括肝素钠注射液12500U、生理盐水500mL、2%盐酸利多卡因注射液20mL、碘对比剂100mL、聚维酮碘溶液100mL，确保急救药品放在固定且方便拿取的位置。

4. 术中护理

（1）术中配合。

①协助患者上手术床，摆手术体位，注意患者保暖及隐私保护。

②铺无菌手术台，根据手术步骤和滤器类型准备手术用物，如8F血管穿刺鞘、0.035英寸GA导丝180cm、5F猪尾导管、下腔静脉滤器。

③协助医生消毒、铺巾。手术前医生发起查对，内容包括：患者姓名、性别、年龄查对，手术方式查对，手术部位与标识正确，体位、术野皮肤准备正确。

④手术过程中及时递送手术所需相关耗材，配合手术医生进行手术。

⑤手术结束后正确填写相关护理文书，配合医生对穿刺点进行加压包扎。

⑥手术结束后、患者离开手术室前，护士发起查对，内容包括：手术用物清点正确，手术标本信息确认，手术用药、输血的查对，手术标本是否送检，皮肤情况确认，各种管道确认及患者去向。做好健康宣教、协助患者出室。

（2）术中监测及用药。

①密切观察患者术中血压、心率、呼吸、血氧饱和度变化，保持静脉通道的通畅。

②术中遵医嘱根据患者体重予以全身肝素化，肝素用量计算：肝素钠注射液使用剂量（mg）=患者体重（kg）×1/2（根据手术时间，术中每隔1h追加一次肝素钠注射液，追加剂量为首次剂量的1/2）。

③使用碘对比剂的过程中应密切关注患者的情况，如患者出现了呕吐、面色苍白、血压下降、心率下降等表现，提示可能出现了过敏反应，应停止操作，积极配合医生抢救。

5. 术后护理

（1）穿刺点护理：配合医生对穿刺点加压包扎，包扎后手动按压10～15min，观察穿刺点有无渗血、有无皮下血肿。

（2）抗凝药物的应用与观察：对患者术后常规应用低分子量肝素钠等抗凝药物治疗，用药期间应监测患者凝血酶原时间，观察患者有无出血倾向。如有异常通知医生及时处理。

（3）并发症的观察及处理：下腔静脉滤器植入术的主要并发症有穿刺点出血或感染、下腔静脉滤器内血栓形成、下腔静脉滤器错位等。一旦发现并发症的相关症状，及时通知医生，并配合医生治疗患者。

（4）术后随访：患者植入可回收的永久性下腔静脉滤器时，应根据下腔静脉滤器的类型、预期回收时间等因素，遵医嘱及时到医院复查并根据情况及时取出。永久性下腔静脉滤器植入后在第1、3、6、12个月进行影像学检查，1年以后检查次数可递减。

（5）术后对患者体内的碘对比剂进行“水化”，鼓励患者多饮水，促进碘对比剂的代谢。

（6）健康宣教：常规进行LEDVT的相关知识宣教，禁止在患侧肢体按摩、热敷、输液，指导患者进行有效活动，早期进行功能锻炼、主动或被动活动。穿医用弹力袜也是预防下肢深静脉血栓形成的良好方法之一。建议患者保持良好的生活及饮食习惯；改善生活方式，如戒烟、戒酒、控制血糖及血脂；穿轻便舒适的鞋子，以免加重下肢负担。

6. 流程图

下肢深静脉血栓形成下腔静脉滤器植入护理流程图见图8-2-15。

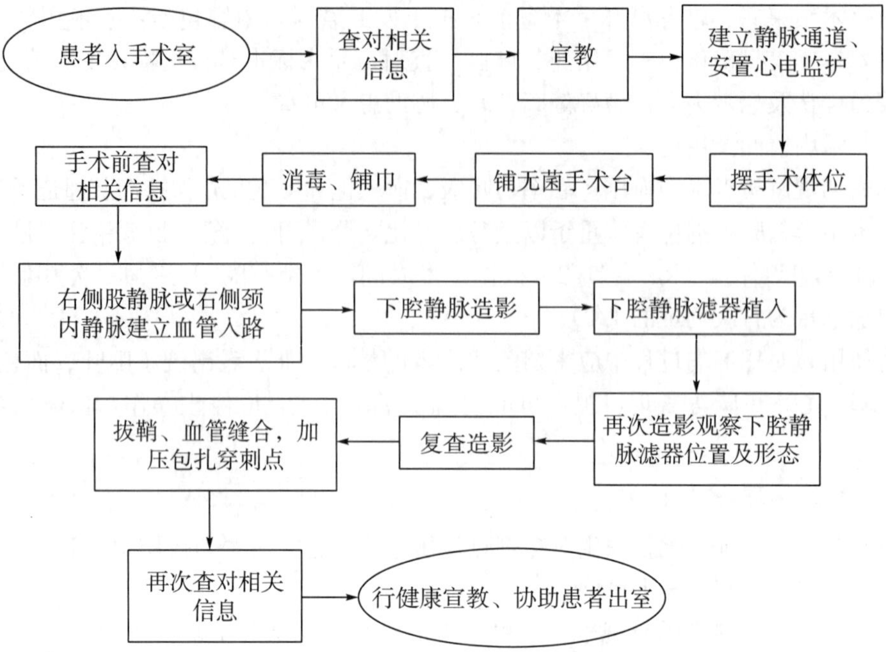

图 8-2-15　下肢深静脉血栓形成下腔静脉滤器植入护理流程图

第三节　综合介入诊疗护理

综合介入诊疗技术是除神经血管介入诊疗、心血管介入诊疗和外周血管介入诊疗以外的其他介入诊疗技术的总称，主要包括对非血管疾病和肿瘤进行诊断和治疗的介入诊疗技术。其中，非血管疾病介入诊疗技术指在医学影像设备引导下，经皮穿刺或经体表孔道途径对非血管疾病进行诊断和治疗的技术；肿瘤介入诊疗技术指在医学影像设备引导下，经血管或非血管途径对肿瘤进行诊断和治疗的技术。

一、经颈静脉肝内门体分流术护理

门静脉正常压力为 6～10mmHg，当其与下腔静脉的压力差（即门体压力梯度）大于 5mmHg 时即为门静脉高压。门静脉高压是门静脉阻力增加与门静脉系统血流量增加的综合结果，以腹水、曲张静脉出血、脾大为主要临床表现。肝硬化占所有病因的 90%以上，肝脏结构改变相关的机械因素和血流动力学改变是造成门静脉高压的始动因素。经颈静脉肝内门体分流术（Transjugular intrahepatic portosystemic shunt，TIPS）指在肝静脉与门静脉之间的肝实质内植入金属支架，建立门体分流道，以微创的方式从结构上显著降低门静脉阻力，是治疗门静脉高压的关键措施。

1. 适应证

（1）急性食管静脉曲张破裂出血。

（2）胃静脉曲张破裂出血。

（3）预防食管静脉、胃静脉曲张再破裂出血。

（4）门静脉高压合并门静脉血栓形成。

（5）肝硬化顽固性或复发性腹水、肝性胸腔积液和肝肾综合征。

（6）布-加综合征。

（7）肝窦阻塞综合征。

2. 绝对禁忌证

（1）重度瓣膜性心功能不全或充血性心力衰竭。

（2）难以控制的全身感染或炎症。

（3）终末期肝病评分>18 分或 Child-Pugh 评分>13 分。

（4）重度肺动脉高压。

（5）严重肾功能不全。

（6）快速进展的肝衰竭。

（7）肝脏弥漫性恶性肿瘤。

（8）对对比剂、介入材料过敏。

3. 相对禁忌证

（1）先天性肝内胆管囊状扩张、胆道阻塞性扩张。

（2）肝脏体积明显缩小。

（3）多囊性肝病。

（4）门静脉海绵样变。

（5）中度肺动脉高压。

（6）重度或顽固性肝性脑病。

（7）胆红素 >3g/L。

（8）重度凝血病。

4. 术前护理

（1）患者准备。

①术前查对：全身麻醉患者由麻醉医生按流程完成患者身份信息（腕带号+姓名）查对、手术安全查对。

②完善相关检查和评估：协助患者完善相关检查，包括血常规、凝血功能、血氨、肝肾功能及影像学检查等。评估患者下腔静脉、肝静脉与门静脉的情况和空间位置关系；有无合并门静脉血栓形成及其范围与程度；有无自发性门体分流道；有无肝内穿刺道周围占位病变。使用上消化道内镜对曲张静脉进行确诊和分型。

③文书准备：指导患者及其家属签署手术知情同意书、手术风险评估表、手术计划核准书、患者授权委托书等相关医疗文书。特殊人群（12 岁以下儿童及孕妇）应提前签署 X 线相关知情同意书。

④手术区域皮肤准备：确定患者右侧颈内静脉及双侧股动脉皮肤无异常，提前做好手术部位的标记，对患者进行手术区域以外部位的辐射防护。

⑤顽固性腹水或胸腔积液：影响麻醉或使患者无法平卧时，可于术前行腹腔或胸腔穿刺抽液。

⑥健康宣教：护士应积极主动关心患者，向患者讲解手术方式、术中配合及术中注意事项，缓解或消除患者的焦虑和恐惧，使其积极配合手术。

⑦安全评估：评估患者跌倒/坠床及压力性损伤的风险，正确安置挡手板，以防发生跌倒/坠床，必要时予保护性约束。对腹水严重的患者注意保护腹部皮肤。

⑧体位训练：术后术侧肢体应伸直制动，卧床休息，术前需练习床上大小便。

⑨建立静脉通道、安置心电监护。对全身麻醉患者遵医嘱进行留置导尿，注意保护患者隐私。

（2）介入手术室准备。

①环境准备：确保介入手术室环境及消毒符合院感及手术操作要求，环境整洁、温度控制在18～24℃、相对湿度控制在50%～60%，术中可根据患者和医生需求进行调整。

②物品准备：介入手术布类包、手术衣、介入器械、无菌持物钳、心电监护仪、麻醉机（全身麻醉患者）、负压吸痰器、微量泵等。手术所需铅衣、铅围脖、铅帽等防护用品按要求规范放置。

③药物准备：肝素钠注射液12500U、生理盐水500mL、2%盐酸利多卡因注射液20mL、碘对比剂200mL、聚维酮碘溶液100mL、盐酸曲马多注射液100mg，确保急救药品放在固定且方便拿取的位置。

5. 术中护理

（1）术中配合。

①协助患者取平卧位，头部戴医用帽子，肩部垫高，头偏向非穿刺侧，充分暴露颈内静脉穿刺处。询问患者禁食、禁饮情况，体重，有无活动假牙或松动的牙齿，有无过敏史、既往史、手术史。

②铺无菌手术台，准备手术用物。

③协助医生安装压力传感器，进行排气及校零（将压力传感器固定于右心房水平处，压力传感器与大气相通，心电监护仪自动校零）。

④协助医生消毒、铺巾。手术前医生发起查对，内容包括：患者姓名、性别、年龄查对，手术方式查对，手术部位与标识正确，体位、术野皮肤准备正确。

⑤术中根据手术进程传递相应型号穿刺套件、造影导管、球囊导管、支架。

⑥手术结束后正确填写相关护理文书，配合医生对穿刺点进行加压包扎。

⑦手术结束后、患者离开手术室前，护士发起查对，内容包括：手术用物清点正确，手术标本信息确认，手术用药、输血的查对，手术标本是否送检，皮肤情况确认，各种管道确认及患者去向。麻醉复苏，协助患者出室。

（2）术中监测及用药。

①术中需严密观察患者心率、呼吸、血压、血氧饱和度变化。

②在肝脏穿刺过程中，对难以耐受疼痛的局部麻醉患者可遵医嘱给予镇痛药物。

③手术过程中应关注手术进程，及时发现并发症，配合医生对症处理。

6. 术后护理

（1）穿刺部位的观察和护理：静脉穿刺点需加压包扎后手动按压 10～15min；股动脉穿刺点安置动脉压迫器或弹力绷带加压包扎后手动按压 2h，穿刺侧下肢制动 6～8h，24h 后可下床活动。观察穿刺点有无出血、血肿、皮下瘀斑；穿刺侧下肢有无皮温下降、可否扪及足背动脉搏动；患者有无主诉下肢胀痛、感觉受限。

（2）饮食护理：上消化道出血者需禁饮、禁食，出血停止后可逐步过渡到正常饮食，应避免进食粗糙食物，以防损伤食管、胃底曲张静脉而再次出血；肝功能异常者，限制蛋白质和脂肪的摄入，以防出现肝性脑病；肝性脑病者，严格禁食动物蛋白质，以碳水化合物食物为主。

（3）抗凝的护理：TIPS 术后无需常规抗凝，对合并严重门静脉血栓、布－加综合征、肝窦阻塞综合征等特殊患者遵医嘱予抗凝治疗。告知患者抗凝治疗的重要性，不可自行停药、减量，抗凝治疗期间密切观察有无活动性出血，如发现异常，需立即就医，抗凝治疗期间定期复查凝血功能。

（4）并发症观察及处理：主要有腹腔内出血、感染、肝性脑病、肝功能衰竭、急性心力衰竭、腔内支架狭窄。发现并发症应及时予以对症处理。

（5）术后随访：嘱患者在术后 1 周及 1、3、6 个月复查彩超以评估分流道情况，此后每半年复查一次。

7. 流程图

经颈静脉肝内门体分流术护理流程图见图 8－3－1。

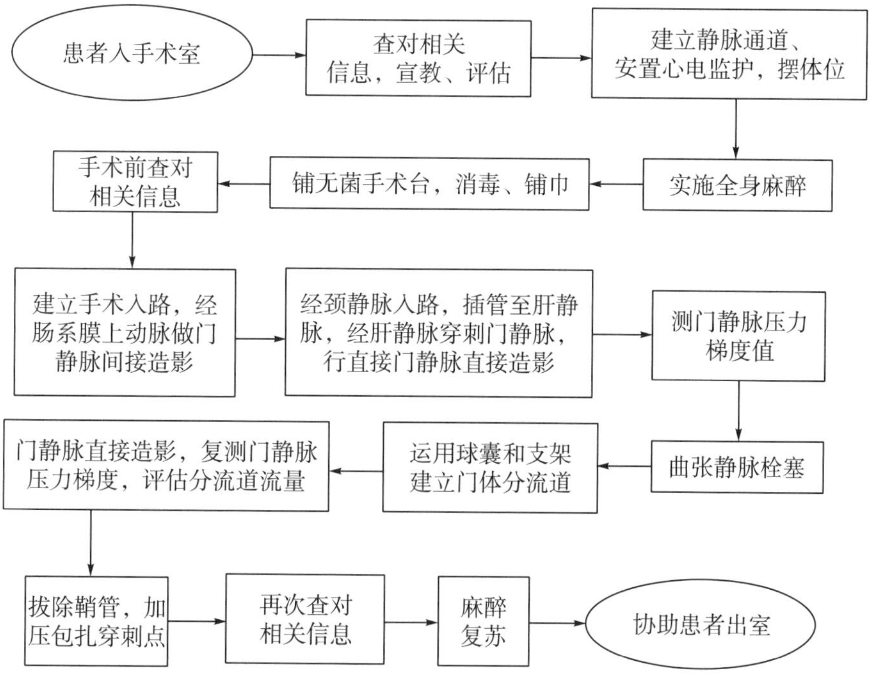

图 8－3－1　经颈静脉肝内门体分流术护理流程图

二、球囊阻断逆行静脉栓塞术护理

球囊阻断逆行静脉栓塞术（Balloon-occluded retrograde transvenous obliteration，BRTO）指经股静脉或颈静脉穿刺，在胃-肾或胃-腔分流道流出端置入球囊导管，充盈球囊阻断血流后注入硬化剂，从而完全消除胃静脉曲张。在门静脉高压患者中相比食管静脉曲张来说，胃静脉曲张虽然发病率较低，但破裂出血更严重、病死率更高，再出血风险高达35%~90%。孤立性胃静脉曲张及部分食管-胃静脉曲张伴有胃-肾或胃-腔分流道，为栓塞治疗提供了血管路径。

1. 适应证

（1）伴胃-肾或胃-腔分流道的胃静脉曲张破裂出血二级预防。

（2）伴自发性门体分流道的顽固性肝性脑病。

2. 禁忌证

（1）无可用分流道。

（2）同时伴有顽固性腹水（可联用TIPS）。

（3）难以控制的全身感染或炎症。

（4）严重凝血功能障碍。

（5）对对比剂、介入材料过敏。

3. 术前护理

（1）患者准备。

①术前查对：局部麻醉患者由手术医生、全身麻醉患者由麻醉医生按流程完成患者身份信息（腕带号+姓名）查对、手术安全查对。

②完善相关检查：协助患者完善相关检查，包括血常规、血生化、凝血功能检查，以及心、肝、肾等重要脏器功能检查；进行影像学检查（上腹部CT血管三维重建）以了解胃静脉曲张及胃-肾或胃-腔分流道的大小、流入和流出端位置、侧支血管，其中进行胃镜检查以明确胃静脉曲张诊断和分型。

③文书准备：指导患者及其家属签署手术知情同意书、手术风险评估表、手术计划核准书、患者授权委托书等相关医疗文书。特殊人群（12岁以下儿童及孕妇）应提前签署X线相关知情同意书。

④手术区域皮肤准备：右侧颈内静脉（或双侧股静脉）皮肤无异常，提前做好手术部位的标记。

⑤呼吸训练：训练患者平静呼吸及术中闭气的配合。

⑥健康宣教：护士向患者讲解手术治疗方法、术中注意事项，缓解患者的紧张、焦虑等情绪，积极配合手术。

⑦安全评估：评估患者意识状态、跌倒/坠床及压疮的风险，正确安置挡手板，必要时予保护性约束。

⑧建立静脉通道，安置心电监护。

（2）介入手术室准备。

药物准备：肝素钠注射液12500U、生理盐水500mL、2%盐酸利多卡因注射液20mL、碘对比剂100mL、聚维酮碘溶液100mL、聚桂醇注射液10～20mL，确保急救药品放在固定且方便拿取的位置。

其余参照经颈静脉肝内门体分流术。

4．术中护理

（1）术中配合。

①协助患者取平卧位，头部戴医用帽子。穿刺颈内静脉者，肩部垫高，充分暴露颈内静脉穿刺处。询问患者有无过敏史、既往史、手术史。

②铺无菌手术台，根据手术步骤准备手术用物，如血管鞘、0.035英寸PA导丝180cm、Simmon导管、球囊导管等用物。

③协助医生消毒、铺巾。手术前医生发起查对，内容包括：患者姓名、性别、年龄查对，手术方式查对，手术部位与标识正确，体位、术野皮肤准备正确。

④手术过程中严格执行无菌操作技术。

⑤将聚桂醇注射液、碘对比剂、空气按照1∶1∶2的比例通过三通充分混合至均匀泡沫状，用转换接头将配置好的硬化剂向手术医生进行转换，注射硬化剂，观察3～5min后，使硬化剂在静脉曲张中填充良好，固定球囊导管。

⑥手术结束后、患者离开手术室前，护士发起查对，内容包括：手术用物清点正确，手术标本信息确认，手术用药、输血的查对，手术标本是否送检，皮肤情况确认，各种管道确认及患者去向。完善相关文书、做好健康宣教、协助患者出室。

（2）术中监测及用药。

①密切观察患者心率、呼吸、血压、血氧饱和度、面色及意识的变化，保持静脉通道通畅。

②注射碘对比剂时，患者若出现恶心、呕吐、面色苍白、呼吸急促、血压下降，提示可能发生过敏反应，应立即停止注射，配合医生进行抢救。

5．术后护理

（1）穿刺部位的观察和护理：妥善固定球囊导管，予无菌保护贴膜覆盖，观察穿刺点有无渗血、皮下血肿，于手术后8～12h拔除球囊导管及血管鞘。

（2）术后对患者体内的碘对比剂进行“水化”，鼓励患者多饮水，促进碘对比剂的代谢。

（3）并发症的观察及处理：并发症主要有腹腔内出血、感染、肝性脑病、肝功能衰竭等。一旦发现相关症状及时通知医生，并配合治疗患者。

（4）术后随访：嘱患者定期复查，术后1、3、6、12个月及以后每半年复查一次胃镜、上腹部CT增强门静脉成像及肝功能，如存在食管静脉曲张加重的情况，复查时给予内镜下套扎治疗。

（5）健康宣教：向患者及其家属解释留置球囊导管的目的、重要性及注意事项，指导患者及其家属配合保护球囊导管，防止球囊导管弯曲、打折、受压，改变体位时要注意防止球囊导管牵拉、脱落。

6. 流程图

球囊阻断逆行静脉栓塞术护理流程图见图 8-3-2。

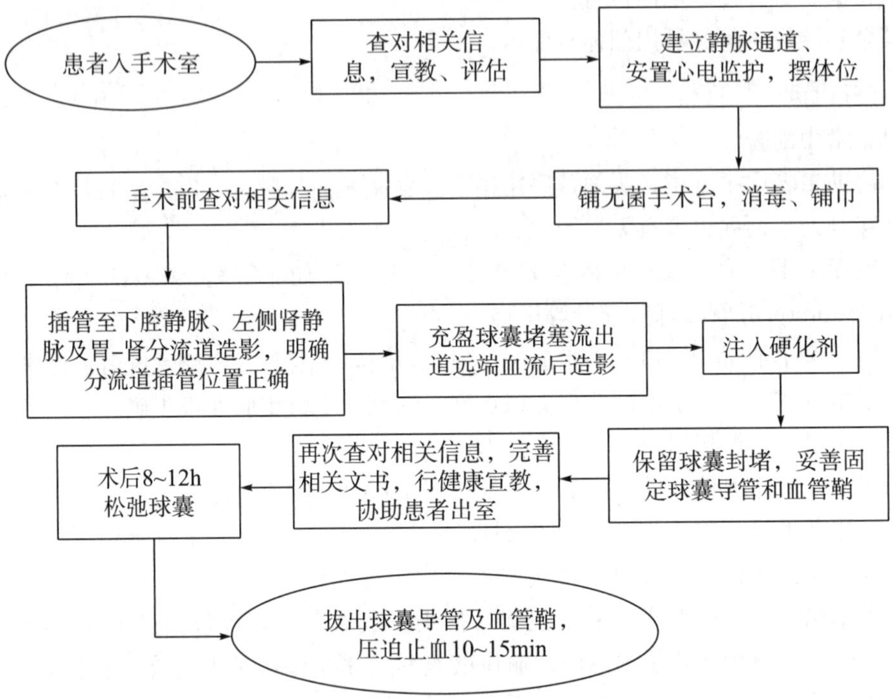

图 8-3-2 球囊阻断逆行静脉栓塞术护理流程图

三、布-加综合征介入治疗护理

布-加综合征（Budd-Chiari syndrome，BCS）指肝小叶静脉到下腔静脉右心房入口处的大肝静脉和肝后端下腔静脉阻塞所致的门静脉和（或）下腔静脉高压临床综合征，主要表现为肝大、腹水、消化道出血、下肢水肿和色素沉着，晚期可导致淤血性肝硬化。BCS 主要分为下腔静脉型、肝静脉型和混合型。肝静脉型以门静脉高压为主；下腔静脉型则可同时出现下腔静脉高压。由于肝静脉和下腔静脉血液回流受阻，腹部、盆腔器官和组织处于淤血状态，女性患者可出现月经不调、原发性或继发性不孕、习惯性流产；肾静脉淤血的患者可出现血尿和蛋白尿。肝静脉和下腔静脉造影是诊断 BCS 的"金标准"，可以明确肝静脉和下腔静脉阻塞的部位、程度、范围、侧支循环的建立情况。BCS 的治疗经历了由药物、外科手术向介入治疗的转变，目前药物联合介入治疗已成为 BCS 的首选治疗方法。

1. 适应证

(1) 肝静脉开口处膜性或节段性阻塞。

(2) 下腔静脉膜性或节段性阻塞。

（3）肝静脉和下腔静脉成形术后再狭窄。

（4）下腔静脉和门静脉肝外分流术后分流道阻塞。

（5）下腔静脉和肝静脉阻塞远端合并陈旧性附壁血栓。

2. 绝对禁忌证

（1）严重心、肝、肾功能不全。

（2）凝血功能障碍。

（3）大量腹水为经皮肝穿刺禁忌证。

3. 相对禁忌证

肝静脉和下腔静脉阻塞远端存在新鲜、无附壁血栓为相对禁忌证，待血栓清除后仍然可以行介入治疗。

4. 术前护理

（1）患者准备。

①术前查对：局部麻醉患者由手术医生、全身麻醉患者由麻醉医生按流程完成患者身份信息（腕带号+姓名）查对、手术安全查对。

②完善相关检查：协助患者完善手术相关检查，包括血常规、血生化、凝血功能检查，以及心、肝、肾等重要脏器功能检查，超声及 MRI 检查。

③文书准备：指导患者及其家属签署手术知情同意书、手术风险评估表、手术计划核准书、患者授权委托书等相关医疗文书。特殊人群（12 岁以下儿童及孕妇）应提前签署 X 线相关知情同意书。

④手术区域皮肤准备：确定患者右侧颈内静脉及双侧股静脉皮肤无异常，提前做好手术部位的标记。

⑤呼吸训练：指导患者训练平静呼吸及术中屏气的配合。

⑥健康宣教：做好患者心理护理，告知患者介入治疗的方法、疗效、术中配合、术中注意事项，缓解患者的紧张、焦虑情绪，稳定患者情绪，使其积极配合手术。

⑦患者评估：评估患者意识状态、跌倒/坠床及压力性创伤的风险，正确安置挡手板，必要时予保护性约束。

⑧建立静脉通道，安置心电监护。

（2）介入手术室准备。

药物准备：肝素钠注射液 12500U、生理盐水 500mL、2%盐酸利多卡因注射液 20mL、碘对比剂 100mL、聚维酮碘溶液 100mL。确保急救药品放在固定且方便拿取的位置。

其余参照经颈静脉肝内门体分流术。

5. 术中护理

（1）术中配合。

①协助患者取手术卧位，头部戴医用帽子，拟行颈内静脉穿刺者，肩部垫高，充分暴露颈内静脉穿刺处。

②铺无菌手术台，根据手术步骤准备手术用物。

③协助医生安装压力传感器，进行排气及校零（将压力传感器固定于右心房水平处，压力传感器与大气相通，心电监护仪自动校零）。

④协助医生消毒、铺巾。手术前医生发起查对，内容包括：患者姓名、性别、年龄查对，手术方式查对，手术部位与标识正确，体位、术野皮肤准备正确。

⑤严格无菌操作，防止交叉感染，高值耗材标签及时粘贴，方便查对和登记。

⑥保持静脉通道通畅，确保抢救用品均处于备用状态。

⑦根据手术进程，将相应型号的造影导管、0.035 英寸 GA 导丝 180cm、血管鞘、球囊导管、下腔静脉支架等及时传递给手术医生。

⑧手术结束后、患者离开手术室前，护士发起查对，内容包括：手术用物清点正确，手术标本信息确认，手术用药、输血的查对，手术标本是否送检，皮肤情况确认，各种管道确认及患者去向。完善相关文书、做好健康宣教、协助患者出室。

（2）术中监测及用药。

①密切观察患者生命体征。

②球囊扩张血管出现疼痛时，应及时安抚患者情绪，可暂缓操作，疼痛不能耐受者，可遵医嘱给予镇痛药。

③注射碘对比剂时，患者若出现恶心、呕吐、面色苍白、呼吸急促、血压下降，提示发生过敏反应，应立即停止注射，配合手术医生抢救。

6. 术后护理

（1）穿刺部位的观察和护理：静脉穿刺点需加压包扎后手动按压 10～15min。观察穿刺点敷料有无渗血，保持穿刺点的清洁与干燥。

（2）抗凝的护理：术后常规抗凝，告知患者抗凝治疗的重要性，不可自行停药减量，抗凝期间密切观察有无活动性出血，如发现异常，需立即就医。

（3）并发症的观察：观察有无术后并发症的发生，如心脏压塞、血管破裂、肺动脉栓塞、支架移位或脱入右心房、支架释放不良与断裂、肝包膜破裂出血、再狭窄等。

（4）术后对患者体内的碘对比剂进行“水化”，鼓励患者多饮水，促进碘对比剂的代谢。

7. 流程图

布－加综合征介入治疗护理流程图见图 8－3－3。

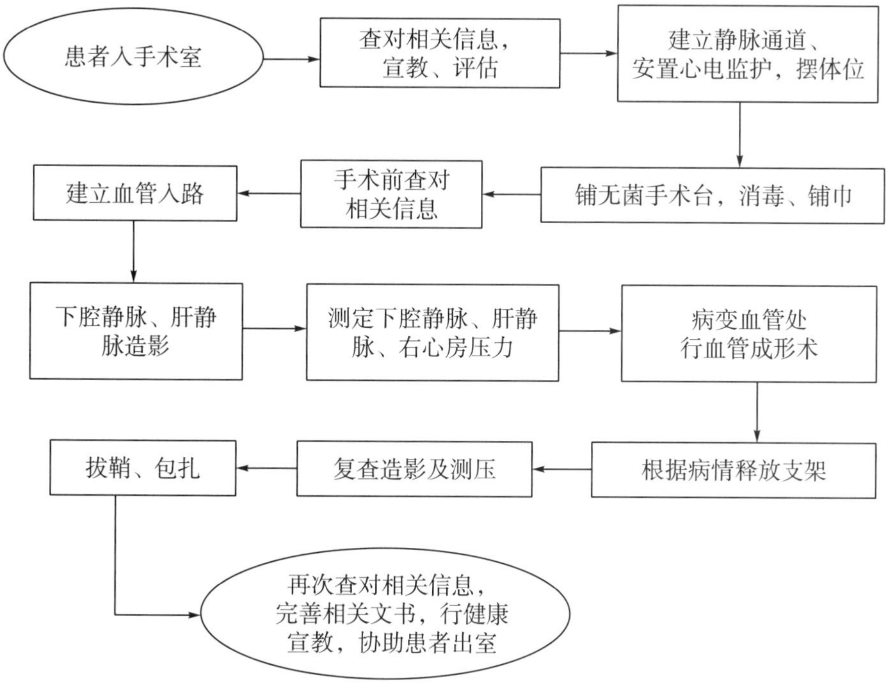

图 8-3-3　布-加综合征介入治疗护理流程图

四、经皮肝穿刺胆道引流术护理

胆道梗阻性黄疸多数是由恶性肿瘤或肝内胆管结石引起的临床常见病，主要临床表现包括黄疸（即皮肤、巩膜黄染）、皮肤瘙痒、厌食、恶心、乏力等，发生胆道感染或脓毒血症时可伴有发热，由结石引起的黄疸还可伴疼痛症状。经皮肝穿刺胆道引流术（Percutaneous transhepatic biliary drainage，PTBD）的目的是减低肝内胆管张力、明显减轻黄疸、改善症状，为外科手术创造条件，也可作为姑息性治疗手段，以减轻患者痛苦、提高生活质量、延长生存期。可根据患者的病变类型和程度选择不同的引流方式，如胆道外引流术、胆道内外引流术、胆道内支架植入术。一般可经超声引导或DSA引导下穿刺。

1. 适应证

（1）无外科手术指征的恶性梗阻性黄疸。

（2）降低胆红素水平，为后续化疗药物的应用创造条件。

（3）控制胆道感染、改善肝功能，为外科切除肿瘤创造条件。

（4）肝内胆管结石所致良性梗阻性黄疸，为后续取石手术做准备。

（5）急性胆管炎伴胆道梗阻。

（6）术后胆管炎、胰腺炎引起的狭窄。

（7）胆瘘，可通过置管引流促进瘘口愈合。

2. 禁忌证

(1) 碘对比剂过敏。

(2) 严重的凝血功能障碍。

(3) 严重心、肺、肾功能衰竭。

(4) 肝功能衰竭。

(5) 大量腹水。

3. 术前护理

(1) 患者准备。

①术前查对：局部麻醉患者由手术医生、全身麻醉患者由麻醉医生按流程完成患者身份信息（腕带号+姓名）查对、手术安全查对。

②完善相关检查：指导患者完善手术相关检查，包括凝血功能、肝肾功能检查，彩超、CT 增强、MRI 等影像学检查。

③文书准备：指导患者及其家属签署手术知情同意书、手术风险评估表、手术计划核准书、患者授权委托书等相关医疗文书。特殊人群（12 岁以下儿童及孕妇）应提前签署 X 线相关知情同意书。

④呼吸训练：指导患者训练平静呼吸及术中闭气的配合。

⑤手术区域皮肤准备：提前做好手术部位的标记。

⑥健康宣教：手术开始前和患者讲解手术的目的、方式、手术过程及患者手术过程中需要配合的相关注意事项。

⑦患者评估：评估患者跌倒/坠床及压力性创伤的风险，正确安置挡手板，以防发生跌倒/坠床，必要时予保护性约束。注意患者皮肤的保护，在受压处予棉垫减压。

⑧建立静脉通道，安置心电监护。

(2) 介入手术室准备。

①环境准备：确保介入手术室环境及消毒符合院感及手术操作要求，环境整洁、温度控制在 18～24℃、相对湿度控制在 50%～60%，术中可根据患者和医生需求进行调整。

②物品准备：介入手术布类包、手术衣、介入器械、无菌持物钳、心电监护仪、超声仪器、无菌保护套、石蜡油、三通、刀片、一次性引流袋等。手术所需铅衣、铅围脖、铅帽等防护用品按要求规范放置。

③药物准备：生理盐水 500mL、2%盐酸利多卡因注射液 20mL、碘对比剂 20mL、聚维酮碘溶液 100mL。确保急救药品放在固定且方便拿取的位置。

4. 术中护理

(1) 术中配合。

①协助患者取手术卧位。

②铺无菌手术台，准备手术用物。

③协助医生消毒、铺巾。手术前医生发起查对，内容包括：患者姓名、性别、年龄

查对，手术方式查对，手术部位与标识正确，体位、术野皮肤准备正确。

④保持静脉通道通畅，确保抢救用品均处于备用状态。

⑤根据手术进程，将0.035英寸PA导丝180cm、经皮导入器、8.5F或10.2F内外引流管、胆道支架、一次性引流袋及时传递给手术医生。

⑥手术结束后妥善固定引流管，粘贴引流管标识。

⑦手术结束后、患者离开手术室前，护士发起查对，内容包括：手术用物清点正确，手术标本信息确认，手术用药、输血的查对，手术标本是否送检，皮肤情况确认，各种管道确认及患者去向。完善相关文书、做好健康宣教、协助患者出室。

（2）术中监测及用药。

①密切观察患者生命体征及腹部体征的变化，操作轻柔，避免穿刺时损伤肝脏血管。

②疼痛：穿刺或置入引流管过程中，对肋间神经的刺激会产生疼痛反应，可暂缓操作，评估患者疼痛程度，不可耐受疼痛者，遵医嘱给予镇痛处理。

③迷走反射：术中胆道牵拉易引起患者发生迷走反射，观察患者意识、血压、心率的变化。

④碘对比剂不良反应：术前应仔细询问患者过敏史、查看患者的肾功能，做好过敏反应的急救处理及药物准备。

5. 术后护理

（1）术后观察皮肤、巩膜黄染及患者精神状态的改善情况，观察引流的胆汁颜色、量及性状，并做好记录。

（2）引流管的护理：采用PTBD引流管固定装置、无张力粘贴和高举平台法妥善固定引流管，粘贴好管道标识，避免引流管扭曲、受压、脱出、打折，固定翼脱落时应及时更换，以免引流管拔出移位。

（3）并发症的观察：并发症主要有胆道－腹腔内瘘、腹腔出血、感染、胆道出血、高淀粉酶血症或胰腺炎。

（4）术后随访：嘱患者每周或每月复查肝功能及血常规，定期更换引流袋。更换引流袋时严格无菌操作，防止发生逆行感染。保持穿刺点局部清洁干燥，及时更换敷料。

（5）健康宣教：向患者讲解手术相关知识、术后引流管的维护知识，建议建立维护卡或维护手册，登记置管和引流相关信息。告知患者引流量突然减少、颜色改变，或出现高热、腹痛、黄疸加重时应及时复诊。

6. 流程图

经皮肝穿刺胆道引流术的护理流程图见图8－3－4。

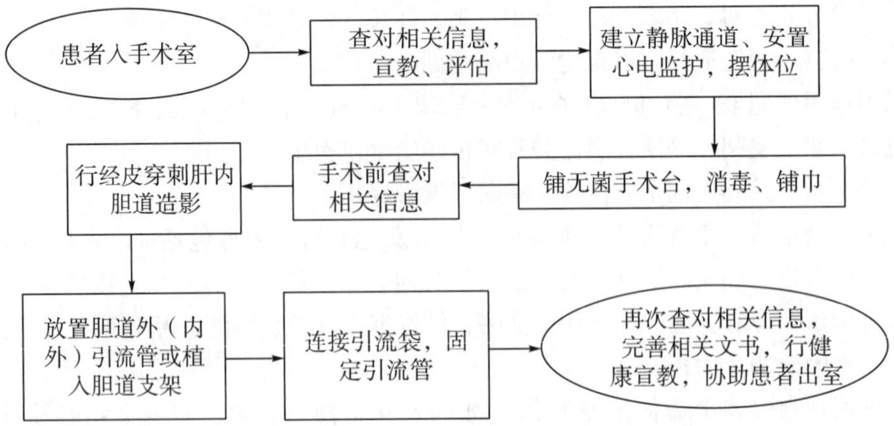

图 8-3-4　经皮肝穿刺胆道引流术的护理流程图

五、肝动脉化疗栓塞术护理

肝癌是WHO公布的十大肿瘤之一，且发病率逐年上升，全球每年约100万人确诊肝癌，我国为高发地区。肝癌起病隐匿，患者初诊时常为中晚期，多数患者已失去手术治疗机会。肝动脉化疗栓塞术（Transarterial chemoembolization，TACE）是肝癌非手术治疗常用的方法之一，可以持久阻断肿瘤血供并维持较高局部化疗药浓度，使肿瘤坏死缩小。TACE广泛应用于肝功能储备较好、不能手术切除的肝癌患者的姑息性治疗，显著延长患者生存期。

1. 适应证

（1）不能手术切除的中晚期肝癌。

（2）巨块型肝癌。

（3）可以手术治疗，但患者因为其他原因（高龄、严重肝硬化等）不能或不愿接受手术治疗。

（4）肝癌手术前的减瘤治疗，以降低肿瘤分期，为手术创造机会。

（5）肝癌切除术后复发。

（6）高危因素患者肝癌切除术后预防性治疗。

2. 禁忌证

（1）严重肝肾功能障碍。

（2）肝癌组织体积占肝脏3/4以上。

（3）门脉主干完全阻塞或严重的器质性疾病。

（4）无法纠正的凝血功能障碍。

（5）恶病质或多器官衰竭。

3. 术前护理

（1）患者准备。

①术前查对：局部麻醉患者由手术医生、全身麻醉患者由麻醉医生按流程完成患者身份信息（腕带号+姓名）查对、手术安全查对。

②完善相关检查：协助患者完善手术相关检查，包括血常规、血生化、凝血功能检查，以及心、肝、肾等重要脏器功能检查，CT 及 MRI 等影像学检查。

③文书准备：指导患者及其家属签署手术知情同意书、手术风险评估表、手术计划核准书、患者授权委托书等相关医疗文书。特殊人群（12 岁以下儿童及孕妇）应提前签署 X 线相关知情同意书。

④手术区域皮肤准备：确定患者双侧股动脉皮肤有无异常，观察双侧下肢足背动脉搏动情况，提前做好手术部位的标记。

⑤呼吸训练：指导患者训练平静呼吸及术中屏气的配合。

⑥患者评估：评估患者跌倒/坠床风险，规范应用保护用具，安置双侧挡手板，必要时予保护性约束。

⑦健康宣教：由于对手术室感到陌生、不了解手术方式等因素，患者可能会产生紧张、焦虑等情绪，护士应向患者讲解手术治疗方法、术中注意事项，以缓解患者的紧张、焦虑等情绪，使其积极配合手术。

⑧建立静脉通道，安置心电监护。

（2）介入手术室准备。

药物准备：肝素钠注射液 12500U、生理盐水 500mL、2%盐酸利多卡因注射液 20mL、碘对比剂 100mL、聚维酮碘溶液 100mL、化疗药（阿霉素类等）、碘化油注射液 10～20mL、5%葡萄糖注射液 100mL。确保急救药品放在固定且方便拿取的位置。

其他参照经颈静脉肝内门体分流术。

4. 术中护理

（1）术中配合。

① 协助患者取手术卧位。

②铺无菌手术台，准备手术用物。

③协助医生消毒、铺巾。手术前医生发起查对，内容包括：患者姓名、性别、年龄查对，手术方式查对，手术部位与标识正确，体位、术野皮肤准备正确。

④保持静脉通道通畅，确定抢救用品均处于备用状态。

⑤根据手术进程，将 5F 血管鞘、0.035 英寸 GA 导丝 180cm、肝动脉造影管、微导丝、微导管及时传递给手术医生。

⑥手术结束后、患者离开手术室前，护士发起查对，内容包括：手术用物清点正确，手术标本信息确认，手术用药、输血的查对，手术标本是否送检，皮肤情况确认，各种管道确认及患者去向。完善相关文书、做好健康宣教、协助患者出室。

（2）术中监测及用药。

①密切观察患者生命体征，注意有无迷走反射的发生。

②疼痛：栓塞血管后，患者可能会产生疼痛，对疼痛程度较轻的患者可继续观察，分散患者注意力；对不能忍受疼痛的患者，遵医嘱给予镇痛处理。

③化疗药的灌注：灌注化疗药过程中，观察患者有无恶心、呕吐等症状。发生呕吐时予头偏向一侧，及时清理呼吸道，防止窒息，遵医嘱给予止吐药。

④观察患者有无胸闷、胸痛、呼吸困难、心率和血压下降，防止异位肺栓塞的发生。

5. 术后护理

（1）穿刺部位的观察和护理：股动脉穿刺点使用弹力绷带加压包扎后手动压迫 2h，或安置动脉压迫器压迫止血，穿刺侧下肢制动 6～8h，24h 后可下床活动。观察穿刺点有无出血、血肿；穿刺侧肢体有无皮肤瘀斑、有无皮温下降，可否扪及足背动脉搏动；患者有无主诉下肢胀痛、感觉受限。

（2）饮食护理：给予高蛋白、高热量、高维生素饮食，保证热量的供给。肝功能异常者，限制蛋白质和脂肪的摄入，以防出现肝性脑病。肝性脑病者，严格禁食动物蛋白质，以碳水化合物为主。

（3）术后对患者体内的碘对比剂进行“水化”，鼓励患者多饮水，促进碘对比剂的代谢。

（4）并发症的观察：并发症主要有腹腔内出血、感染、肝性脑病、肝功能衰竭、急性心力衰竭、栓塞后综合征等。

（5）术后随访：建议患者第一次 TACE 治疗后 4～6 周复查 CT 和（或）MRI、肿瘤相关标志物、肝肾功能。

6. 流程图

肝动脉化疗栓塞术护理流程图见图 8－3－5。

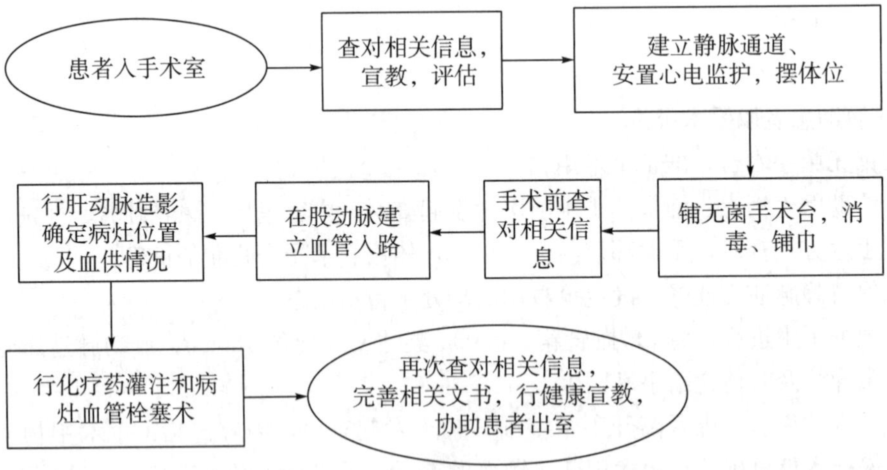

图 8－3－5 肝动脉化疗栓塞术护理流程图

六、血管瘤介入治疗护理

血管瘤是一种源于脉管系统的疾病，是婴幼儿常见的血管源性良性肿瘤。发生于口腔、颌面部的血管瘤约占全身血管瘤的 60%，颌面部的血管瘤会引起面部外形改变和功能障碍，对患者心理和日常生活造成严重的影响。

血管瘤介入治疗在颌面部血管瘤诊疗中有较好的应用价值，是一种可靠、有效的诊疗方法。

1. 适应证

（1）增殖期婴幼儿血管瘤、不消退型先天性血管瘤及血管瘤消退或治疗后遗留的毛细血管扩张。

（2）口腔黏膜微静脉畸形，激光疗效不佳的增殖微静脉畸形。

（3）淋巴管畸形。

（4）静脉畸形。

（5）经动脉、静脉途径实施有效栓塞硬化后，血液流速显著降低的动静脉畸形。

（6）化脓性肉芽肿。

2. 禁忌证

（1）对聚桂醇注射液过敏。

（2）急性炎症期。

（3）伴有感染、坏死的血管瘤。

（4）流速快、回流静脉粗大的高回流静脉畸形。

（5）未经控制的高流速动静脉畸形。

（6）急性严重心脏病，未经有效治疗。

（7）急性肺部疾病，伴有呼吸困难。

3. 术前护理

（1）患者准备。

①术前查对：全身麻醉患者由麻醉医生按流程完成患者身份信息（腕带号+姓名）查对、手术安全查对。

②完善相关检查：协助患者完善相关检查，包括血常规、血生化、凝血功能检查，以及心、肝、肾等重要脏器功能检查，CT 或 MRI 等影像学检查。

③文书准备：指导患者及其家属签署手术知情同意书、手术风险评估表、手术计划核准书、患者授权委托书等相关医疗文书。特殊人群（12 岁以下儿童及孕妇）应提前签署 X 线相关知情同意书。

④手术区域皮肤准备：确定患者双侧股动脉皮肤有无异常，观察双侧下肢足背动脉搏动情况，提前做好手术部位的标记，确保手术区域皮肤清洁干燥，血管瘤无破溃、出血、严重感染等。

⑤健康宣教：向患者讲解手术治疗方法，缓解患者的紧张、焦虑等情绪，使其积极配合手术。

⑥患者评估：评估患者意识状态、跌倒/坠床及压力性创伤的风险，正确安置挡手板，必要时予保护性约束。

⑦建立静脉通道，安置心电监护。

（2）介入手术室准备。

药物准备：肝素钠注射液 12500U、生理盐水 500mL、碘对比剂 100mL、聚维酮碘 100mL、聚桂醇注射液 10～20mL。

其余参照经颈静脉肝内门体分流术。

4. 术中护理

（1）术中配合。

①协助患者取手术卧位。

②铺无菌手术台，准备手术用物。

③协助医生消毒、铺巾。手术前医生发起查对，内容包括：患者姓名、性别、年龄查对，手术方式查对，手术部位与标识正确，体位、术野皮肤准备正确。

④手术过程中及时递送相关耗材，配合手术医生进行手术。

⑤手术结束后配合医生对穿刺点进行加压包扎。

⑥麻醉复苏。手术结束后、患者离开手术室前，护士发起查对，内容包括：手术用物清点正确，手术标本信息确认，手术用药、输血的查对，手术标本是否送检，皮肤情况确认，各种管道确认及患者去向。完善相关文书，协助患者出室。

（2）术中监测。

①术中密切观察患者血压、心率。

②观察造影实时图像，确认是否有对比剂外渗及血管破裂。

③注射栓塞剂时，观察患者有无不良反应。

5. 术后护理

（1）穿刺部位的观察和护理：股动脉穿刺点使用弹力绷带加压包扎后手动压迫 2h，或安置动脉压迫器压迫止血，穿刺侧下肢制动 6～8h，24h 后可下床活动。观察穿刺点有无出血、血肿；观察穿刺侧肢体有无皮肤瘀斑、有无皮温下降、可否扪及足背动脉搏动；患者有无主诉下肢胀痛、感觉受限。

（2）伤口护理：给患者血管瘤皮肤创面予无菌敷料覆盖，观察皮肤穿刺处的渗血情况，渗出液的量、性质，伤口的肿胀程度。

（3）疼痛处理：治疗后患者可能出现疼痛、水肿、炎症反应。对疼痛不能忍受者遵医嘱给予镇痛处理。

（4）并发症的观察：并发症主要有出血、感染，损伤邻近的组织、器官、神经。

（5）健康宣教：嘱患者保持手术区域皮肤清洁干燥，避免汗液浸湿血管瘤表面皮肤。患处禁用热水烫洗，避免血管瘤的损伤和感染，勤修剪指甲，以免抓破血管瘤导致感染，避免血管瘤受外力的碰撞引起大出血。

6. 流程图

血管瘤介入治疗护理流程图见图 8－3－6。

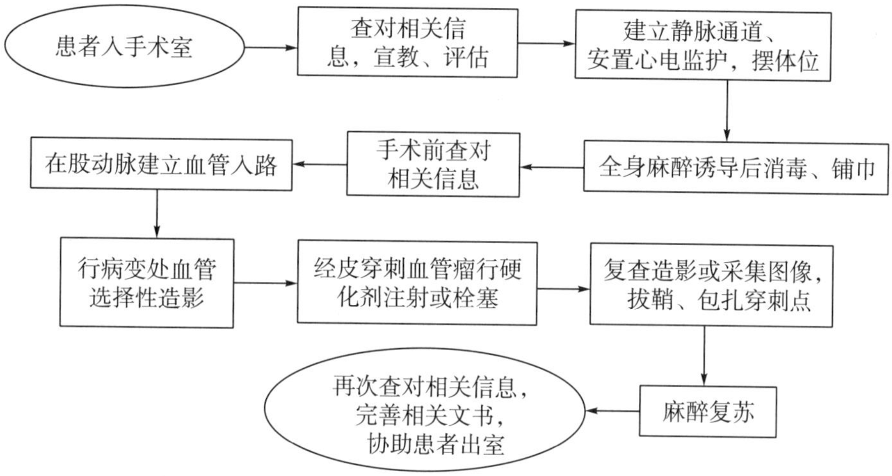

图 8－3－6 血管瘤介入治疗护理流程图

七、支气管动脉介入栓塞术护理

咯血指喉以下呼吸道任何部位出血后经口腔排出。咯血是一种临床上很常见的症状，未能及时、正确处理的咯血有时会导致患者猝死。一般认为 24h 内咯血量小于 100mL 为少量咯血；24h 内咯血量 100～500mL 为中量咯血；24h 内咯血量大于 500mL 或一次性咯血量大于 300mL 为大咯血。引起咯血的病因主要为支气管扩张、肺结核、支气管肺癌、肺脓肿等。咯血的并发症主要有窒息、失血性休克、肺不张、吸入性肺炎。发生大咯血时，若不能及时给予抢救，患者可能在几分钟内死亡。目前，支气管动脉介入栓塞术可作为紧急治疗或选择性治疗应用于大咯血的治疗。

1. 适应证

（1）任何原因导致急性大咯血者，病因一时无法去除，为缓解病情、创造手术条件手术。

（2）不适合外科手术或患者拒绝手术，内科及外科治疗无效。

（3）咯血量不大，反复咯血。

2. 禁忌证

（1）支气管动脉与脊髓动脉有吻合支，可能栓塞脊髓动脉。

（2）严重的肺动脉狭窄或闭塞的先天性心脏病。

（3）导管不能有效和牢固插入支气管动脉，栓塞剂可能反流入主动脉。

3. 术前护理

（1）患者准备。

①术前查对：局部麻醉患者由手术医生、全身麻醉患者由麻醉医生按流程完成患者身份信息（腕带号+姓名）查对、手术安全查对。

②完善相关检查：协助患者完善相关检查，包括心、肺、肝、肾功能，心电图，胸

部 CT 等检查。

③文书准备：指导患者及其家属签署手术知情同意书、手术风险评估表、手术计划核准书、患者授权委托书等相关医疗文书。特殊人群（12 岁以下儿童及孕妇）应提前签署 X 线相关知情同意书。

④呼吸训练：指导患者训练平静呼吸及术中闭气的配合。

⑤手术区域皮肤准备：确定患者双侧股动脉皮肤无异常，观察双侧下肢足背动脉搏动情况，提前做好手术部位的标记。

⑥患者评估：评估患者跌倒/坠床风险，规范应用保护用具，安置双侧挡手板，必要时予保护性约束。

⑦健康宣教：患者术前可能有活动性咯血，可能会产生紧张、焦虑等情绪，护士应向患者讲解治疗方法、术中注意事项，缓解患者的紧张、焦虑等情绪，使其积极配合手术。

⑧建立静脉通道，安置心电监护。

（2）介入手术室准备。

物品准备：肝素钠注射液 12500U、生理盐水 500mL、碘对比剂 100mL、2%盐酸利多卡因注射液 20mL、聚维酮碘溶液 100mL。

备好抢救物品，如巴曲亭、垂体后叶素、酚妥拉明、氨甲苯酸、负压吸痰器、面罩、气管插管、气管切开包等，以备急用。

其他参照经颈静脉肝内门体分流术。

4. 术中护理

（1）术中配合。

①协助患者取手术卧位。

②铺无菌手术台，准备术中用物。

③协助医生消毒、铺巾。手术前医生发起查对，内容包括：患者姓名、性别、年龄查对，手术方式查对，手术部位与标识正确，体位、术野皮肤准备正确。

④保持静脉通道通畅，确定抢救用品均处于备用状态。

⑤根据手术进程，将相应型号的微导丝、微导管及栓塞材料及时传递给手术医生。

⑥手术结束后配合医生对穿刺点进行加压包扎。

⑦手术结束后、患者离开手术室前，护士发起查对，内容包括：手术用物清点正确，手术标本信息确认，手术用药、输血的查对，手术标本是否送检，皮肤情况确认，各种管道确认及患者去向。完善相关文书、做好健康宣教、协助患者出室。

（2）术中监测及用药。

①严密监测患者生命体征。

②术中并发症的观察及处理：术中常见并发症有窒息、失血性休克等，一旦发现及时通知医生并协助处理。

③观察患者有无呼吸困难、咯血情况，发生咯血时帮助患者头偏向一侧，避免出现呛咳，并及时清除口腔内的血块，改善通气，必要时遵医嘱给予止血药。

5．术后护理

（1）穿刺部位的观察和护理：股动脉穿刺点予弹力绷带加压包扎后手动按压 2h 或者安置动脉压迫器压迫止血，穿刺侧下肢制动 6～8h，24h 后可下床活动。观察穿刺点有无渗血、皮下血肿；穿刺侧的肢体有无皮肤瘀斑、皮温下降，可否扪及足背动脉搏动；患者有无主诉下肢胀痛、感觉受限。

（2）并发症的观察：并发症主要有脊髓损伤、支气管动脉内膜损伤、支气管动脉穿孔、胸闷、窒息等。

（3）术后对患者体内的碘对比剂进行“水化”处理，鼓励患者多饮水，促进碘对比剂的代谢。

（4）观察患者有无疼痛状况，必要时遵医嘱给予镇痛处理。

（5）术后观察患者生命体征，判断有无再次发生咯血的可能。

6．流程图

支气管动脉介入栓塞术护理流程图见图 8－3－7。

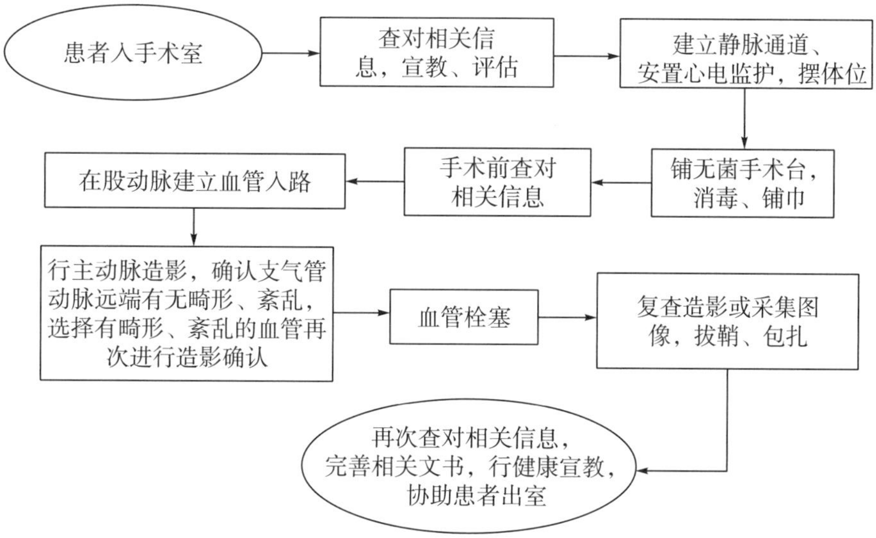

图 8－3－7　支气管动脉介入栓塞术护理流程图

八、血液透析导管置入护理

血液透析患者的血管通道是其重要的“生命线”，建立稳定而有效的血管通道是血液透析的必需条件，是终末期肾病患者的主要治疗方法。老年血液透析患者及糖尿病、高血压、肥胖患者因动脉粥样硬化、血管中层钙化、营养不良等原因，难以建立自身动静脉内瘘，且长期进行血液透析的患者的动静脉内瘘因反复穿刺易造成狭窄、血栓形成等并发症，使动静脉内瘘功能出现障碍。带隧道带涤纶套导管（Tunneled cuffed catheter，TCC）是建立长期血管通道较好的补充形式，可为患者顺利进行血液透析提供较理想的血管通道，常选用颈内静脉、锁骨下静脉、股静脉作为穿刺入路，其中右侧颈内静脉是留置 TCC 的首选部位。

1. 适应证

(1) 动静脉内瘘成熟前需要血液透析。

(2) 肾移植前过渡期。

(3) 部分预期生命有限的终末期肾病患者，尤其是晚期肿瘤合并终末期肾病患者。

(4) 因各种原因无法建立自体或人工血管移植物动静脉内瘘且无法或不接受腹膜透析或肾移植者。

(5) 患有严重的动脉血管疾病或低血压等，致使动静脉内瘘血流量不能满足透析。

(6) 患有严重心力衰竭，建立动静脉内瘘可能加重或诱发心力衰竭。

2. 相对禁忌证

(1) 患者不能配合，不能平卧。

(2) 广泛腔静脉系统血栓形成。

(3) 穿刺局部有感染。

(4) 凝血功能障碍。

3. 术前护理

(1) 患者准备。

①术前查对：局部麻醉患者由手术医生、全身麻醉患者由麻醉医生按流程完成患者身份信息（腕带号+姓名）查对、手术安全查对。

②完善相关检查：协助患者完善相关检查，包括血常规、凝血功能、输血前全套，以及心、肝、肾等重要脏器功能的检查。

③文书准备：指导患者及其家属签署手术知情同意书、手术风险评估表、手术计划核准书、患者授权委托书等相关医疗文书。特殊人群（12 岁以下儿童及孕妇）应提前签署 X 线相关知情同意书。

④手术区域皮肤准备：确定患者右侧颈内静脉及双侧股静脉皮肤无异常，提前做好手术部位的标记。

⑤患者评估：评估患者意识状态、跌倒/坠床及压力性损伤的风险，正确安置挡手板，必要时予保护性约束。

⑥健康宣教：向患者讲解手术治疗方法、术中注意事项，缓解患者的紧张、焦虑情绪，使其积极配合手术。

⑦安置心电监护，终末期肾病患者无需建立外周静脉通道，术中抢救可以直接使用手术入路中心静脉通道。

(2) 介入手术室准备。

①环境准备：确保介入手术室环境及消毒符合院感及手术操作要求，环境整洁、温度控制在 18～24℃、相对湿度控制在 50％～60％，术中可根据患者和医生需求进行调整。

②物品准备：介入手术布类包、手术衣、介入器械、无菌持物钳、心电监护仪、超声治疗仪、静切包、单包治疗巾。手术所需铅衣、铅围脖、铅帽等防护用品按要求规范

放置。

③药物准备：肝素钠注射液 12500U 2 支、生理盐水 500mL、2%盐酸利多卡因注射液 20mL、碘对比剂 100mL、聚维酮碘溶液 100mL。确保急救药品放在固定且方便拿取的位置。

4．术中护理

（1）术中配合。

①协助患者取平卧位，头部戴医用帽子，穿刺颈内静脉者，充分暴露颈部。

②铺无菌手术台，准备手术用物。

③协助医生消毒、铺巾。手术前医生发起查对，内容包括：患者姓名、性别、年龄查对，手术方式查对，手术部位与标识正确，体位、术野皮肤准备正确。

④手术过程中及时递送相关耗材，配合手术医生进行手术。

⑤手术结束后，配合手术医生对透析导管进行妥善固定包扎。

⑥手术结束后、患者离开手术室前，护士发起查对，内容包括：手术用物清点正确，手术标本信息确认，手术用药、输血的查对，手术标本是否送检，皮肤情况确认，各种管道确认及患者去向。完善相关文书、做好健康宣教、协助患者出室。

（2）术中监测及用药。

①注射对比剂时，患者若出现恶心、呕吐、面色苍白、呼吸急促、血压下降，提示可能发生过敏反应，应立即停止注射，配合手术医生抢救。

②密切观察患者意识、血压、心率、血氧饱和度和呼吸情况，严密监测有无术中并发症的发生，如血管穿孔、心脏压塞等。

③采用 10mg/mL 的普通肝素溶液封管，对有出血倾向的患者建议使用低浓度的肝素溶液封管。

5．术后护理

（1）置管处观察和护理：予无菌纱布和弹力绷带加压包扎置管处，并观察有无渗血、淤血及皮下血肿。

（2）导管护理：做好相应的管道标识，使用无菌敷料妥善固定导管，防止脱落及污染，观察管腔通畅情况。

（3）并发症的观察及处理：常见的并发症有出血、感染，嘱患者使用导管期间严格消毒创口周围皮肤及导管接口，发现相关症状及时复诊。更换 TCC 的患者如果拔管时有导管嵌顿，要注意观察有无纵隔血肿、血管壁损伤等并发症的发生。

（4）手术后 1 个月内的 TCC 皮肤隧道出口建议采用透气敷料覆盖保护。

（5）观察有无碘对比剂引起的不良反应。

（6）血管造影后的规律透析患者无需增加透析次数，按常规透析方案进行即可。

6．流程图

血液透析导管置入护理流程图见图 8-3-8。

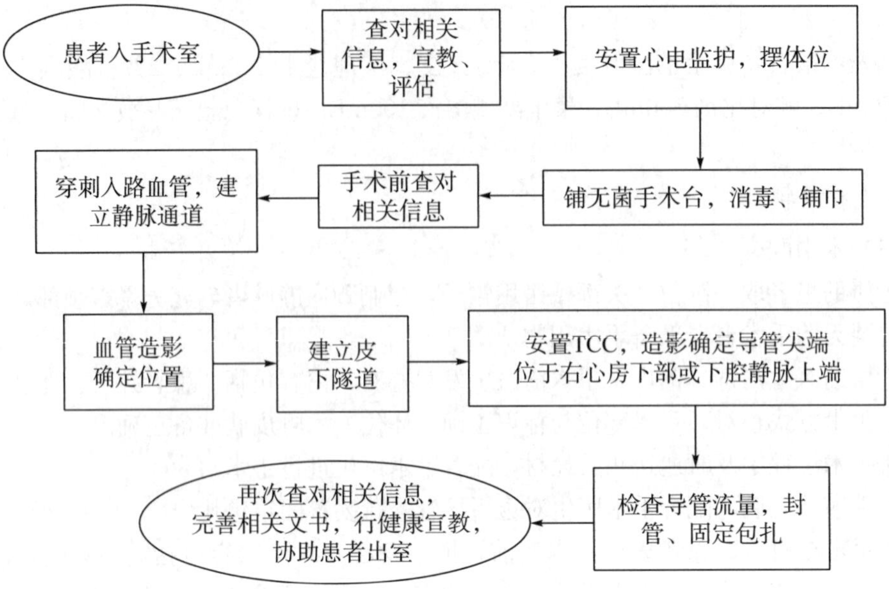

图 8-3-8　血液透析导管置入护理流程图

九、中心静脉闭塞综合征介入治疗护理

中心静脉通常包括锁骨下静脉、头臂静脉、上腔静脉、髂静脉、下腔静脉。中心静脉闭塞综合征（Central venous occlusive disease，CVOD）是血液透析通道的远期常见并发症之一，会影响血液透析患者的生存期和生活质量。CVOD 发生率达 25%～40%，可导致因静脉回流障碍引起的静脉高压表现，如四肢、颜面部及乳房的肿胀，还有疼痛、胸腹壁浅表静脉曲张、皮肤色素沉着，甚至溃疡、功能丧失、组织受损、指甲畸形等。CVOD 的介入治疗主要有经皮血管腔内成形术（Percutaneous transluminal angioplasty，PTA）和经皮血管支架植入术（Percutaneous transluminal stenting，PTS）。

1. 适应证

中心静脉长段或短段存在狭窄或闭塞。

2. 禁忌证

（1）碘对比剂过敏。

（2）严重心、肾、肝功能不全。

（3）血液系统疾病或凝血功能障碍。

3. 术前护理

（1）患者准备。

①术前查对：局部麻醉患者由手术医生、全身麻醉患者由麻醉医生按流程完成患者身份信息（腕带号+姓名）查对、手术安全查对。

②完善相关检查：协助患者完善相关检查，包括血常规、凝血功能、输血前全套，以及心、肝、肾等重要脏器功能的检查。

③文书准备：指导患者及其家属签署手术知情同意书、手术风险评估表、手术计划核准书、患者授权委托书等相关医疗文书。特殊人群（12 岁以下儿童及孕妇）应提前签署 X 线相关知情同意书。

④手术区域皮肤准备：确定患者双侧股静脉及造口侧上肢皮肤无异常，提前做好手术部位的标记。

⑤患者评估：评估患者跌倒/坠床风险，规范应用保护用具，安置双侧挡手板，必要时予保护性约束。

⑥健康宣教：向患者讲解手术治疗方法、术中注意事项，缓解患者的紧张、焦虑情绪，使其积极配合手术。

⑦安置心电监护，电极片应避开手术区域。终末期肾病患者无需建立外周静脉通道，术中抢救时可直接使用手术入路静脉血管鞘。

（2）介入手术室准备。

①环境准备：确保介入手术室环境及消毒符合院感及手术操作要求，环境整洁、温度控制在 18～24℃、相对湿度控制在 50％～60％，术中可根据患者和医生需求进行调整。

②物品准备：介入手术布类包、手术衣、介入器械、无菌持物钳、心电监护仪、超声治疗仪、静切包、单包治疗巾。手术所需铅衣、铅围脖、铅帽等防护用品按要求规范放置。

③药物准备：肝素钠注射液 12500U、2％盐酸利多卡因注射液 20mL、生理盐水 500mL、碘对比剂 100mL、聚维酮碘溶液 100mL。

4. 术中护理

（1）术中配合。

①协助患者取平卧位，外展造口侧上肢。

②铺无菌手术台，准备手术用物。

③协助医生消毒、铺巾。手术前医生发起查对，内容包括：患者姓名、性别、年龄查对，手术方式查对，手术部位与标识正确，体位、术野皮肤准备正确。

④严格无菌操作技术，高值耗材标签及时粘贴，方便查对和登记。

⑤抢救用品均处于备用状态。

⑥根据手术进程，将相应型号的血管鞘、球囊导管、支架及时传递给手术医生。

⑦手术结束协助医生对穿刺点进行加压包扎。造口处血管穿刺点进行荷包缝合后包扎松紧度需恰当，不可过紧，避免造口闭合。

⑧手术结束后、患者离开手术室前，护士发起查对，内容包括：手术用物清点正确，手术标本信息确认，手术用药、输血的查对，手术标本是否送检，皮肤情况确认，各种管道确认及患者去向。完善相关文书、做好健康宣教、协助患者出室。

（2）术中监测及用药。

①并发症的观察及处理：注射碘对比剂时，观察患者是否出现恶心、呕吐、面色苍

白、呼吸急促、血压下降等过敏反应或变应性休克。变应性休克的处理措施：大腿外侧肌内注射 0.1%肾上腺素注射液 0.3～0.5mL（成人），开放气道（气管插管、气管切开、环甲膜穿刺），纠正低血压、电解质平衡紊乱、酸碱平衡紊乱。准确识别术中其他并发症的发生，如急性心脏压塞、血胸、急性心力衰竭等。

②观察患者的舒适度、疼痛情况，特别是进行球囊扩张时发生的血管牵拉性疼痛。

③密切观察患者意识、血压、心率、血氧饱和度。

5. 术后护理

（1）穿刺部位观察：观察穿刺点有无渗血、淤血及皮下血肿，造口震颤情况。

（2）抗凝药物护理：指导患者遵医嘱服用抗凝药物，在用药期间监测患者的凝血酶原时间，观察有无牙龈、皮下、消化道等出血倾向。

（3）并发症的观察：常见的并发症有出血、感染、心脏压塞、急性心力衰竭、对比剂不良反应等。

（4）血管造影后的规律透析患者无需增加透析次数，按常规透析方案进行即可。

6. 流程图

中心静脉闭塞综合征介入治疗护理流程图见图 8-3-9。

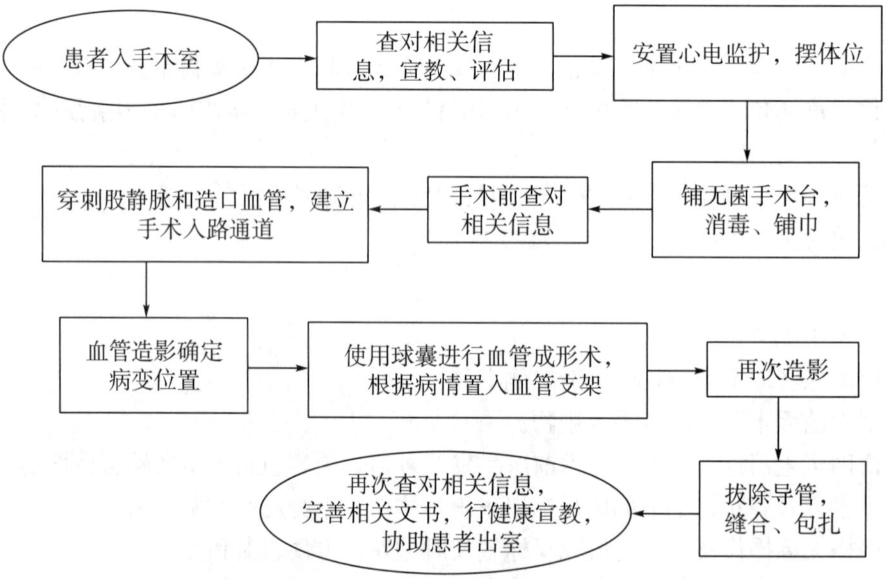

图 8-3-9 中心静脉闭塞综合征介入治疗护理流程图

十、CT 引导下经皮穿刺肺活检术护理

肺癌是发病率和病死率非常高的恶性肿瘤，多数肺癌患者在初诊时已是中晚期，无法进行手术治疗，病理诊断是肺癌诊断的“金标准”。穿刺活检是早期诊断和治疗的关键，穿刺活检诊断肺癌的总灵敏度可高达 90%，对不符合外科手术要求的肺癌患者，穿刺活检的小样本病理学检查为放化疗及靶向等替代治疗提供了信息。CT 引导下经皮

穿刺肺活检术（CT －guided percutaneous puncture biopsy of the lung）是一种安全、有效的非血管介入手术，具有定位准确、准确率高、并发症少等优点，在肺部周围性肺结节的诊疗中应用较广泛。

1. 适应证

（1）需明确病变性质的肺孤立结节或肿块、多发结节或肿块、实变等。

（2）支气管镜、痰细胞学检查、痰培养无法明确诊断的局灶性肺实变。

（3）怀疑恶性的磨玻璃病变。

（4）已知恶性病变但需明确组织学类型或分子病理学类型。

（5）疾病进展或复发后局部组织学或分子病理学类型再评估。

（6）其他如支气管镜活检失败或阴性的肺门肿块、未确诊的纵隔肿块、怀疑恶性的纵隔淋巴结等。

2. 禁忌证

（1）绝对禁忌证：不可纠正的凝血功能障碍。

（2）相对禁忌证。

①严重肺动脉高压。

②解剖学或功能上的孤立肺。

③穿刺路径上有明显的感染性病变。

④肺大疱、慢性阻塞性肺疾病、肺气肿、肺纤维化。

⑤影像学上考虑为肺包虫病，有可能增加过敏风险。

⑥意识烦躁或有明显精神症状而不能配合。

3. 术前护理

（1）患者准备。

①术前查对：局部麻醉患者由手术医生、全身麻醉患者由麻醉医生按流程完成患者身份信息（腕带号+姓名）查对、手术安全查对。

②完善相关检查：协助患者完善相关检查，包括血常规、血生化、输血全套、凝血功能、心电图、2 周内的胸部 CT 增强检查（用以明确病灶部位、形态、大小及其与周围脏器、血管和神经的关系）。

③呼吸训练：指导患者训练平静呼吸及术中屏气的配合。

④文书准备：指导患者及其家属签署手术知情同意书、手术风险评估表、手术计划核准书、患者授权委托书等相关医疗文书。特殊人群（12 岁以下儿童及孕妇）应提前签署 X 线相关知情同意书。

⑤患者评估：评估跌倒/坠床的风险，正确保护性约束患者。

⑥健康宣教：向患者讲解穿刺方法、术中注意事项，缓解患者的紧张、焦虑情绪。

⑦建立静脉通道，安置心电监护。

（2）介入手术室准备。

①环境准备：确保介入手术室环境及消毒符合院感及手术操作要求，环境整洁、温湿度适宜，温度控制在 18～24℃、相对湿度控制在 50％～60％。

②物品准备：心电监护仪、一次性无菌穿刺包、标本瓶、标本固定液、活检器材等。确保各类抢救设备、气管插管用物、药物均处于备用状态。

③药物准备：2%盐酸利多卡因注射液 20mL、聚维酮碘溶液 100mL。

4. 术中护理

（1）术中配合。

①根据患者胸部 CT 提示的病灶大小、部位、解剖学关系，摆手术体位，进行定位扫描。

②铺无菌手术台，准备手术用物。

③协助医生消毒、铺巾。手术前医生发起查对，内容包括：患者姓名、性别、年龄查对，手术方式查对，手术部位与标识正确，体位、术野皮肤准备正确。

④严格无菌操作技术，高值耗材标签及时粘贴，方便查对和登记。

⑤抢救用品均处于备用状态。

⑥递送活检器材，协助取出标本立即装入有标本固定液的标本瓶中。

⑦手术结束协助医生拔除穿刺针、包扎。

⑧手术结束后、患者离开手术室前，护士发起查对，内容包括：手术用物清点正确，手术标本信息确认，手术用药、输血的查对，手术标本是否送检，皮肤情况确认，各种管道确认及患者去向。完善相关文书、做好健康宣教、协助患者出室。

（2）术中监测。

①术中需严密观察患者心率、呼吸、血压、血氧饱和度、意识。

②观察患者有无咯血、气胸、胸膜出血。

5. 术后护理

（1）一般护理：患者穿刺结束后，送回病房，嘱患者尽可能减少增加胸腔压力的活动，如咳嗽、说话。告知患者术后可能会发现少量痰中带血，无需处理，若出现较多咯血可采取患侧卧位，必要时到医院急诊处置。

（2）并发症的观察及处理：观察有无胸闷、憋喘、胸痛、咯血等不适。穿刺活检术后行胸部 CT 扫描，排除气胸、出血、血胸等并发症。

（3）标本送检：妥善保管，及时送检，送检前再次查对病理申请单上的患者信息、取材部位、穿刺条数，并告知患者取病理报告的时间和地点。

6. 流程图

CT 引导下经皮穿刺肺活检术护理流程图见图 8－3－10。

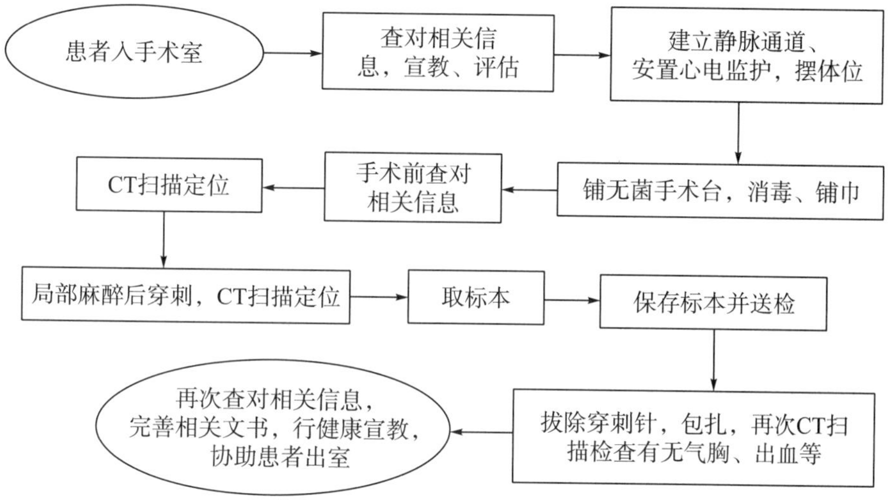

图 8-3-10　CT 引导下经皮穿刺肺活检术护理流程图

十一、经皮椎体成形术护理

骨质疏松症是一种全身代谢性疾病，会导致患者骨脆性增加、骨折风险上升。骨质疏松性骨折多见于老年患者，特别是绝经后女性，临床症状表现为疼痛、肿胀、功能障碍、异常活动。骨质疏松性椎体压缩性骨折（Osteoporotic vertebral compression fracture，OVCF）是老年骨质疏松症患者常见的骨折之一，已成为临床常见疾病，严重影响患者生活质量和功能活动。经皮椎体成形术（Percutaneous vertebroplasty，PVP）是治疗 OVCF、恶性肿瘤相关椎体压缩性骨折常用的微创手术治疗方法之一，可缓解患者疼痛程度、改善肢体功能障碍、促进患者早期下床活动、缩短卧床时间，提高患者生活质量。

1. 适应证

（1）脊柱骨折：包括 OVCF 及外伤性椎体压缩性骨折。

（2）脊柱恶性肿瘤：包括血管瘤、骨髓瘤或转移瘤等。

2. 禁忌证

（1）绝对禁忌证。

①无症状的椎体稳定性骨折。

②骨折越过椎体后缘或椎体后缘骨皮质破坏。

③椎体骨髓炎合并硬膜外血肿。

④凝血功能障碍。

⑤对骨水泥过敏。

（2）相对禁忌证。

①脊柱骨折或肿瘤侵犯硬膜外腔引起椎管狭窄。

②稳定性骨折，无疼痛，已超过 2 年。

③成骨性转移瘤。

④无法俯卧。

⑤同时合并3个椎体节段疾病。

3. 术前护理

（1）患者准备。

①术前查对：局部麻醉患者由手术医生、全身麻醉患者由麻醉医生按流程完成患者身份信息（腕带号+姓名）查对、手术安全查对。

②完善相关检查：协助患者完善相关检查，包括血常规、生化、凝血功能，以及心、肝、肾等重要脏器功能检查，CT、MRI等影像学检查。

③疼痛：对于疼痛剧烈、难以翻身俯卧的患者，术前可使用镇痛剂。

④文书准备：指导患者及其家属签署手术知情同意书、手术风险评估表、手术计划核准书、患者授权委托书等相关医疗文书。特殊人群（12岁以下儿童及孕妇）应提前签署X线相关知情同意书。

⑤健康宣教：做好患者心理护理，告知患者手术的方法、疗效、术中配合、术中注意事项，缓解患者的紧张、焦虑情绪，使其积极配合手术。

⑥患者评估：评估跌倒/坠床及压力性损伤的风险，规范应用保护性约束措施，防止患者发生跌倒/坠床、压力性损伤。

⑦建立静脉通道，安置心电监护。

（2）介入手术室准备。

①环境准备：确保介入手术室环境及消毒符合院感及手术操作要求，环境整洁、温湿度适宜，温度控制在20～24℃、相对湿度控制在50%～60%。

②物品准备：无菌治疗巾、相应型号的骨穿刺针、螺旋推进器、骨水泥、硬膜外麻醉包、心电监护仪等。手术所需铅衣、铅围脖、铅帽等防护用品按要求规范放置。确保各类抢救物品均处于备用状态。

③药物准备：2%盐酸利多卡因注射液20mL、聚维酮碘溶液100mL、碘对比剂20mL。

4. 术中护理

（1）术中配合。

①协助患者取俯卧位，头部戴医用帽子。

②铺无菌手术台，准备手术用物。

③协助医生消毒、铺巾。手术前医生发起查对，内容包括：患者姓名、性别、年龄查对，手术方式查对，手术部位与标识正确，体位、术野皮肤准备正确。

④CT或X线扫描定位。

⑤配制、注入骨水泥。

⑥手术结束协助医生拔除穿刺针，加压包扎，压迫止血。

⑦手术结束后、患者离开手术室前，护士发起查对，内容包括：手术用物清点正确，手术标本信息确认，手术用药、输血的查对，手术标本是否送检，皮肤情况确认，

各种管道确认及患者去向。完善相关文书、做好健康宣教、协助患者出室。

（2）术中监测。

①严密观察患者心率、呼吸、血压、血氧饱和度、意识。

②注入骨水泥应在透视下进行，防止发生骨水泥渗漏情况。骨水泥配制后不可在体外暴露时间过久，避免凝固，需随时关注骨水泥凝固状态。

5. 术后护理

（1）患者搬运：搬运和翻动患者时需轴线翻身，动作轻柔，脊柱呈水平位不能弯曲，术后仰卧于床上 2～6h，以确保骨水泥充分凝固，禁止剧烈活动。

（2）活动：PVP 术后 12h 患者可尝试坐起，24h 后可尝试站立。腰背部肌肉力量训练和平衡训练有利于加速患者恢复。

（3）病情观察：术后观察患者生命体征、神志。

（4）疼痛评估：采用视觉模拟评分法（Visual analogue scale，VAS）等方法评估患者疼痛缓解程度。

（5）并发症的观察：常见的并发症有感染、椎管内血肿、肋骨骨折、穿刺损伤神经根及与骨水泥渗漏有关的并发症。

6. 流程图

PVP 护理流程图见图 8－3－11。

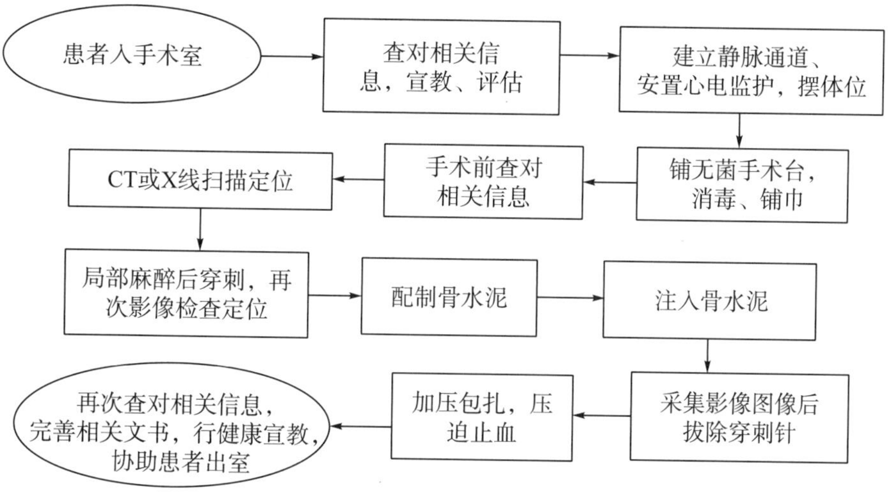

图 8－3－11　PVP 护理流程图

十二、硬膜外神经阻滞术护理

带状疱疹后神经痛（Post herpetic neuralgia，PHN）指带状疱疹发生后疼痛持续超过 1 个月，疼痛程度剧烈，性质多种多样，发作时患者痛苦不堪，是带状疱疹常见的并发症之一。我国每年有 400 多万 PHN 患者，多数患者的疼痛可能持续数月甚至数年，可导致患者产生焦虑、抑郁等精神障碍，严重影响患者生活质量，加重患者的心理负担和社会负担。神经阻滞（Nerve block，NB）指在神经干、神经丛、神经节的周围注入药物，阻断神经传导功能的一种技术，具有简单、安全、有效的特点，能有效缓解患者的疼痛、阻断痛觉传导通路、阻断疼痛的恶性循环、改善血液循环及抗炎。

1. 适应证

（1）下腹部、盆腔、下肢及会阴手术的麻醉。

（2）带状疱疹后神经痛。

2. 禁忌证

（1）穿刺部位皮肤及软组织感染。

（2）全身脓毒血症。

（3）凝血功能异常。

3. 术前护理

（1）患者准备。

①术前查对：局部麻醉患者由手术医生、全身麻醉患者由麻醉医生按流程完成患者身份信息（腕带号+姓名）查对、手术安全查对。

②完善相关检查：协助患者完善相关检查，包括血常规、血生化、凝血功能检查，以及心、肝、肾等重要脏器功能检查。

③文书准备：指导患者及其家属签署手术知情同意书、手术风险评估表、手术计划核准书、患者授权委托书等相关医疗文书。特殊人群（12 岁以下儿童及孕妇）应提前签署 X 线相关知情同意书。

④患者评估：评估跌倒/坠床及压力性损伤的风险，适当采取保护性约束措施。

⑤健康宣教：向患者讲解穿刺方法、术中注意事项，缓解患者的紧张、焦虑情绪。

⑥建立静脉通道，安置心电监护。

（2）介入手术室准备。

①环境准备：确保介入手术室环境及消毒符合院感及手术操作要求，环境整洁、温湿度适宜，温度控制在 18～24℃、相对湿度控制在 50%～60%。

②物品准备：一次性无菌穿刺包、椎间孔硬膜外穿刺针、心电监护仪。确保各类抢救物品均处于备用状态。

③药物准备：2%盐酸利多卡因注射液 20mL、聚维酮碘溶液 100mL、碘对比剂 20mL、甲钴胺注射液 2mL、复方倍他米松注射液。

4. 术中护理

（1）术中配合。

①协助患者取手术卧位，头部戴医用帽子。

②铺无菌手术台，准备手术用物。

③协助医生消毒、铺巾。手术前医生发起查对，内容包括：患者姓名、性别、年龄查对，手术方式查对，手术部位与标识正确，体位、术野皮肤准备正确。

④CT 或 X 线扫描定位。

⑤配制并注入药液。

⑥手术结束协助医生拔除穿刺针，压迫止血。

⑦手术结束后、患者离开手术室前，护士发起查对，内容包括：手术用物清点正确，手术标本信息确认，手术用药、输血的查对，手术标本是否送检，皮肤情况确认，各种管道确认及患者去向。完善相关文书、做好健康宣教、协助患者出室。

（2）术中监测。

①严密观察患者心率、呼吸、血压、血氧饱和度、意识等。

②疼痛：穿刺或注射药物时评估患者的疼痛程度，对症处理。

5. 术后护理

（1）一般护理：患者手术结束后安全转运回病房，卧床 15～30min。

（2）并发症的观察及处理：常见的并发症有全脊髓麻痹、药物误入血管、脊髓直接损伤、头痛等，发现并发症应及时处理。

6. 流程图

硬膜外神经阻滞术护理流程图见图 8－3－12。

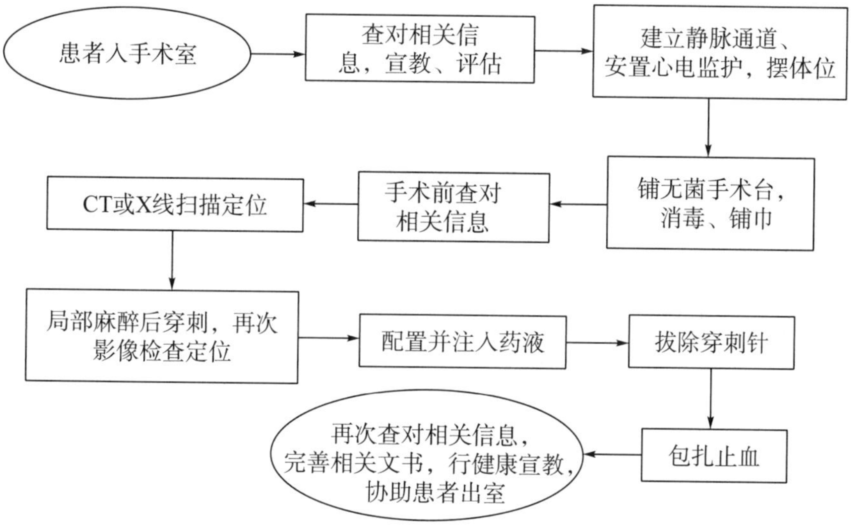

图 8－3－12　**硬膜外神经阻滞术护理流程图**

（段薇、顾寒纳、李伟、伍冬梅、赵俐红）

第九章　影像专科护理操作流程

第一节　放射科护理操作流程

一、留置针静脉通道建立护理操作流程

医学影像增强检查多经静脉高压快速团注大剂量、高浓度、高渗透压、高黏滞度的对比剂，注射速率常为2.0～6.0ml/s，注射时压力大、瞬间速率高，因此对患者血管条件、静脉通道材质、穿刺者技术等要求较高，否则易导致对比剂外渗，甚至静脉管道移位或断裂。目前，可用于对比剂高压注射的输注工具种类繁多，外周静脉留置针是常见的工具之一。

1. 适用范围

CT/MRI增强检查、X线造影检查等。

2. 目的

通过静脉注射对比剂，提高病变组织与正常组织的密度差异，从而对疾病进行诊断。

3. 操作前准备

(1) 用物准备：医用手套、留置针（CT/MRI增强检查留置针型号选择见表9-1-1)、敷贴、胶布、安尔碘棉签、压脉带、治疗巾、弯盘、生理盐水、速干手消毒液、锐器盒、医疗废物桶、生活垃圾桶、可回收物品框等。

(2) 护士准备：着装整洁，手卫生，戴口罩。

(3) 患者准备：指导患者签署知情同意书，检查部位去金属。需进行肠道准备的患者按要求做好肠道准备。

(4) 环境准备：符合无菌操作要求，温度、湿度适宜，光线充足。

表 9-1-1　CT/MRI 增强检查留置针型号选择

耐高压留置针型号	适用范围
20G	CT 血管增强检查患者；需要使用高压注射器给药的 MRI 检查患者
22G	普通 CT 增强检查患者；普通 MRI 增强检查患者
24G	0～3 岁患儿；血管条件较差的普通 MRI 增强检查患者

4. 操作步骤

（1）确认检查医嘱。

（2）评估患者配合度。

（3）操作前查对，查对患者身份（姓名+住院号/检查条码号）及检查信息，解释操作目的，评估高危因素（询问患者是否有药物或食物过敏史、是否有碘对比剂/钆对比剂过敏史、是否有肾功能不全，CT 增强检查患者询问是否有甲状腺功能亢进、过敏性哮喘；MRI 增强检查患者询问体内是否有金属植入物），请患者签署知情同意书。

（4）在穿刺处下方垫治疗巾、扎压脉带，评估血管及穿刺部位周围皮肤情况，松开压脉带，手卫生。

（5）检查用物质量及有效期，第一次消毒穿刺部位皮肤（以穿刺点为中心螺旋擦拭、自然待干，直径大于 8cm）。

（6）操作中查对，第二次消毒穿刺部位皮肤，准备留置针及敷贴，检查留置针及敷贴有效期，以及包装是否完好，打开留置针。

（7）在穿刺点上方 10cm 处扎压脉带，扎压脉带时间不应超过 120s。

（8）手卫生，戴手套。

（9）将 5mL 生理盐水连接留置针排气，取下留置针针尖保护套，左右旋转松动针芯，确定针尖斜面朝上。

（10）绷紧患者穿刺部位皮肤，右手拇指、示指固定针翼，直刺静脉进针。进针速率宜慢，见回血后降低角度（5°～15°），再平行顺静脉走向进针 0.2cm，右手固定导管，左手将针芯退出 0.5～1.0cm，右手再将软管送入静脉，撤除针芯、放入锐器盒，松开压脉带。

（11）贴敷贴，固定。

（12）脱手套，手卫生。

（13）操作后查对。

（14）健康宣教：检查前嘱 MRI 增强检查患者去除身上所有金属；CT 增强检查患者去除检查部位金属；腹部增强和胃部增强检查患者检查前 5～10min 饮水 500mL 左右。注意观察穿刺部位有无发红、肿胀、疼痛、瘙痒、麻木等不适，如有应及时通知护士进行评估处理。

（15）整理用物，手卫生。

5. 护理操作流程图

CT/MRI 增强检查留置针静脉通道建立护理操作流程图见图 9-1-1。

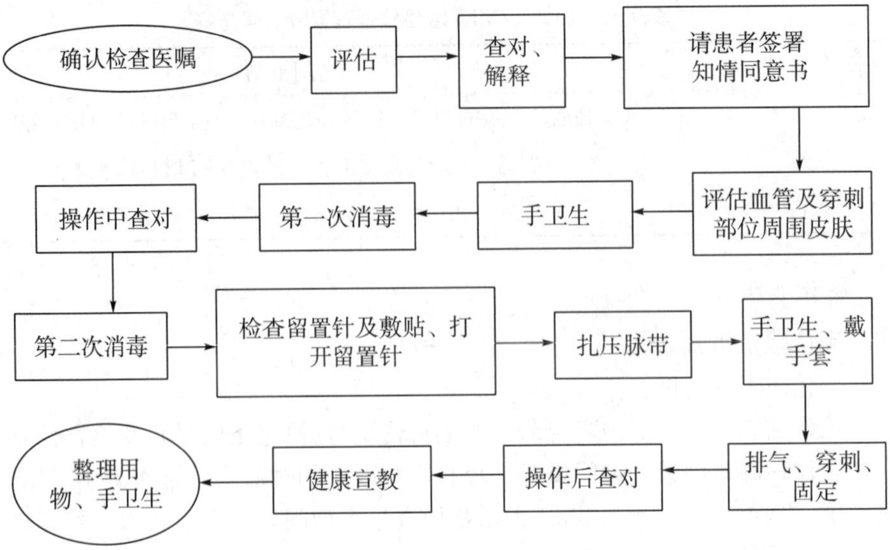

图 9—1—1　CT/MRI 增强检查留置针静脉通道建立护理操作流程图

6. 注意事项

（1）合理选择血管。

①首选上肢粗、直、弹性好且活动度较小、易于固定的静脉，如头静脉、肘正中静脉、贵要静脉等，尽量避免在手背处选择血管。

②避开静脉瓣、关节部位及有瘢痕、炎症与硬结等处的静脉。

③对于接受乳房根治术、腋下淋巴结清扫术、有血栓史和血管手术史的患者，应选健侧上肢进行穿刺。

④尽量避免在中心静脉置管同侧上肢静脉穿刺。

（2）对于长期放化疗、水肿、肥胖、婴幼儿等特殊人群应注意穿刺技巧，可选择辅助工具，如红外线血管成像仪或超声引导下穿刺。

二、高压注射护理操作流程

在 CT/MRI 增强检查中，使用高压注射器能够在一定时间内通过静脉将足量的对比剂快速、准确地注射到检查部位，提高病变组织与正常组织的密度差异。

1. 适用范围

CT/MRI 增强检查、乳腺 X 线造影检查。

2. 目的

将患者病变处的组织结构情况和血运变化情况清楚地显示出来，大幅度改善患者体内的病变组织和正常组织之间的对比效果，对疾病的诊断与评估更为精准。

3. 操作前准备

（1）用物准备：对比剂、高压注射器、一次性高压注射器针筒、安尔碘棉签、弯盘、速干手消毒液、5mL 空针、生理盐水等。

（2）护士准备：着装整洁，手卫生，戴口罩。

（3）患者准备：为患者建立成功的静脉通道，检查部位去金属；嘱腹部、胃部 CT 增强检查患者饮水 300～500mL；嘱肠道 MRI 增强检查患者空腹 6～8h，并按要求做好肠道准备。

（4）环境准备：符合无菌操作要求，温度、湿度适宜，光线充足。

4. 操作步骤

（1）查对患者信息及药物。

（2）患者评估：评估患者有无检查禁忌证，女性患者是否怀孕；评估患者生命体征、病史（既往史、检查史、用药史、过敏史、家族史等）；评估患者是否做好检查前准备及检查配合度。

（3）检查用物质量及有效期，第一次消毒对比剂瓶口并待干。

（4）检查高压注射器是否处于备用状态，检查一次性高压注射器针筒并正确安装。

（5）第二次消毒对比剂瓶口并待干。

（6）正确抽吸对比剂，连接延长管并使用防滴漏管排气，将高压注射器机头朝下。

（7）用 5mL 生理盐水预注射，检查静脉通道是否通畅，评估注射速率，观察穿刺部位皮肤。将患者静脉通道与高压注射器延长管连接，交代患者检查中根据语音提示配合呼吸、肢体摆放，以及在检查过程中可能出现的不良反应等，如有不适及时挥手示意。

（8）设置注射方案，根据患者的年龄、体重、检查要求和血管条件等选择最佳的注射剂量和注射速率。将机器调至备用状态。

（9）平扫结束后，护士进入检查室，再次查对患者信息及药物，再次检查患者静脉通道，妥善固定高压注射器管道，调整高压注射器位置，避免牵拉导致留置针移位或者滑脱。

（10）高压注射给药。在检查室给药过程中做到“一看二摸三感觉四询问”，10s 左右后迅速回到控制室通过控制面板观察注射曲线是否异常，通过观察窗口密切观察患者穿刺处有无外渗、患者有无不适，必要时可通过话筒给予安慰。如有异常，立即停止注射对比剂，对症处理并记录。

（11）扫描结束，评估患者有无不适及穿刺处有无肿胀、外渗等情况，分离延长管，固定留置针，再次查对相关信息，协助患者下检查床。

（12）嘱患者多饮水促进对比剂排泄，告知患者在观察区等待休息 15～30min 无不良反应后可拔针离开。

（13）整理用物，手卫生。

5. 护理操作流程图

高压注射护理操作流程图见图 9－1－2。

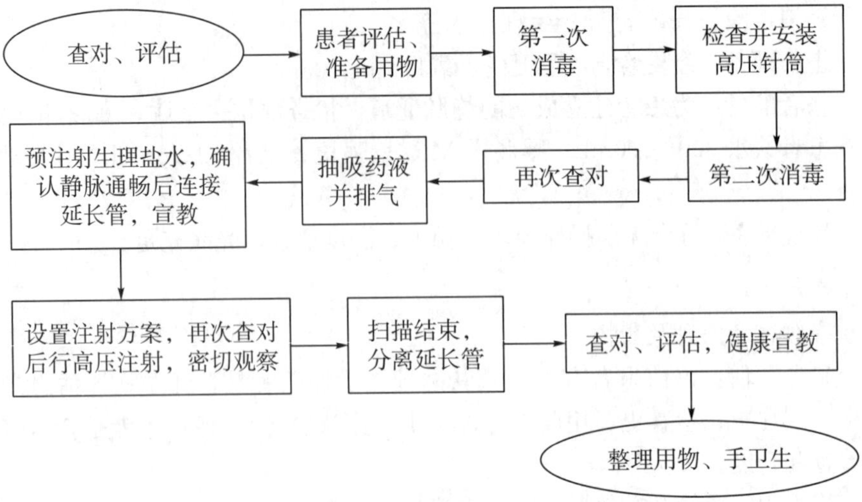

图 9-1-2　高压注射护理操作流程图

6. 注意事项

（1）在操作过程中严格执行查对制度、无菌操作和手卫生。

（2）使用 CT 机房恒温箱将对比剂加热至 37℃左右，可以提高患者的舒适度，还可在一定程度上避免药物外渗，减少过敏反应发生及减轻过敏程度。

（3）药液抽吸前勿用力振荡，以免产生过多小气泡，注意排尽一次性高压注射器针筒及延长管内空气。

（4）在检查过程中严密观察患者有无不适、穿刺处有无外渗发生。

（5）协助患者上下床，防止患者检查结束后因体位突然改变引起头晕而发生跌倒/坠床。

【知识拓展】

中心静脉导管在影像增强检查高压注射中的应用

外周静脉导管是影像增强检查中最常用的输注工具，但外周血管条件差或病情危重患者的外周静脉通常无法使用，建议选择经外周静脉置入中心静脉导管（Peripherally inserted central venous catheter，PICC）、完全植入式静脉输液港（Totally implantable venous access port，TIVAP）或中心静脉导管（Central venous catheter，CVC）。在使用中心静脉导管的过程中，除需要严格按照中心静脉导管使用的要求进行评估、消毒等常规护理外，还需注意以下事项：需确认管路是否为耐高压材质（有耐高压标识的强化聚氨酯材质）及所标注压力限值是否符合检查要求（PICC：有明显的耐高压标识，速率不超过 5ml/s，能够耐受 300psi 的最大压力；TIVAP：耐高压植入式输液口在放射成像下可通过字母“CT”识别，速率不超过 5ml/s，压力不超过 300psi）。不耐高压的 CVC 不推荐用于 CT 增强检查。在患者检查前用 10mL 及以上注射器或一次性专用冲洗装置检查导管通畅性。妥善固定高压注射器管道，调整高压注射器位置，避免检查床移动过程中过度牵拉导管。检查结束后及时进行冲封管操作。

第二节　核医学科护理操作流程

一、静脉注射^{18}F－FDG操作流程

将氟代脱氧葡萄糖（^{18}F－FDG）准确、缓慢地注入静脉，能较客观、准确地显示体内的功能代谢信息，是行PET/CT检查了解全身状况的重要环节。

1. 目的

通过静脉注射^{18}F－FDG，将体内功能代谢及解剖信息融合成像。

2. 适用范围

一切需要通过静脉注射^{18}F－FDG行PET/CT检查的患者。

3. 操作前准备

（1）用物准备：注射用^{18}F－FDG、防护用品、生理盐水、放射性防护针筒、手套、2.5mL注射器（抽取^{18}F－FDG药液用）、头皮针、棉签、治疗盘、压脉带、胶布、吸水纸、放射防护废物桶。

（2）环境准备：干净、整洁、通风，操作间及注射室无杂物。

（3）护士准备：仪表符合要求，衣服整洁，手卫生，佩戴防护用品（铅手套、铅衣、铅围裙、铅围脖、铅眼镜等）及个人剂量仪。

（4）患者准备：嘱患者禁食及禁止输入或饮入含糖的液体6h及以上；血糖应控制在8.3mmol/L以下，糖尿病患者可适当放宽至11.1 mmol/L以下；检查前1～2天禁止做剧烈运动及高强度锻炼；去除全身饰物或金属物品；1周内不做肠道准备、钡餐检查；已建立头皮针静脉通道。

4. 操作步骤

（1）备齐用物，自我介绍。查对患者身份及注射单信息（包含身高、体重、指尖血糖等）。

（2）在铅手套外戴外层医用手套，检查药液^{18}F－FDG并消毒药液瓶口。

（3）再次查对患者身份、注射单信息及药液，第二次消毒药液瓶口。

（4）根据患者体重用注射器抽取^{18}F－FDG药液。。

（5）检查患者头皮针静脉连接的注射器有无回血，确定头皮针在血管内后，连接^{18}F－FDG药液并缓慢推注。

（6）拔针，指导患者按压穿刺部位5～10min。注射显像剂后在指定房间休息45～60min，多饮水，专用厕所大小便。

（7）将^{18}F－FDG注射器及放射性垃圾投入到放射防护废物桶内衰变，脱去医用手

套及防护设备。

（8）再次查对患者身份及注射单信息，手卫生，准确记录注射时间、部位、药物剂量并签名。

5. 护理操作流程图

静脉注射^{18}F－FDG护理操作流程图见图9－2－1。

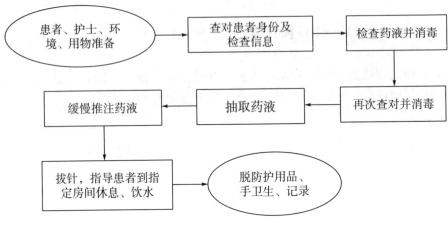

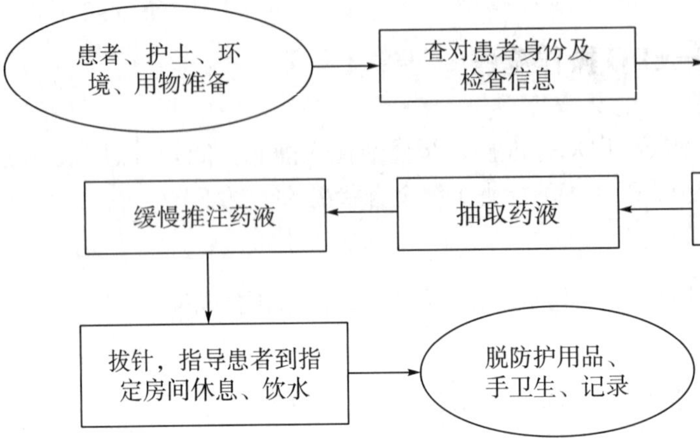

图9－2－1 静脉注射^{18}F－FDG护理操作流程图

6. 注意事项

（1）女性患者检查前应了解其是否处于妊娠期、哺乳期等。

（2）了解患者有无糖尿病、大小便失禁、躁动、行动不便、意识障碍、幽闭恐惧症等。

（3）告知患者候检期间到指定房间安静休息，尽量多饮水以充盈胃肠道，饮水量为500～1000mL。

（4）告知患者注射^{18}F－FDG后注意保暖、放松。将按压后的棉签丢至放射防护废物桶内。

（5）检查前尽可能去除全身饰物或金属物品，避免饰物或金属物品产生伪影，影响影像诊断。

（6）告知患者注射^{18}F－FDG后8h内尽量不要接触婴幼儿及孕妇。

二、放射性核素敷贴治疗操作流程

将放射性核素^{32}P、^{90}Sr或^{90}Y等均匀地吸附于滤纸或银箔上，按病变形状和大小制成专用的敷贴器，把敷贴器紧贴于病变的表面，对表浅病变进行外照射治疗。如增生性病变组织经照射后细胞分裂速度变慢，使病变组织得以控制，从而可达到治疗目的。

1. 目的

利用放射性核素作为外照射源，射线对病变组织产生电离辐射生物效应，抑制和破坏病变组织，从而达到治疗目的。

2. 适用范围

病变较局限的慢性湿疹、牛皮癣、扁平苔藓、神经性皮炎、毛细血管瘤、鲜红斑痣、瘢痕疙瘩、口腔黏膜白斑和女阴白斑，角膜和结膜非特异性炎症、溃疡、翼状胬肉等眼部疾病，浅表鸡眼、寻常疣、尖锐湿疣、产后乳腺炎、甲沟炎、汗腺炎、血栓性静脉炎、皮肤癌。

3. 操作前准备

（1）用物准备：敷贴器、3mm 厚的橡皮、防护用品、消毒剂、速干手消毒液、放射防护废物桶、生活垃圾桶。

（2）环境准备：确保环境清洁宽敞，定期消毒；敷贴治疗室符合防护要求，物品布局合理。

（3）护士准备：仪表符合要求，衣服整洁，手卫生，佩戴防护用品（铅手套、铅衣、铅围裙、铅围脖、铅眼镜等）及个人剂量仪。

（4）患者准备：清洁患处皮肤，穿宽松舒适的衣服。

4. 操作步骤

（1）备齐用物，自我介绍，查对患者身份及治疗信息，评估患处面积。

（2）协助患者取合适体位，暴露病变部位，注意保护患者隐私。

（3）再次查对患者身份及治疗信息，在铅手套外戴外层医用手套，选择照射野，用 3mm 厚的橡皮屏蔽病变部位的正常皮肤及组织，把敷贴器与病变部位紧密贴合，进行照射。

（4）照射的同时开始计时，成人瘢痕或术后切口通常连续照射 4 次，每次 4～5min；婴幼儿血管瘤间隔 1 天照射 1 次，连续 10 次，每次 1min。

（5）治疗结束后查对患者身份及治疗信息，脱防护用品，嘱咐患者下次照射时间或 2～3 个月复查一次。

（6）整理用物，将敷贴器及 3mm 厚的橡皮进行消毒备用。

（7）手卫生，记录患者照射次数。

5. 护理操作流程图

放射性核素敷贴治疗护理操作流程图见图 9－2－2。

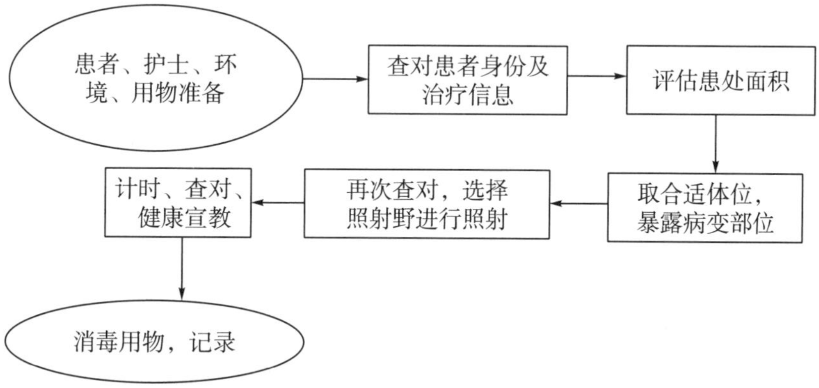

图 9－2－2　放射性核素敷贴治疗护理操作流程图

6. 注意事项

(1) 照射过程中注意敷贴器紧贴病变部位，并适当固定、勿移位。照射过程中密切观察患者皮肤变化，若出现红、肿、热、痛等不适，及时治疗。

(2) 嘱患者治疗期间保持病变处皮肤清洁、干燥，避免抓伤、烫伤；穿柔软衣服，保证床单清洁无皱褶，以免病变处磨损、破溃；禁止洗澡、搓澡，已照射的局部皮肤减少摩擦。

(3) 根据患者病变部位恢复情况，复查后决定下一次治疗时间。

三、心肌负荷灌注操作流程

心肌负荷灌注显像指通过药物和运动的作用，引发冠状动脉对心肌供血能力的变化，估测冠状动脉血流储备功能和心肌血流灌注状态。因各种原因无法进行运动试验的患者，可根据患者的具体情况选用不同的药物负荷试验。

1. 目的

对患者进行药物或运动负荷试验，从而达到检测冠状动脉血流量的目的。

2. 适用范围

需要行心肌负荷灌注显像的患者。

3. 操作前准备

(1) 用物准备：注射用^{99m}Tc－MIBI、生理盐水、心电监护、电极片、酒精棉片、纱布、微量泵、60mL注射器、延长管、三通、5mL注射器、头皮针、安尔碘消毒棉签、棉签、压脉带、胶布、医用手套、治疗盘、吸水纸、生活垃圾桶、可回收物品框、放射性防护针筒、放射防护废物桶，根据医嘱准备心肌负荷试验用药物三磷酸腺苷(ATP)、腺苷、双嘧达莫（潘生丁）、多巴酚丁胺等，氨茶碱。

(2) 环境准备：干净、整洁、通风，操作间及注射室无杂物。

(3) 护士准备：仪表符合要求，衣服整洁，手卫生，佩戴防护用品（铅手套、铅衣、铅围裙、铅围脖、铅眼镜等）及个人剂量仪。

(4) 患者准备。

①告知患者检查前空腹4～6h，检查前24h忌服含咖啡因的饮料、茶及食物，需自备脂餐，如油煎蛋、牛奶、油条。

②用药准备：指导患者检查前停服β受体阻滞剂、血管紧张素转换酶抑制剂及钙通道阻滞剂至少48h，停用茶碱类药物至少12h，以减少消化道充血等因素对心脏的影响。

4. 操作步骤

(1) 备齐用物，自我介绍。查对患者身份及检查信息，测量身高、体重，根据患者体重抽取心肌负荷试验用药物。

(2) 协助患者取平卧位，安置心电监护。评估患者皮肤，并用酒精棉片或清水清洁患者胸前皮肤，正确安置心电监护。观察心电波形，正确调整波形，选择合适的振幅，去除干扰。

（3）再次查对患者身份及检查信息，在铅手套外戴外层医用手套，选择合适部位建立头皮针静脉通道，连接三通，从三通一端连接微量泵，静脉泵入心肌负荷试验用药物，根据不同试验用药物选择恰当时机从三通另一端口弹丸式注射显像剂（^{99m}Tc－MIBI）。注射过程中应需严密观察以保证没有显像剂回流。

（4）观察患者无其他不良反应后取下心电监护，拔针，并指导患者按压穿刺点5min左右，告知患者在药物注射完15min后进食脂肪餐，到指定区域休息1～2h后进行图像采集。

（5）再次查对患者身份及检查信息，整理床单位。

（6）脱防护用品，分类处理用物。

5. 护理操作流程图

心肌负荷灌注护理操作流程图见图9－2－3。

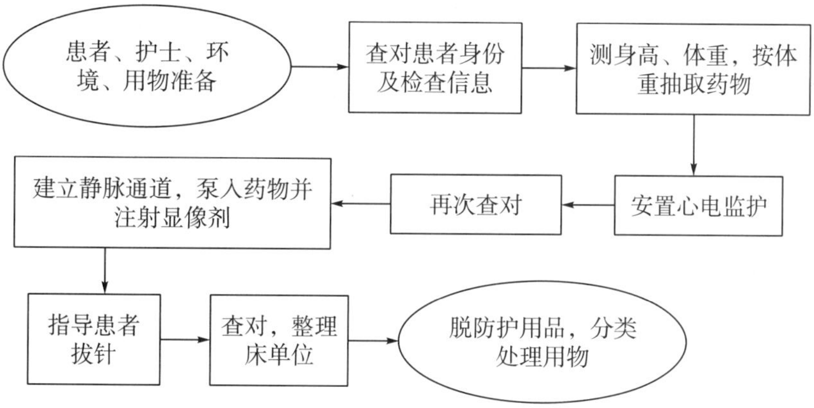

图9－2－3　心肌负荷灌注护理操作流程图

6. 注意事项

（1）安置心电监护时，血压袖带应避开药物注射的肢体，固定好电极片与导线，避免电极片脱位以及导线打折缠绕。密切观察患者心电图波形变化，及时处理干扰和电极片脱落等影响心电图波形的情况。

（2）采集图像前指导患者去除胸前遮挡物，如磁卡、手机等。

（3）采集图像时告知患者平静呼吸，勿移动躯体及深呼吸。

（4）患者在注射^{99m}Tc－MIBI后需到指定区域休息等待。

四、^{131}I口服给药操作流程

甲状腺癌发病率逐渐升高，其中分化型甲状腺癌约占90％。目前，“手术＋^{131}I治疗＋促甲状腺激素抑制治疗”是分化型甲状腺癌最有效的治疗方法，也是今后治疗的发展趋势。

1. 目的

遵医嘱给予分化型甲状腺癌术后及甲亢患者剂量准确的放射性药品治疗。

2. 适用范围

所有需要进行^{131}I治疗的分化型甲状腺癌术后患者及甲亢患者。

3. 操作前准备

（1）用物准备：放射性废物垃圾桶、防护用品、沾污仪、鞋套、纸杯、放射性^{131}I药物、矿泉水、吸水纸。

（2）环境准备：确保环境通风整洁、定期消毒、物品布局合理，操作前30min停止打扫，减少人员走动，避免尘埃飞扬。

（3）护士准备：仪表符合要求，着装整洁，指甲不宜过长，手卫生，佩戴防护用品（铅手套、铅衣、铅围裙、铅围脖、铅眼镜等）及个人剂量仪。

（4）患者准备。

①使患者了解治疗目的、服^{131}I注意事项，并签署知情同意书。

②嘱患者治疗之前禁食含碘的食物及影响甲状腺摄取^{131}I的药物2～3周。

③嘱患者治疗前后禁食2h，可适量饮水，服药后24h含服酸性食物，不要按压甲状腺。

④嘱患者口服^{131}I溶液时防止呛咳或将溶液外溅到纸杯以外，服药后将纸杯放入放射防护废物桶。

4. 操作步骤

（1）备齐用物，自我介绍，查对患者身份及医嘱、药物信息，包括患者姓名、住院号、性别、年龄，药名、剂量、给药时间、给药方法，放射性药品种类、活度、有效期。

（2）在铅手套外戴外层医用手套，用沾污仪测量室内地面、操作台面、防护服。

（3）再次查对患者身份及医嘱、药物信息，使用^{131}I给药分装仪器，遵医嘱配药后待用。评估患者吞咽功能正常后，嘱患者服下^{131}I液后可再次涮杯冲服，将纸杯投入放射性废物垃圾桶。

（4）服药后查对患者身份及医嘱、药物信息，患者返回病房。

（5）脱防护用品后用放射性沾污仪测量室内地面及防护用品。

（6）填写口服^{131}I患者登记本。

5. 护理操作流程图

^{131}I口服给药护理操作流程见图9－2－4。

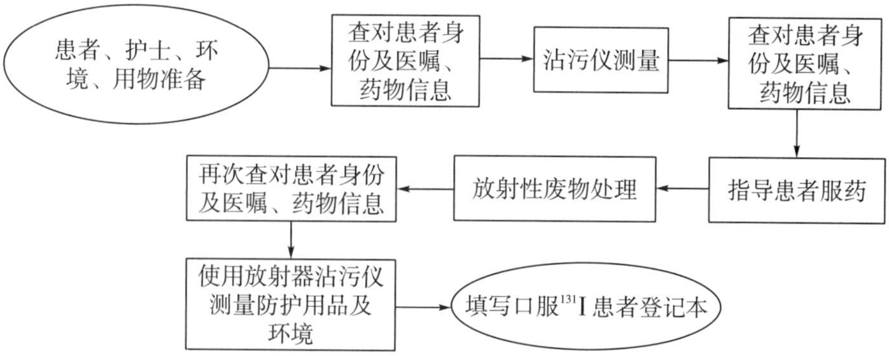

图 9—2—4　^{131}I 口服给药护理操作流程图

五、放射性核素治疗患者静脉血标本采集操作流程

静脉血标本采集是自静脉抽取血液标本的方法。真空采血系统指运用真空负压原理，通过特定的连接装置将人体静脉血液转移至标本盛装容器的器械组合。

1. 目的

采集合格的血液标本。

2. 适用范围

所有需进行静脉血液标本检验的放射性核素治疗患者。

3. 操作前准备

（1）用物准备：治疗盘、医嘱执行单或个人数据助理（PDA）、标签、真空采血管（血培养瓶）、采血针、持针器、压脉带、消毒剂、速干手消毒液、治疗巾或小垫枕、止血用品（棉球、纱布或棉签、低致敏性的医用胶带等）、垫巾、锐器盒、试管架、弯盘、放射防护废物桶、生活垃圾桶、防护用品。

（2）环境准备：确保环境清洁宽敞，定期消毒；物品布局合理；操作前 30min 停止打扫，减少人员走动，避免尘埃飞扬。

（3）护士准备：仪表符合要求，着装整洁，手卫生，佩戴防护用品（铅手套、铅衣、铅围裙、铅围脖、铅眼镜等）及个人剂量仪。

（4）患者准备。

①饮食：告知患者在采血前不宜改变饮食习惯，24h 内应避免饮酒；若需采空腹血，则空腹时间以 12～16h 为宜。

②运动和情绪：告知患者避免情绪激动，若需运动后采血，则遵医嘱，并告知检验人员。

4. 操作步骤

（1）备齐用物，自我介绍。操作前查对，根据检验项目查对采血管选择是否正确，检查采血管质量，解释采血目的、配合要点，评估患者饮食及状态是否符合检验项目采集要求。规范粘贴试管标签（无褶皱、无撕裂、不影响观测血样标本）。

（2）协助患者取舒适体位，在穿刺部位下方垫治疗巾，扎压脉带，评估血管及穿刺部位周围情况，选择合适的静脉穿刺点。

（3）备止血棉签、胶布，第一次消毒皮肤（消毒范围>5cm），操作中查对。

（4）第二次消毒后，在铅手套外戴一层橡胶医用手套，然后在穿刺点上方5.0～7.5cm处扎压脉带，检查采血针质量与有效期，连接采血针与持针装置。

（5）取下采血针保护套，嘱患者握拳，绷紧皮肤固定静脉，针尖斜面向上，与皮肤呈30°左右角度进针，见回血后沿静脉走向再进入少许，胶布妥善固定。

（6）根据血标本项目不同选择适宜的顺序进行采血。当血液流入采血管时松压脉带，嘱患者松拳头，采血管真空耗竭时拔管，确认采血量适宜，根据标本采集要求规范颠倒混匀血标本，正确放置于试管架。

（7）取下固定胶布，拔针，棉签按压穿刺点，告知患者按压注意事项。分离采血针与持针器。

（8）操作后查对，检查血标本质量，执行医嘱。

（9）整理患者衣物及床单位，向患者说明化验结果出来后会及时告知，如果患者空腹，采完标本可告知患者可进食。

（10）脱下防护用品后，处理用物，及时送检标本。

5. 护理操作流程图

放射性核素治疗患者静脉血标本采集护理操作流程图见图9－2－5。

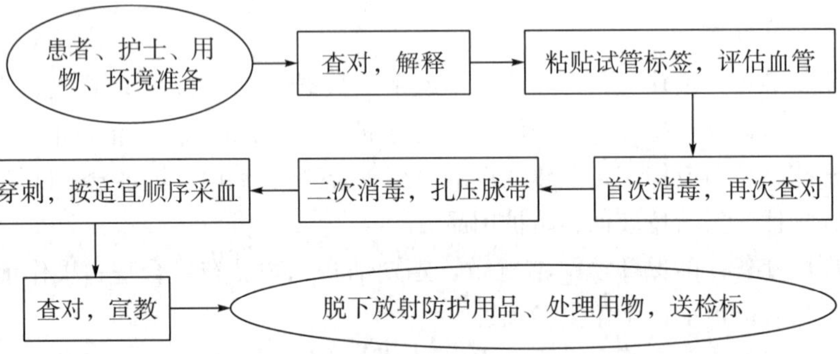

图9－2－5　放射性核素治疗患者静脉血标本采集护理操作流程图

6. 注意事项

（1）采集血培养标本注意事项：使用蝶翼针采集顺序为需氧瓶→厌氧瓶；使用注射器采集顺序为厌氧瓶→需氧瓶；使用蝶翼针采集时需确保血培养瓶在采集过程中全程直立。

（2）采血管采集顺序：血培养瓶→蓝管→红管/黄管→绿管→紫管→灰管。

（3）不宜选择的静脉。

①手腕内侧、足踝处的静脉。

②乳腺癌根治术后同侧上肢的静脉（3个月后，无特殊并发症可恢复采血）。

③化疗药物注射后的静脉。

④血液透析患者动静脉造瘘侧手臂的血管。

⑤穿刺部位有皮损、炎症、结痂、疤痕的血管。

（4）皮肤消毒宜选用2%葡萄糖酸氯己定乙醇溶液（年龄<2个月的婴儿慎用）、有效碘浓度不低于0.5%的碘附溶液或2%碘酊溶液，新生儿采血可选用酒精消毒。

（5）健康教育。

①拔针后按压穿刺点5min（止血功能异常者适当延长时间），直至出血停止。

②不宜曲肘按压穿刺点，易导致出血、淤血、疼痛等情况的发生。

③若采血后局部出现血肿或淤青，24h内可冷敷局部，24h后可热敷以促进淤血吸收。

（6）在操作的整个过程中应在铅手套外加戴一层橡胶医用手套，避免血液沾染。

（7）患者按压后棉签应规范按照放射性废物进行处理。

第三节　超声科护理操作流程

一、超声对比剂配置操作流程

建立超声对比剂配置的标准化操作流程是为了规范配药的流程，提高药物的安全性、避免交叉感染、减少不良反应的发生。

1. 目的

标准化的操作流程可减少对超声对比剂的破坏，保证造影效果，减少不良反应的发生，以保证超声造影顺利进行。

2. 适用范围

（1）静脉内使用超声对比剂。

（2）皮下及口服超声对比剂。

（3）腔内使用超声对比剂。

3. 操作前准备

（1）用物准备：超声对比剂、溶媒、安尔碘消毒液、速干手消毒液、配药器、棉签、治疗盘、患者标签、防护用品。

（2）环境准备：确保环境干净、整洁、光线充足、通风。

（3）护士准备：仪表符合要求，着装整洁，手卫生，戴口罩和一次性医用帽子。

4. 操作步骤

（1）查对患者信息。

（2）检查用物的外包装是否完好、是否在有效期内。取出药物，查对药名、剂量、有效期，检查瓶口有无松动、药瓶有无破损、瓶内有无杂质，打开瓶盖。

(3) 注意严格执行无菌操作，根据不同超声对比剂准确抽取适量的溶媒，第一次消毒药瓶口。

(4) 检查配药器是否在有效期内、包装有无破损，第二次消毒药瓶口，打开配药器外包装，将适量溶媒连接配药器，查对无误后将配药器插入药瓶，注入溶媒，随即用力震荡使超声对比剂完全溶解，形成乳白色混悬液。

(5) 再次查对无误后在患者标签上注明配药时间，将患者标签贴于药瓶上。

5. 护理操作流程图

超声对比剂配置护理操作流程图见图 9－3－1。

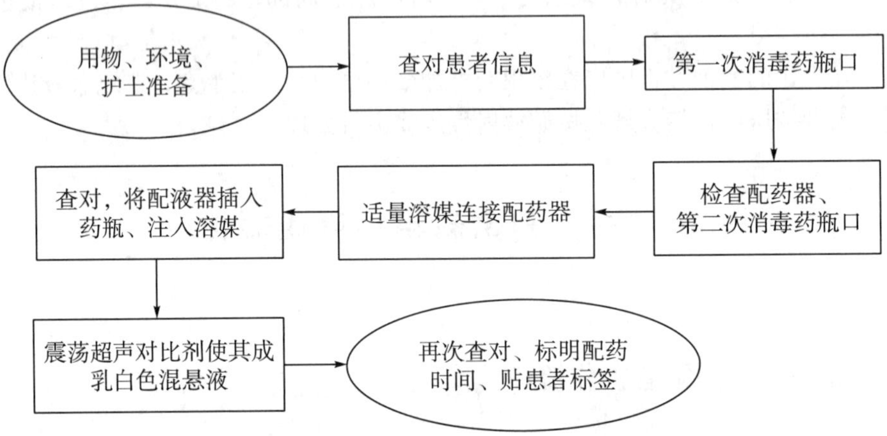

图 9－3－1 超声对比剂配置护理操作流程图

6. 注意事项

(1) 溶媒的选择：严格按照药品说明书执行。

(2) 严格执行查对制度。

(3) 严格执行无菌操作。

(4) 了解不同超声对比剂特性。

(5) 配置好的超声对比剂在 2h 内使用。

二、静脉注射超声对比剂护理操作流程

将超声对比剂混悬液准确、快速注入静脉，能更客观、准确地显示病变的微血流灌注及斑块新生血管等生物代谢信息，是超声造影检查的重要环节。

1. 目的

静脉注射超声对比剂，综合体内解剖信息，可以评价病变性质及评估疗效。

2. 适用范围

所有需要通过静脉注射超声对比剂进行检查的患者。

3. 操作前准备

(1) 用物准备：超声对比剂、20G 留置针、生理盐水、10mL 注射器、安尔碘消毒

液、棉签、治疗盘、压脉带、输液贴、胶布、治疗巾或吸水纸、防护用品。

（2）环境准备：确保环境干净、整洁、光线充足、通风。

（3）护士准备：仪表符合要求，着装整洁，手卫生，戴口罩和一次性医用帽子。

（4）患者准备：嘱患者禁食 8h 以上（肝脏、胰腺、胆囊、胃、十二指肠双重造影时）；肠道准备（直肠造影检查前需排空大便）。

4. 操作步骤

（1）查对患者身份、检查药物信息，解释操作目的。

（2）手卫生，将穿刺侧上肢垫上治疗巾或吸水纸，扎压脉带，选择肘正中富有弹性、粗直、血流丰富的血管，注意避开静脉瓣，松开压脉带，第一次消毒。

（3）检查用物外包装、有效期，打开外包装备用，扎压脉带。第二次消毒，再次查对患者身份、检查药物信息，戴无菌手套备用。

（4）将 10mL 生理盐水连接 20G 留置针排气，静脉穿刺成功后松压脉带，胶布固定。

（5）检查超声对比剂质量及完整性，再次摇匀，确认超声对比剂为均匀白色乳状液体后，遵医嘱抽取，再次确认留置针在血管内后快速团注超声对比剂。

（6）检查结束后查对患者身份、检查药物信息，手卫生。告知患者注射结束后到护士站观察 30 分钟，如无不良反应在护士站拔针，拔针后按压穿刺部位 5～10min 方可离开。

（7）准确记录注射时间、药物剂量并签名。

5. 护理操作流程图

静脉注射超声对比剂护理操作流程图见图 9－3－2。

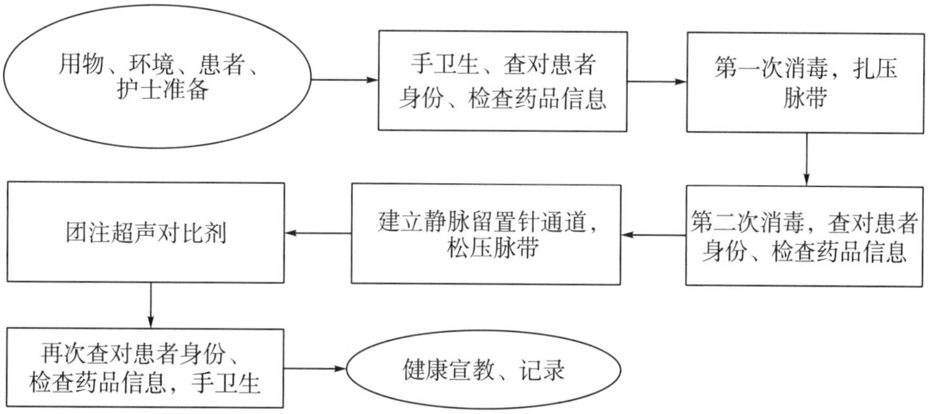

图 9－3－2　静脉注射超声对比剂护理操作流程图

6. 注意事项

（1）确认留置针在血管内，避免超声对比剂外渗。

（2）超声对比剂应现配现用，一人一针，用后丢弃。

（3）抽取超声对比剂前应当先摇匀使之充分混匀。

（4）严格按照所需剂量抽取，已抽出的药液禁止推回瓶内，以避免微泡破坏。

（5）给药后严密观察患者有无不良反应，告知患者检查完成后至观察区观察30min，无不适方可拔针。

（6）搬运及更换体位时注意患者身上的各类管道有无脱出，防止发生非计划拔管。

三、超声引导下活检操作流程

超声引导下活检的护理配合指在严格无菌操作的原则下，配合医生在病灶内抽取细胞或切取组织并送检的过程。

1. 目的

获取病变部位的病理标本，帮助疾病诊断。

2. 适用范围

（1）需要做病变部位细胞学检查以明确性质的患者。

（2）需要做病变部位组织学检查以明确性质的患者。

3. 操作前准备

（1）用物准备：一次性使用超声穿刺包、2％盐酸利多卡因注射液、5mL注射器、活检针（枪）、无菌棉签、无菌超声隔离透声膜、10％甲醛溶液或95％乙醇固定液、载玻片、铅笔、标本袋、标签（标签内容：患者姓名、年龄、性别、登记号、穿刺部位）、皮肤消毒液、无菌纱布、速干手消毒液、防护用品。

（2）环境准备：确保环境干净、整洁、光线充足、通风。

（3）护士准备：仪表符合要求，着装整洁，手卫生，戴口罩和一次性医用帽子。

（4）患者准备：指导患者签署侵入性操作知情同意书，携带病理检查申请单及血常规、凝血功能、输血前全套检查报告。指导患者家属陪同、进食或输入液体相关事宜。告知甲状腺穿刺患者须去除颈部饰物、乳腺穿刺患者须去除胸罩、女性患者避开月经期。

4. 操作步骤

（1）查对患者信息（姓名、年龄、登记号、穿刺部位、麻醉药物过敏史、进食情况）；查对病理检查申请单、预约单及患者标签上信息是否一致，手卫生，戴无菌手套。

（2）协助医生摆放体位及确定穿刺点，准备手术用物。

（3）查对患者信息，消毒手术部位皮肤，铺巾，用无菌超声隔离透声膜包裹探头，协助医生抽取局部麻醉药进行局部麻醉，询问患者有无不适，协助医生留取标本于固定液中保存，贴标签。

（4）穿刺完毕后，消毒穿刺点并予以无菌纱布覆盖，包扎，行穿刺相关健康宣教，嘱患者观察30min后无不适可自行离开。

（5）再次查对患者信息、标本信息，与家属交接标本，告知家属标本送检地点，手卫生、记录。

5. 护理操作流程图

超声引导下活检护理操作流程图见图 9—3—3。

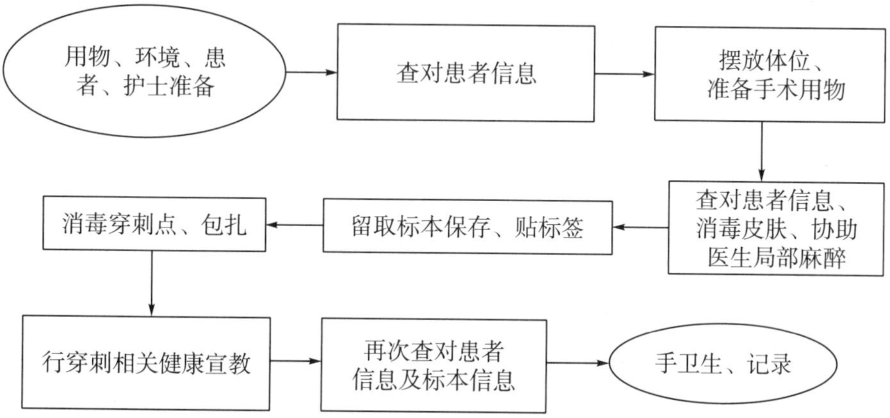

图 9—3—3 超声引导下活检护理操作流程图

6. 注意事项

（1）严格执行无菌操作。

（2）严格执行手术三方查对制度，即手术医生、手术室护士、报告录入人员共同查对患者信息、手术具体部位、手术方式。

（3）严格执行“一人一部位一活检针”，严禁同一活检针多部位重复使用。

（4）严格执行查对制度，即手术取材部位、病理检查申请单、超声穿刺报告单、标本瓶标签内容一致。

四、超声引导下置管引流操作流程

超声引导下置管引流的护理配合指在严格无菌操作的原则下，配合医生在超声引导下将无菌引流管放置在目标部位的过程。

1. 目的

引流减压、缩小病灶范围、控制感染、注射药物等。

2. 适用范围

（1）胸腔积液、腹水、胸腹腔脓肿、肝脓肿、肾脓肿、肾积水、化脓性胆囊炎、化脓性胆管炎、胰腺炎等适合穿刺引流的患者。

（2）患者因肿瘤引起的胆管扩张、梗阻，需要引流减压、注射药物等。

3. 操作前准备

（1）用物准备：一次性无菌穿刺包、2%盐酸利多卡因注射液、5mL 注射器、一次性使用引流管（根据积液性状选择型号）、棉签、无菌超声隔离透声膜、引流袋、皮肤消毒液、无菌敷贴、胶布、速干手消毒液、防护用品。

（2）环境准备：确保环境干净、整洁、光线充足、通风。

（3）护士准备：仪表符合要求，着装整洁，手卫生，戴口罩和一次性医用帽子。

（4）患者准备：指导患者签署侵入性操作同意书，携带血常规、凝血功能、输血前全套检查报告。指导患者及其家属陪同、进食或输入液体相关事宜。嘱女性患者避开月经期。

4. 操作步骤

（1）查对患者信息（姓名、年龄、登记号、穿刺部位、麻醉药物过敏史、进食情况），手卫生，戴无菌手套。

（2）协助医生摆放体位及确定穿刺点、准备手术用物。

（3）查对患者信息，消毒手术部位皮肤两次，铺巾，用无菌超声隔离透声膜包裹探头，协助医生予以局部麻醉，穿刺，安置一次性使用引流管，询问患者有无不适。

（4）穿刺完毕后，固定一次性使用引流管、消毒引流口，无菌敷贴固定引流口，连接引流袋，贴标签。行穿刺相关健康宣教、交代注意事项。

（5）再次查对患者信息，手卫生、记录。

5. 护理操作流程图

超声引导下置管引流护理操作流程图见图 9－3－4。

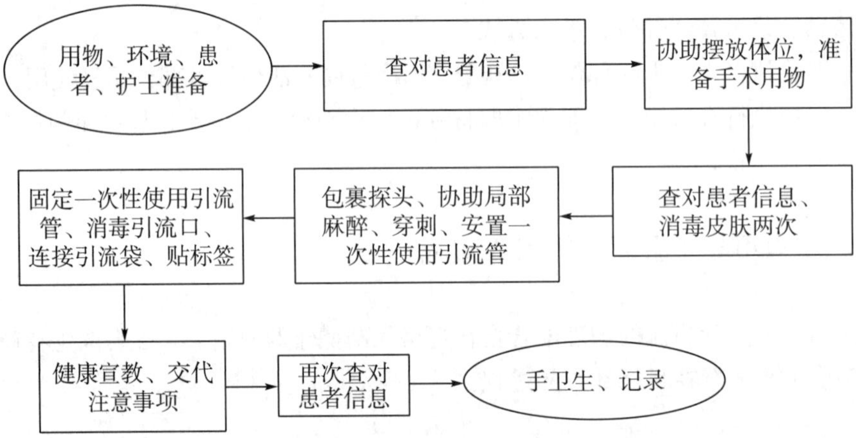

图 9－3－4　超声引导下置管引流护理操作流程图

6. 注意事项

（1）严格执行无菌操作。

（2）严格执行手术三方查对制度，即手术医生、手术室护士、报告录入人员共同查对患者信息、手术具体部位、手术方式。

（3）严格执行“一人一部位一针一引流管”，严禁一次性物品重复使用。

（4）严格执行查对制度。

五、超声引导下药物治疗操作流程

超声引导下药物治疗的护理配合指在超声引导下，配合医生将药物注入病灶的过程。

1. 目的

保证用药的准确与安全，提高治疗的安全性。

2. 适用范围

(1) 肝囊肿、肾囊肿、血管瘤等硬化治疗。

(2) 假性动脉瘤的凝血酶治疗。

3. 操作前准备

(1) 用物准备：一次性超声穿刺包、无菌超声隔离透声膜、医用无菌润滑液、20mL 注射器、穿刺针、三通旋塞（抽取囊液或配置硬化治疗药物用）、延长管（连接穿刺针用）、绷带、无菌纱布、胶布、速干手消毒液、防护用品。

(2) 环境准备：确保环境干净、整洁、光线充足。

(3) 护士准备：仪表符合要求，着装整洁，手卫生，戴口罩和一次性医用帽子。

(4) 患者准备：指导患者签署侵入性操作知情同意书，携带血常规、凝血功能、输血前全套检查报告。指导患者及其家属陪同、进食或输入液体相关事宜。嘱女性患者避开月经期。

4. 操作步骤

(1) 查对患者信息（姓名、年龄、登记号、穿刺部位、麻醉药物过敏史、进食情况）、查对药物信息（药名、剂量、用法、有效期）。

(2) 协助医生摆放体位及确定穿刺点，手卫生，准备手术用物。

(3) 再次查对患者信息，查对药物信息（药名、剂量、用法、有效期），手卫生，戴无菌手套。消毒手术部位皮肤两次，铺巾，无菌超声隔离透声膜包裹探头，协助医生予以局部麻醉，询问患者有无不适，协助医生抽取药物，协助医生进行病变部位药物注射，注射药物后密切观察患者情况。

(4) 穿刺完毕后，消毒穿刺点、包扎，行穿刺相关健康宣教、交代注意事项。

(5) 再次查对患者信息及药物信息，手卫生、记录。

5. 护理操作流程图

超声引导下药物治疗护理操作流程图见图 9－3－5。

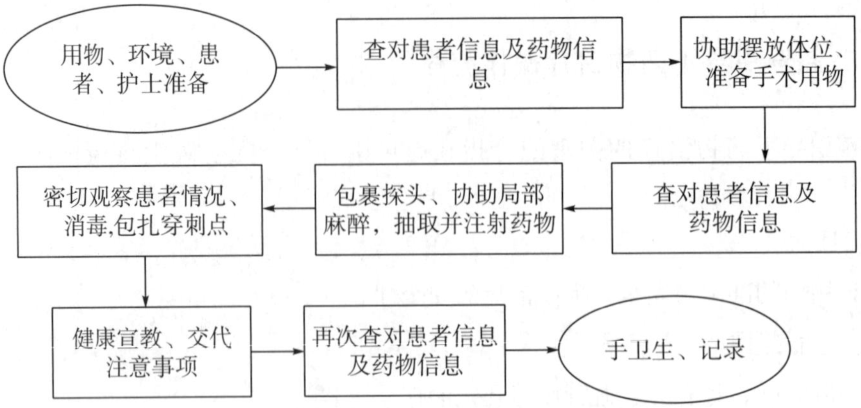

图 9—3—5　超声引导下药物治疗护理操作流程图

6. 注意事项

（1）严格执行无菌操作。

（2）了解药物的特性，严格按医嘱准确抽取药物。

（3）严密观察患者用药后反应。

（4）做好穿刺相关健康宣教。

第四节　介入手术室护理操作流程

一、门静脉压力梯度测量操作流程

门静脉压力梯度（Portal pressure gradient，PPG）的测量指在经颈静脉肝内门体静脉分流术（Transjugular intrahepatic portosystemic shunt，TIPS）中对门静脉—下腔静脉或右心房之间的压力梯度进行测量，用于评估门静脉高压患者在 TIPS 后曲张静脉的出血风险。

1. 适用范围

所有需要进行 TIPS 的患者。

2. 目的

准确测量 PPG。

3. 操作前准备

（1）用物准备：心电监护仪、压力传感器、肝素、胶布、弯盘、防护用品。

（2）环境准备：手术间环境清洁、整洁，手术床单位干净整洁，室温在 21℃左右，湿度≤65%。

（3）护士准备：仪表端庄，戴一次性医用帽子、口罩，手卫生。

（4）患者准备：协助患者取平卧位，使其安静休息或处于全身麻醉状态。

4. 操作步骤

（1）携用物至手术床旁，查对患者信息，并解释操作的目的、注意事项，取得患者的配合。

（2）调整心电监护仪为有创血压监测模式，运用无菌技术正确连接心电监护仪、压力传感器及其延长管，延长管置于无菌手术床上。

（3）运用脉冲式排气法和肝素彻底排尽压力传感器及延长管内空气，检查气泡是否排尽，并保持管道通畅。

（4）将压力传感器妥善固定于手术床上，高度与患者腋中线齐平。

（5）查对患者信息。

（6）将压力传感器与大气相通进行校零，校零成功后将三通与患者相通，此时压力传感器与大气隔绝。

（7）连接压力传感器延长管与介入导管，进行 PPG 的测量。

（8）再次查对患者信息，记录，整理用物。

5. 操作流程图

PPG 测量操作流程图见图 9－4－1。

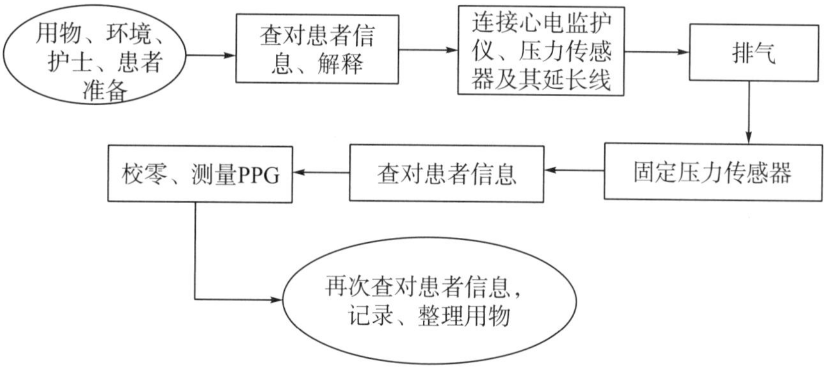

图 9－4－1　PPG 测量操作流程图

6. 注意事项

（1）测压过程中注意保护患者隐私，做好解释工作，缓解患者的焦虑情绪，使患者处于安静状态。

（2）严格执行无菌操作，保护无菌区域，避免污染手术床。

（3）对于上消化道出血的患者，需生命体征平稳后再进行 PPG 测量。

二、数字减影血管造影设备操作流程

数字减影血管造影（Digital substraction angiography，DSA）是利用计算机处理数字化影像信息，消除骨骼和软组织影像，使血管清晰显影的成像技术。

1. 适用范围

所有需要进行 DSA 的患者。

2. 目的

使用DSA设备实现DSA技术，以达到介入检查、诊断及治疗的目的。

3. 操作前准备

（1）用物准备：DSA设备各组件、无菌仪器罩、防护用品。

（2）环境准备：手术间环境清洁、整洁，手术床单位干净整洁，室温在21℃左右，湿度≤65％。

（3）护士准备：仪表端庄，戴一次性医用帽子、口罩，手卫生。

（4）患者准备：协助患者取手术所需体位，使其安静休息或处于全身麻醉状态。

4. 操作步骤

（1）开机前检查介入手术室电源、设备间温湿度等环境条件，当电压稳定，室温在21℃左右、相对湿度≤65％时才能开机；检查各部件有无松动、滑脱等；检查机房警示红灯是否正常工作；用物包装是否完好、在有效期内。

（2）按压X－per复审模块上的系统开机按钮数秒，开机，打开主设备相关外围电源。

（3）曝光及校正：检查C臂和手术床各种机械运动是否正常，运动中有无异常响动；在较低透视参数下透视，检查有无X线发生；在较低曝光参数下曝光，检查有无X线发生；进入工作站并检查各相应工作界面是否正常，软件运行有无异常。

（4）严格遵循查对原则，查对患者信息，向患者解释，取得配合。输入患者信息，规范摆放体位。查看患者以前的图像记录，预取图像以备查看。

（5）运用无菌技术将所有接触手术床的组件套上无菌仪器罩，如平板探测器、X－per机架及图像模块、X－per模块及遥控器等。

（6）查对患者信息，调节机架运动模块到恰当的位置；选择适当检查程序，确定平板探测器大小及视野范围；调节图像模块以获得最佳图像质量，即平板探测器尽量贴近患者；应用遮光器及楔形滤过板进行透视或曝光，采集图像。

（7）查对图像信息与患者信息是否一致，完成复审。

（8）再次查对患者信息，协助患者离开手术床，传输图像，打印胶片。

（9）系统使用后待X线球管冷却数分钟，按压X－per复审模块上的系统关机按钮2s，关机。

5. 操作流程图

DSA设备操作流程图见图9－4－2。

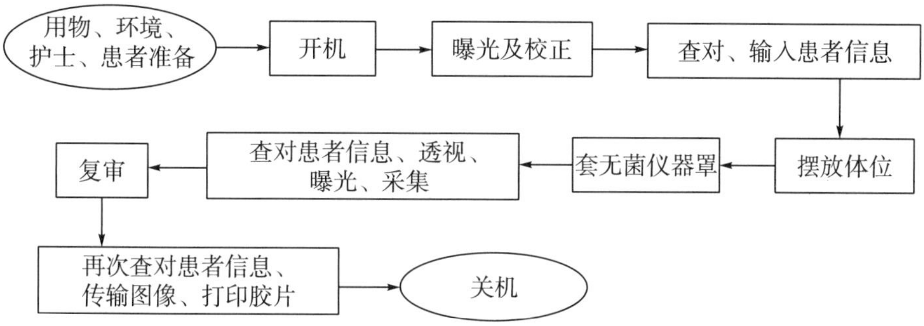

图 9－4－2　DSA 设备操作流程图

6. 注意事项

(1) 严格按照开关机程序开启和关闭系统。

(2) 正确选择设备工作参数并进行设置，防止过量辐射并保证图像质量。

(3) 术中若患者、图像预览窗口、高压注射器显示屏等出现意外，应立即处理。

(4) 术中若出现设备锁定，需立即检查 C 臂与手术床或其他周围物体有无碰撞，并及时解除碰撞状态。

(5) 术中若出现射线中断，需立即检查设备温度、环境湿度是否过高，调整后继续进行采集，如仍无法排除故障，则立即通知设备工程师。

(6) C 臂在运动中注意保证患者安全。

(7) DSA 设备操作者岗前培训合格并获得大型医疗设备上岗资格证后方可单独操作。

(8) DSA 设备需按照院感管理要求进行清洁消毒，避免交叉感染。

三、暂时性血管内留置介入导管的固定操作流程

暂时性血管内留置介入导管指在经自发性脾－肾或胃－肾分流道途径食管胃底曲张静脉气囊栓塞术（Balloon－occluded retrograde transvenous obliteration，BRTO）、下肢动脉溶栓置管术等介入治疗后，需暂时性留置穿刺鞘及介入导管，一般在术后数小时至数天后根据病情更换或者拔除。

1. 适用范围

BRTO、下肢动脉溶栓置管术等需暂时留置介入导管的患者。

2. 目的

(1) 防止血管置入物（如血管栓塞剂等）随血液流动而改变留置位置，造成其他脏器或血管的损伤。

(2) 建立血管通道以便持续于血管内注射药物。

3. 操作前准备

(1) 用物准备：三通、无菌纱布、透明敷贴、胶布、标签、肝素、介入导管、防护

用品。

（2）环境准备：手术间环境清洁、整洁，手术床单位干净整洁，室温在21℃左右，湿度≤65%。

（3）护士准备：仪表端庄，戴一次性医用帽子、口罩，手卫生。

（4）患者准备：协助患者取手术所需体位，使其安静休息或处于全身麻醉状态。

4．操作步骤

（1）确保用物包装完整、在有效期内。

（2）运用无菌技术将三通、无菌纱布、透明敷贴打开并置于无菌手术床上。

（3）用20mL肝素脉冲式正压封管，浓度为100U/mL。

（4）将三通连接在介入导管尾端，将导管腔与空气隔绝。

（5）将介入导管以穿刺点为中心盘旋固定，盘旋直径在10～15cm。

（6）将盘旋的介入导管用无菌纱布覆盖固定，运用无张力粘贴法用透明敷贴固定无菌纱布及介入导管，注意勿将三通覆盖。

（7）将三通用无菌纱布严密包裹，运用高举平台法将三通妥善固定于患者皮肤上。

（8）在介入导管标签上工整书写置管名称、日期及时间，并妥善粘贴于透明敷贴上。

（9）收拾用物，妥善处理。

5．操作流程图

暂时性血管内留置介入导管的固定操作流程图见图9－4－3。

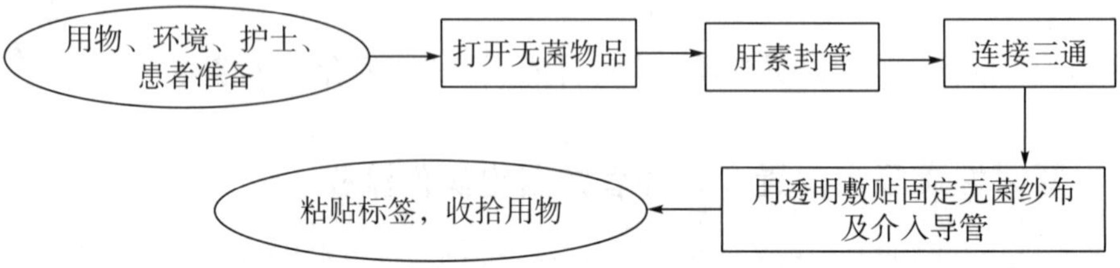

图9－4－3　暂时性血管内留置介入导管的固定操作流程图

6．注意事项

（1）严格执行无菌操作，切勿污染穿刺点、介入导管及三通，以免造成感染。

（2）在操作的过程中不能通过将介入导管向外拖拽或向里运送来改变介入导管的置入深度。

（3）透明敷贴及胶布均应使用无张力粘贴法。

四、常用电解脱器操作流程

电解脱器是一种将栓塞弹簧圈与输送系统或者定位装置分离解脱的设备，不同类型的栓塞弹簧圈配有不同类型的电解脱器，如godman微弹簧圈输送系统的分离控制盒（DCB）、Stryker Neurovascular可分离式线圈的InZone分离系统等。

1. 适用范围

DSA引导下使用可解脱弹簧圈栓塞颅内动脉瘤的患者。

2. 目的

将弹簧圈与输送系统或定位装置分离，留置于颅内动脉瘤腔内。

3. 操作前准备

（1）用物准备：电缆、电解脱器、电池、20/22号无菌注射针头、防护用品。

（2）环境准备：手术间环境清洁、整洁，手术床单位干净整洁，室温在21℃左右，湿度≤65％。

（3）护士准备：仪表端庄，戴一次性医用帽子、口罩，手卫生。

（4）患者准备：协助患者取平卧位，使其安静休息或处于全身麻醉状态。

4. 操作步骤

（1）分离控制盒（DCB）操作步骤。

①确定用物包装完整、在有效期内。

②透视下确认弹簧圈在动脉瘤内的位置，准备分离弹簧圈。

③将DCB装好电池，并打开电源开机。

④运用无菌技术将电缆外包装打开并置于无菌手术区内。将电缆直径较大一头插入DCB底端输出接头处，听到“咔嗒”声则表示连接妥当；将电缆直径较小一头与弹簧圈定位系统连接。

⑤按下DCB上的“Detach”（分离）按钮解脱弹簧圈。弹簧圈解脱时“Detach”按钮旁的分离指示灯闪亮且发出断续提示音，指示灯熄灭及提示音消失则证明解脱结束。

⑥指示灯熄灭及提示音消失后需将定位导丝轻轻拉出1mm，检查弹簧圈是否成功解脱，解脱成功后撤出定位导丝。

⑦其他同类型弹簧圈重复以上步骤解脱直至手术结束，关闭DCB，处理用物。

（2）InZone分离系统操作步骤。

①确定用物包装完整、在有效期内。

②运用无菌技术将分离系统外包装打开并置于手术无菌区。

③用生理盐水擦拭弹簧圈，递送导丝近端。

④连接递送导丝近端与分离系统。连接时左手示指与拇指需固定弹簧圈递送导丝近端3cm处，切勿拖拽或者向里递送弹簧圈以填塞分离系统，以免造成弹簧圈移位等严重并发症。右手轻轻将分离系统漏斗端滑向递送导丝近端，使递送导丝头端进入分离系统漏斗端，递送导丝不可扭结弯曲。左手往递送导丝远端缓慢移动并固定递送导丝，右手继续轻轻推进分离系统漏斗端，直到连接成功。系统发出蜂鸣声、系统就绪指示灯显示稳定的绿色即为内部接触点正确接触。

⑤按下“Detach”按钮解脱弹簧圈。解脱时电流指示灯将显示稳定的绿色，其他灯熄灭。将分离系统轻轻放置在稳当的位置，避免在解脱过程中滑脱。等待10s左右响起三声短促蜂鸣声、分离探测指示灯为稳定的绿色则表示解脱成功。

⑥轻轻取下分离系统，在透视下慢慢拉回递送导丝，确认弹簧圈已成功解脱方可完

全撤回递送导丝。

⑦对于其他同类型弹簧圈，重复以上步骤解脱直至手术结束，处理用物。

5. 操作流程图

（1）分离控制盒（DCB）操作流程图见图 9－4－4。

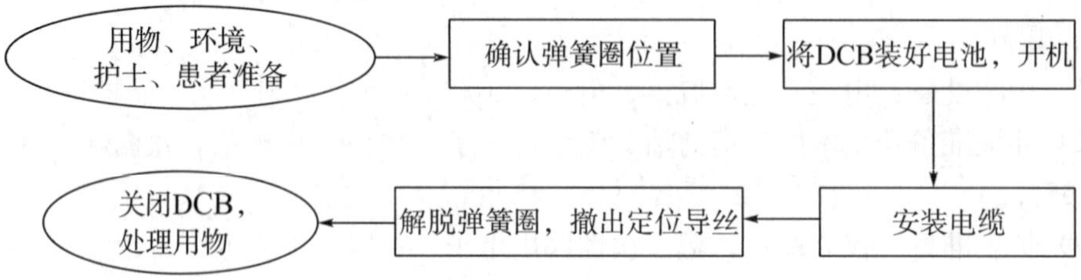

图 9－4－4 分离控制盒（DCB）操作流程图

（2）InZone 分离系统操作流程图见图 9－4－5。

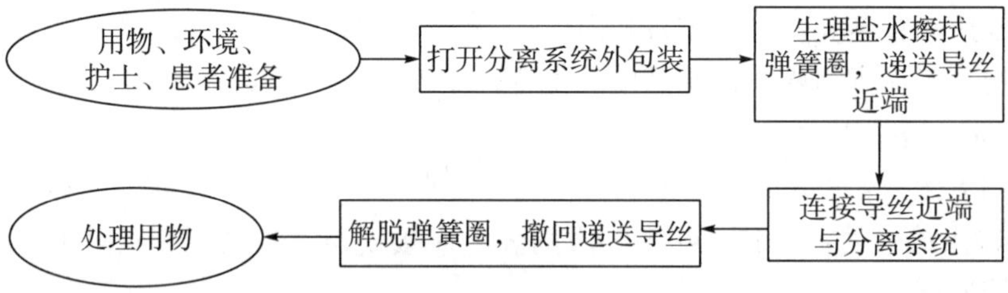

图 9－4－5 InZone 分离系统操作流程图

6. 注意事项

（1）DCB 使用后需用仪器消毒纸巾或含氯消毒剂擦拭，各类一次性无菌物品需遵守“一人一用”原则。

（2）弹簧圈解脱后均需在透视下撤回递送导丝，防止解脱不成功导致弹簧圈移位等并发症发生。

（3）连接弹簧圈和电解脱器时需固定导丝头端，禁止拖拽或递送导丝，动作需轻柔，勿将导丝扭结或弯曲，以防弹簧圈移位、动脉瘤破裂、血管穿孔等并发症发生。

（4）如发生弹簧圈故障，需将其与电解脱器分离，撤出血管后更换新的弹簧圈系统。

（5）如果发生电解脱器故障，需将其与弹簧圈系统分离，解除故障或更换设备后再次实施解脱。

（罗茂、邱凯凯、李慧兰、丁婉玉、张玮、熊天祯）

第十章 影像专科护理应急预案

第一节 护理安全（不良）事件上报应急预案

一、定义

护理安全（不良）事件指在护理过程中发生的、不在计划中的、未预计的或通常不希望发生的事件，包括患者在医院发生的跌倒、用药错误、走失、误吸或窒息、烫伤及其他与患者或护士安全相关的、非正常的事件。

二、目的

严防护理安全（不良）事件的发生，一旦发生应采取积极措施，减轻或消除可能造成的不良后果。

三、应急预案

1. 护理安全（不良）事件分级

护理安全（不良）事件可根据事件后果的严重程度分为四级。医疗护理行为或流程本身没有错误，但由于其他因素可能影响医疗活动的事件，如外院医疗纠纷、患者恶意欠费、家属遗弃患者、因语言不通导致医患沟通不畅、患方拒绝签署医疗文书等，可作为备案事件处理。

（1）Ⅰ级事件：指患者非预期死亡，或是非疾病自然进程中造成永久性功能丧失的事件。

（2）Ⅱ级事件：指在医疗过程中由护理活动而非疾病本身造成机体与功能损害的事件。

（3）Ⅲ级事件：虽然发生了事件，但未给机体与功能造成任何损害，或有轻微后果而不需要任何处理即可完全康复的事件。

（4）Ⅳ级事件：由于及时发现，错误在实施之前被发现并得到纠正，未造成危害的事件。

2. 护理安全（不良）事件上报时限

护理安全（不良）事件上报时间以电子病历系统提交时间为准，护理安全（不良）事件上报时限详见表 10－1－1。

表 10－1－1　护理安全（不良）事件上报时限

事件级别	事件特征	上报时限
Ⅰ级	非预期死亡或永久性功能丧失	2h 内
Ⅱ级	造成机体与功能损害	12h 内
Ⅲ级	无损害，或轻微后果无需处理	24h 内
Ⅳ级	及时发现并被纠正	自愿

3. 护理安全（不良）事件发生后的处置流程

（1）事件发生后护士应立即通知相关人员，积极采取措施，以减轻或消除可能造成的不良后果。

（2）及时组织讨论，对护理安全（不良）事件进行分析整改、追踪、持续质量改进，做好安抚和沟通。

（3）护理差错、护理投诉和Ⅰ级、Ⅱ级事件，或者同一性质事件 30 天内发生≥3 例或连续 3 个月发生，需进行根因分析，整理成电子版发质控人员邮箱。

（4）护理部定期组织护理质量管理委员会讨论护理安全（不良）事件，分析原因，提出整改要求。

（5）根据事件的性质和分级，护理部及时在全院范围内做出预警，严防类似事件再次发生。

（6）根据事件的性质和分级，护理部及时向大科发出书面整改通知，限期整改。

4. 护理安全（不良）事件预防措施

（1）建立健全影像科护理安全（不良）事件管理制度并严格执行：严格遵守影像科各项护理工作规范，恪守医疗服务职业道德，积极开展护士安全知识培训，严防护理安全（不良）事件的发生。一旦发生护理安全（不良）事件，应积极采取措施并严格执行护理安全（不良）事件上报制度。

（2）护理部定期组织成员对存在安全隐患的事件进行讨论，分析原因，提出整改要求，并在科室内做出预警，严防护理安全（不良）事件的发生。

四、流程图

护理安全（不良）事件应急预案流程图见图 10－1－1。

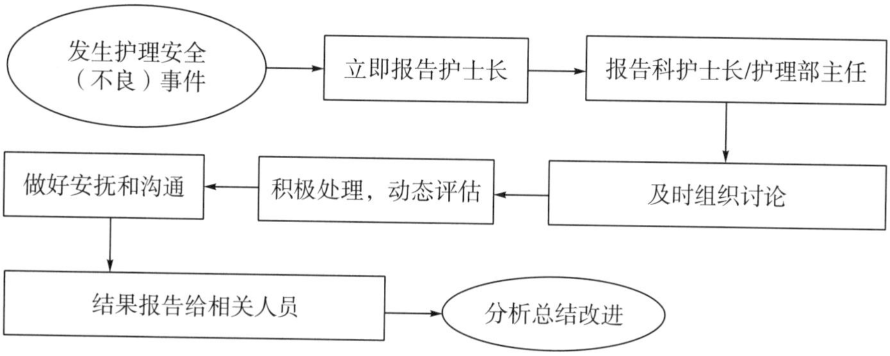

图 10－1－1　护理安全（不良）事件应急预案流程图

第二节　常见护理操作相关安全（不良）事件应急预案

一、输液反应应急预案

1. 定义

输液反应包括发热反应、过敏反应、急性肺水肿、空气栓塞等。

2. 目的

（1）保证患者发生输液反应时能得到及时处理，最大程度提高患者治疗期间的安全性。

（2）明确输液反应发生时处理流程与内容。

（3）明确各岗位人员及部门职责，保证快速反应和有效处置。

3. 应急措施

（1）发生发热反应或过敏反应。

①立即停止输液，更换输液管道与输注液体。予生理盐水或乳酸钠林格液维持静脉通道通畅。

②告知医生，并遵医嘱予对症处理。

③患者如果发生严重过敏性休克，召集在岗人员立即抢救。肌内注射 1∶1000 肾上腺素 0.3～0.5mL，注射部位为大腿外侧肌肉，必要时每 5～15min 重复使用一次。抬高患者下肢，予面罩吸氧 5～10L/min，必要时通知麻醉医生立即予气管插管。如果患者发生严重喉头痉挛难以建立人工气道，立即予环甲膜穿刺。遵医嘱快速静脉补液，必要时建立双通道，或者予多巴胺注射液维持血压。

④遵医院流程上报输液反应报告单。发生过敏反应时保留输液器及药液送检。家属有异议时，由医院及家属双方对输液器及药液封存取证，并由院方妥善保管。

（2）发生急性肺水肿。

①立即停止输液或降低输液速率。

②告知医生并组织在岗人员抢救。

③若手术允许，协助患者取端坐位，双下肢下垂。予高氧流量、高浓度吸氧，护士遵医嘱予镇静、强心药物等对症处理。

④遵医院流程上报输液反应报告单。发生过敏反应时保留输液器及药液送检。家属有异议时，由医院及家属双方对输液器及药液封存取证，并由院方妥善保管。

（3）发生空气栓塞。

①立即夹闭输液管道，暂停介入手术，告知医生并组织在岗人员抢救。

②协助患者取头低足高左侧卧位，予纯氧吸入。

③遵医嘱对症用药。

④患者发生呼吸心搏骤停时，立即予心肺复苏，进入心肺复苏流程。

⑤遵医院流程上报输液反应报告单。发生过敏反应时保留输液器及药液送检。家属有异议时，由医院及家属双方对输液器及药液封存取证，并由院方妥善保管。

⑥抢救期间，主管医生需要与患者家属进行医患沟通，并签署相关医患沟通表及知情同意书。护士及时、准确、全面记录抢救过程。

4. 流程图

输液反应（发热反应、过敏反应）应急预案流程图见图 10－2－1。

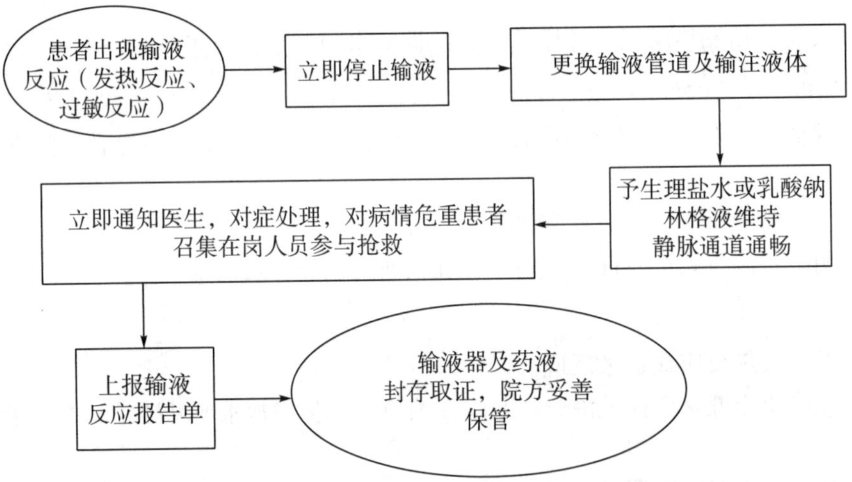

图 10－2－1　输液反应（发热反应、过敏反应）应急预案流程图

【知识拓展】

表 10－2－1　常见护理安全（不良）事件举例

序号	事件名称	举例
1	信息传递事件	信息传递与接收错误、延迟或不准确
2	治疗查对事件	患者、部位、药物、器材、剂量等错误
3	医疗处置事件	错误诊断、严重漏诊、错误治疗、治疗不及时；药物不良反应等

续表10-2-1

序号	事件名称	举例
4	药物处方调剂事件	医嘱、处方、给药、调剂等错误；药物过期等
5	医疗技术检查事件	检查方法、技巧错误；标本丢失、破损或弄错标本；迟报、漏报、错报结果；对比剂过敏反应；未执行“危急值”报告制度等
6	导管操作事件	静脉输液渗、漏；导管脱落、断裂堵塞；连接错误；未连接；混入空气等
7	基础护理事件	压疮、误吸、误咽等
8	诊疗记录事件	诊疗记录丢失、记录内容失实或涂改、无资质人员书写记录、病历丢失等
9	知情同意事件	知情告知不准确、未行知情告知等
10	院感相关事件	消毒、隔离措施不到位；手卫生不符合规范；院感；医疗废物的流失、泄漏和扩散；隐瞒、谎报、缓报法定传染病等
11	职业安全事件	针刺伤；锐器伤；血源性职业暴露；职业暴露未处理；生物安全等
12	输血事件	医嘱、备血、传送及输血不当引起的不良事件
13	设备器械使用事件	设备器械故障或使用不当导致的不良事件
14	物品运送事件	延迟、遗忘、丢失、破损、未按规定急需急送、品种规格错误等
15	放射安全事件	放射线泄露、放射性物品丢失、未行防护、误照射等
16	患者行为事件	患者忘服用药物、忘注射、带药未告知医生；患者自行出院；患者自行留宿院外；患者未告知院方的其他行为等
17	营养与饮食事件	未按医嘱用餐或禁食、肠道内灌注给食错误等
18	治安伤害事件	偷窃、骚扰、侵犯、暴力等；言语冲突、身体攻击、扰乱医疗秩序等；消防安全
19	非预期事件	非预期重返重症监护室（ICU）或延长住院时间
20	意外事件	跌倒、烫伤、自残、自杀、失踪、猝死等
21	不作为事件	医疗护理工作中已发现问题，但未及时处理及汇报，导致不良后果加重等事件
22	其他事件	其他非上述的导致医疗不良后果的事件

二、输血反应应急预案

1. 定义

（1）常见输血反应：过敏反应、急性溶血反应、非溶血性发热反应、输血相关性肺损伤、细菌污染、循环负荷过重、空气栓塞。

（2）输血反应常见症状：发热；寒战；输血部位及胸、腹、腰部疼痛；血压升高或者降低；呼吸困难、呼吸加快、低氧血症；皮肤的改变，如瘙痒、荨麻疹、充血水肿等；恶心、呕吐；尿色加深；出血或消耗性凝血功能障碍。

2. 目的

（1）保证患者发生输血反应时能得到及时处理，最大程度提高患者治疗期间的安全性。

（2）明确输血反应发生时的处理流程与内容。

（3）明确各岗位人员及部门职责，保证快速反应和有效处置。

3. 应急措施

（1）当患者出现输血反应常见症状时，可降低输血速率，告知主管医生，遵医嘱予对症处理，并密切观察患者病情变化。

（2）当患者发生输血反应时，立即停止输血，更换输血袋及输血器，予生理盐水保持静脉通道通畅。通知主管医生及护士长，遵医嘱予对症处理。需抢救患者时立即召集在岗人员参与抢救。

（3）抢救期间，主管医生需要与患者家属进行医患沟通，并签署相关医患沟通表及知情同意书。护士及时、准确、全面记录抢救过程。

（4）保存剩余血制品、输血袋、输血器，递交输血科和检验科检验，查找发生输血反应的原因。

（5）填写输血回报单报输血科并书面报告护理部，科室按医院规章制度上报输血反应不良事件，分析原因，持续改进。

4. 流程图

输血不良反应应急预案流程图见图 10－2－2。

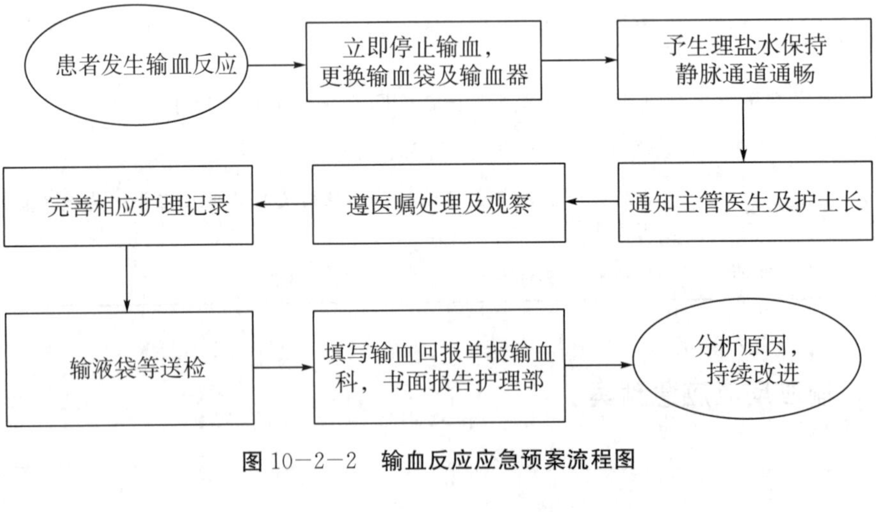

图 10－2－2 输血反应应急预案流程图

三、对比剂急性不良反应应急预案

1. 定义

以医学成像为目的，将某种特定物质引入人体，以改变机体局部组织的影像对比度，这种物质被称为对比剂。

2. 不良反应分类

（1）急性不良反应：对比剂注射后 1h 内发生的不良反应。按严重程度可分为轻度不良反应、中度不良反应和重度不良反应。

（2）迟发性不良反应：对比剂注射后 1h 到 1 周出现的不良反应。

（3）晚迟发性不良反应：对比剂注射 1 周后出现的不良反应。

3. 目的

（1）明确对比剂急性不良反应的处理流程和内容，提高急救成功率。

（2）明确各部门、各岗位人员的职责，保证迅速有效处置事件。

（3）采取有效措施确保患者急救与继续生命支持的连续性，减少对比剂急性不良反应对患者造成的伤害，最大程度保障患者的生命安全。

4. 应急措施

出现对比剂急性不良反应时，应立即停止注射对比剂，停止扫描，评估不良反应程度。

（1）轻度不良反应（自限性症状和体征，无进展迹象）。

①临床表现：局限性荨麻疹和瘙痒，有限的皮肤水肿；喉咙瘙痒或发痒、恶心；鼻塞、打喷嚏、结膜炎和鼻漏。

②处理：将患者搀扶到观察区休息；嘱患者多饮水，加快对比剂排泄；密切观察患者，记录不良反应及处理措施；在 24h 内回访并记录患者情况。

（2）中度不良反应（较明显的体征和症状，通常需要药物治疗）。

①临床表现：弥漫性荨麻疹和瘙痒、弥漫性红斑，生命体征稳定，面部水肿、无呼吸困难，喘息或支气管痉挛伴轻度缺氧或无缺氧。

②处理：将患者转移至抢救室，通知医生；监测患者生命体征，缺氧患者予以氧气吸入，遵医嘱用药；住院患者通知主管医生；密切观察患者，记录不良反应及处理措施。

（3）重度不良反应（危及生命的症状，如果处理不当，可导致永久性发病或死亡）。

①临床表现：弥漫性水肿或面部水肿伴呼吸困难，弥漫性红斑伴低血压，过敏性休克伴低血压和心动过速，以及喘息或支气管痉挛伴明显缺氧。

②处理（立即启动科室对比剂不良反应抢救流程）：立即呼救，通知值班医生；就地对症处理，病情允许的情况下将患者转移到护士站；开放气道，予面罩吸氧 5L/min，呼叫院内 120，住院患者通知主管医生；安置心电监护，监测患者生命体征；对于休克、呼吸困难患者，建立静脉通道，输入等渗晶体液，高浓度吸氧，皮下注射肾上腺素

0.5mg，必要时 3～5min 重复一次，同时给予地塞米松 10mg 静脉推注；若患者呼吸心搏骤停，值班医生立刻进行心脏按压，技术人员协助清除口腔异物、打开气道、面罩给氧；护士准备急救设备，开放静脉通道，其他技术人员准备转运平车；做好抢救交接工作，将患者迅速转运至急诊室，并做好家属解释沟通工作；上报对比剂急性不良反应事件，记录抢救流程。

5. 流程图

对比剂急性不良反应应急预案流程图见图 10－2－3。

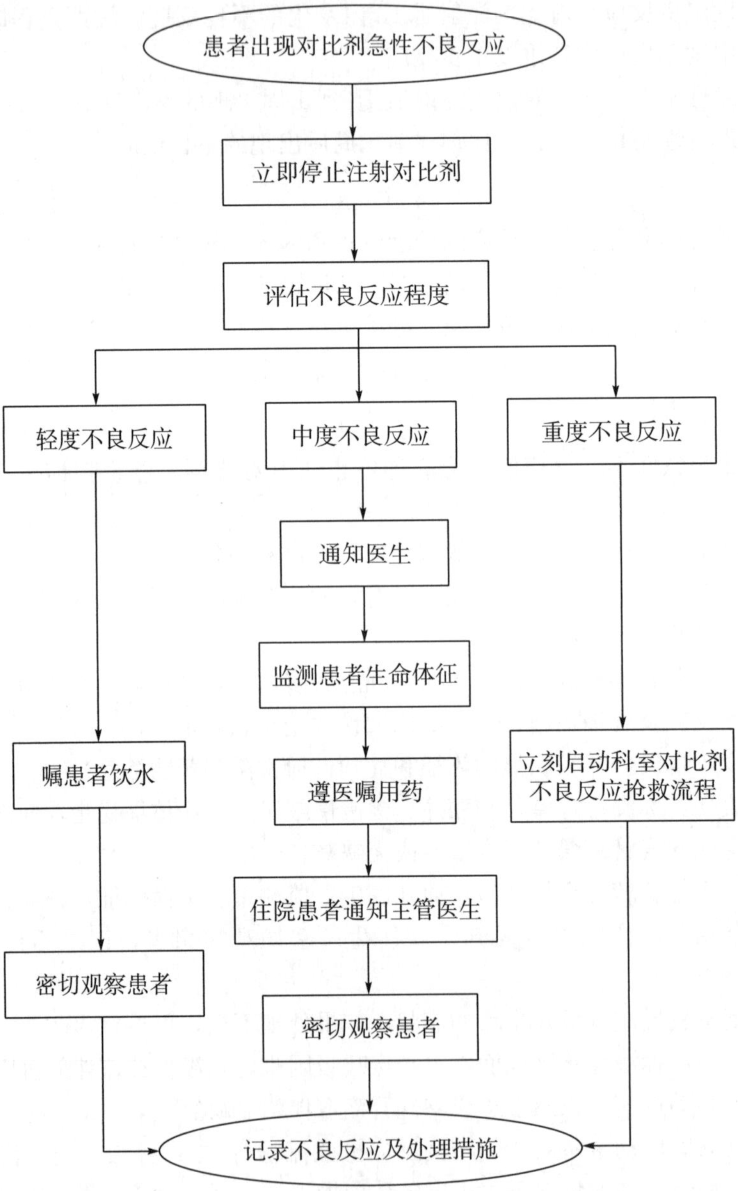

图 10－2－3 对比剂急性不良反应应急预案流程图

四、放射性药品过敏反应应急预案

1. 定义

放射性药品过敏反应指患者注射了一般能耐受且未超过一般用量的放射性药品后出现异乎寻常的生理反应，放射性药品的不良反应与放射性本身无关，而是与普通药物一样，是机体对药物中某种化学物质的反应。症状包括皮肤潮红发痒、荨麻疹、胸部和喉头发紧等，少数表现为寒战、发热、血压下降或上升、冷汗、呕吐和局部瘀斑等，可在用药后即刻或几分钟内发生，也有少数在用药 10～48h 后发生。

2. 应急措施

(1) 过敏反应发生时要保持镇静，停止给药，立即通知医生，使患者平卧，严密观察患者生命体征及病情变化，遵医嘱予以对症处理。

(2) 确认患者体内的放射性药品种类，安排专人照顾患者。用 γ 辐射检测仪测量呕吐物、排泄物是否有放射性，如果呕吐物、排泄物沾染到患者衣服，立即戴医用手套协助其脱去被沾染衣服，放置到专门地点存放，并转移患者至特定休息室等待进一步处理。

(3) 如患者出现荨麻疹、肢体水肿等症状，遵医嘱可使用抗过敏药物。

(4) 如患者出现胸闷、心悸、呼吸困难、休克等症状，立即给予患者平卧、吸氧，保持患者呼吸道通畅，连接监护仪，建立静脉通道，同时迅速通知急诊科，并上报护士长及科主任。

(5) 如出现意识丧失、呼吸心搏骤停，立即进行心肺复苏，立即通知急诊科等相关科室急救。

(6) 保留患者所注射药物折安瓿、注射器等，填写过敏反应报告单，及时向科护士长、护理部、医务部、药剂科报告。

五、对比剂外渗应急预案

1. 定义

对比剂外渗（Contrast medium extravasation，CME）指增强扫描注射对比剂时，对比剂渗漏或血管壁破裂所引起的对比剂意外渗漏，常见于年老/年幼、长期卧床、化（放）疗、肝硬化等静脉不充盈或较脆弱的患者，轻则造成皮下肿胀、引起疼痛等不适；重则易发展为骨筋膜室综合征。

骨筋膜室综合征（Osteofascial compartment syndrome）是由骨、骨间膜、肌间隔和深筋膜形成的骨筋膜室内肌肉和神经因急性缺血、缺氧而产生的一系列早期的症状和体征。

2. 目的

在发生对比剂外渗后，护士能第一时间采取正确有效的处理措施，尽可能减少对比剂外渗对患者造成的伤害，缓解患者紧张、焦虑情绪，避免护患矛盾及纠纷发生。

3. 应急措施

（1）紧急处理：一旦发现对比剂外渗，应立即停止注射，拔出静脉导管，尽早挤出外渗药液，外渗发生 5min 内挤压效果最好。

（2）评估对比剂外渗程度：通常采用国际认可的 Reynolds 药物外渗分级（表 10－2－2），按临床表现可分为 0～4 级。按照严重程度可分为轻度、中度、重度三个等级，渗漏量<20mL 为轻度、渗漏量 20～50mL 为中度、渗漏量≥50mL 为重度。

表 10－2－2 Reynolds 的药物外渗分级

外渗分级	临床表现
0 级	没有任何疼痛等不适症状
1 级	皮肤表皮颜色稍微变浅，有或没有定点疼痛感觉和皮肤表皮温度稍微降低，渗漏量为 0～9mL
2 级	部分症状与 1 级相似，触摸皮肤时表皮温度降低、疼痛感觉逐渐增加，渗漏量为10～49mL
3 级	皮肤表皮肿胀明显，皮肤表皮颜色呈半透明状，疼痛感觉加剧，渗漏量为 50～99mL
4 级	部分症状与 3 级相似，有严重的凹陷性水肿、疼痛感剧烈、压迫感明显、局部组织循环障碍，严重者很快发展为骨筋膜室综合征，需外科手术解决，渗漏量≥100mL

（3）对比剂外渗的处理：轻度对比剂外渗多数损伤轻微，无需特殊处理，可自行吸收，但需嘱咐患者注意观察，如果外渗情况加重，应及时就诊。对个别疼痛明显者，局部给予冷敷。中、重度外渗可能造成外渗局部组织肿胀、皮肤溃疡、软组织坏死和骨筋膜室综合征，可进行如下处理：

①抬高患肢可以促进局部血液循环、降低毛细血管静水压，有助于减轻外渗所致的局部水肿及炎性渗出。

②冷敷可以促进局部血管收缩、降低神经敏感性，有利于消肿镇痛。一般 24h 内使用冰袋冷敷注射部位 15～30min，3 次/天，冷敷期间注意患者皮肤温度、颜色、肢体感觉的变化，防止冻伤。对比剂外渗发生 24h 内严禁擦油和热敷，否则可能造成细胞肿胀，并导致水疱和溃疡等并发症。

③药物干预。目前，国内外对于对比剂外渗的处理没有统一共识，最佳治疗策略尚不明确。对于对比剂外渗所致的肿胀区域，国外除常规使用患肢抬高、冷敷外，通常使用透明质酸酶皮下注射，他们普遍认为，透明质酸酶是用于多种不同药物外渗的安全有效的治疗方法。当观察到皮肤起水疱时，建议在患处局部应用磺胺二甲嘧啶银和细胞内凝胶。

国内对于中、重度对比剂外渗有如下药物干预方法：早期使用 5%硫酸镁溶液保湿冷敷，24h 后改为保湿热敷。硫酸镁化学性质稳定，不易被吸收，局部湿敷可产生高渗透压，使肿胀部位组织水肿在短时间内被吸收，从而减轻水肿对局部组织的损伤；使用 0.05%地塞米松溶液局部湿敷时，可通过生理盐水 20mL＋地塞米松 10mg 的方法进行溶液的配制，地塞米松是肾上腺皮质激素类药物，具有抗炎、抗过敏作用，能抑制结缔组织增生、降低毛细血管壁和细胞膜的通透性、减轻炎性渗出、抑制组胺及其他毒性物质的形成和释放，并促进局部血管内皮修复。也可使用黏多糖软膏外敷，如局部外涂喜辽妥软膏并进行轻轻按摩，2～3次/天，可取得良好效果，喜辽妥软膏的主要成分是多磺酸黏多糖，能迅速穿透皮肤，抑制组织中蛋白质分解酶及透明质酸酶的活性，促进血肿与水肿的吸收及局部血液循环，有抗炎、抗渗出和促进伤口愈合的作用。对比剂外渗严重者，可在外用药基础上口服地塞米松5毫克/次，3次/天，连用3天。必要时咨询临床医生用药。

需要注意的是地塞米松主要用于中、重度对比剂外渗者初、早期；硫酸镁可用于轻、中、重度对比剂外渗，若有水疱出现应立即停用。湿敷时无菌纱布覆盖的范围应超过肿胀区域。

④水疱的处理。对于多发性小水疱，注意保持水疱的完整性，无须刺破，避免摩擦和热敷，保持局部皮肤清洁、干燥，待其自然吸收；对于直径＞2cm的大水疱，可在严格消毒后用5号细针头在水疱的底缘穿刺抽吸，使皮肤黏附，避免去表皮，并用无菌纱布覆盖。

⑤手术干预。对于轻、中度对比剂外渗，在大多数情况下仅需要保守治疗。然而对于重度对比剂外渗，近年来国内外文献均有报道，可通过局部穿刺或切开引流的方法进行肿胀部位的快速减压，在穿刺点附近利用11号无菌手术刀片切开多个小切口（2～3mm），并挤压切口引流外渗对比剂，此操作前需要注意消毒穿刺点周围肿胀区域皮肤，切开时应小心避开周围可见血管。对于对比剂外渗后肿胀严重、怀疑有严重损伤的情况，应及时征求外科医生意见，若发生骨筋膜室综合征，必须在外渗后6h内进行紧急手术以缓解神经、血管损伤。

⑥心理护理和健康宣教。对比剂外渗后患者常出现紧张、焦虑情绪，护士应耐心听取患者主诉，关心患者感受，向患者解释对比剂外渗的原因（如检查时高压力、高速率推注对比剂，穿刺血管不佳，化疗、高龄、糖尿病等因素会引起血管硬化等）；告知患者对比剂外渗后可能出现的症状（如肿胀、疼痛不适、出现水疱等）；交代注意事项（着宽松衣服、抬高患肢、密切观察等）；告知患者对比剂外渗发生后6～8h可能达到肿胀高峰期，嘱患者针对这种情况无需过度紧张；对于糖尿病患者，应告知患者注意血糖控制，损伤部位可能愈合较慢等，避免患者因知识缺乏而出现恐惧心理。

（4）记录与随访：对比剂外渗后，其造成的损伤严重程度和预后难以在外渗部位的初步评估中确定。因此对比剂外渗后做好记录与随访工作非常重要。记录内容应包括患者基本信息和联系方式、检查项目、对比剂注射方法及速率、外渗发生部位、外渗药物种类、估计渗漏量、肿胀范围、外渗部位客观表现、干预措施等。首次随访应在对比剂外渗后24h内进行，可通过电话随访，具体时间及频次根据对比剂外渗的严重程度及症状进展决定，直至症状缓解或消失。应告知患者，若发现病情恶化尽快就医。

（5）上报：一旦发生对比剂外渗，及时汇报科护士长，科护士长每月统计、上报护理部，必要时填写药物外渗/渗出报告单，并进行根因分析。重复对比剂外渗需上报不良事件。

4. 流程图

对比剂外渗应急预案流程图见图 10—2—4。

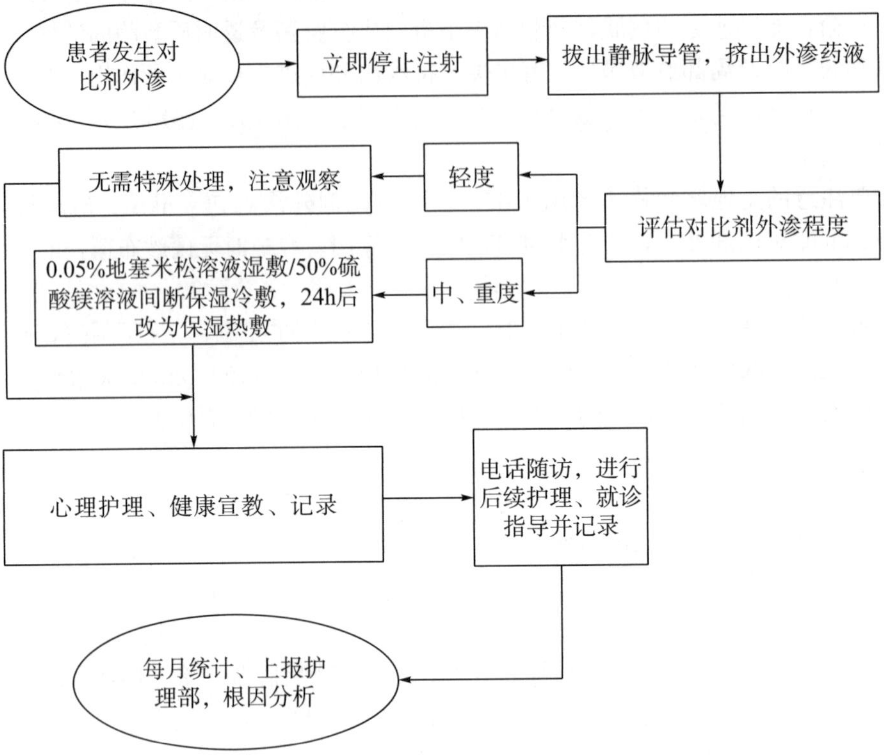

图 10—2—4　对比剂外渗应急预案流程图

六、药物职业暴露应急预案

1. 应急措施

（1）在操作过程中不慎将化疗药物或其他刺激性药物溅到眼内时，立即用生理盐水冲洗 5min 以上，必要时请眼科医生会诊。

（2）在操作过程中不慎将化疗药物或其他刺激性药物溅到皮肤时，立即用肥皂清洁、流动水冲洗 5min 以上，必要时请皮肤科医生会诊。

（3）化疗药物或其他刺激性药物洒在桌面或地面上时，应及时用纱布吸附，并用清水清洗，污染纱布放于专用袋内封闭处理。

（4）填写护理意外事件报告单，汇报护理部，科室组织护士讨论，进行根因分析，持续改进，减少或杜绝类似问题发生。

2. 流程图

药物职业暴露应急预案流程图见图 10—2—5。

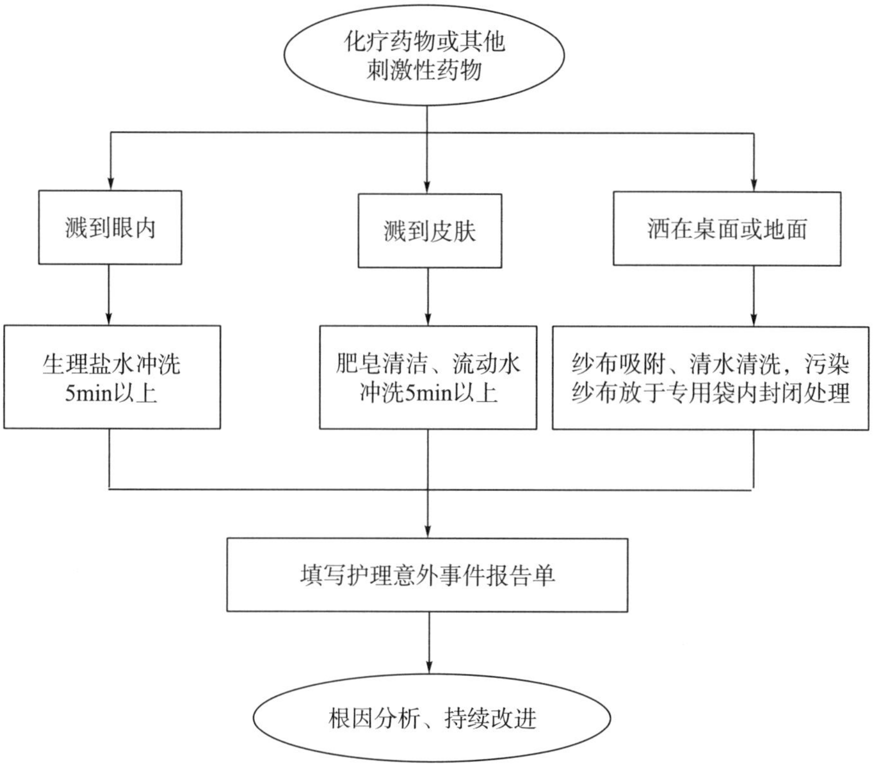

图 10—2—5　药物职业暴露应急预案流程图

第三节　患者常见安全（不良）事件应急预案

一、常见管道非计划拔管应急预案

1. 应急措施

（1）一旦发生非计划拔管，立即根据管道类型进行保护和补救，并协助医生做进一步处理（表 10—3—1），同时安抚患者，通知护士长。

表 10—3—1　常见管道非计划拔管紧急处理措施

管道类型	紧急处理措施
腹腔引流管 脑室引流管 “T” 管 深静脉置管 其他引流管	立即用无菌敷料堵塞或压迫引流口/创口，通知医生做进一步处理。如为胸腔闭式引流，封堵的同时应特别注意堵塞的密封性
尿管	遵医嘱重新置入或观察

续表10－3－1

管道类型		紧急处理措施
气管导管		观察患者氧合指数，根据患者实际情况进行氧疗，同时通知医生
气管插管		必要时再次插管，保持呼吸道通畅
经外周静脉置入中心静脉导管（PICC）	部分脱出	安抚患者，不能将脱出部分导管回送体内，更换敷料，妥善固定
	完全脱出	安抚患者，检查导管的完整性及长度，用无菌敷料密封覆盖穿刺点，告知患者72h内不能洗澡
	体外断管	安抚患者，反折体外导管妥善固定，缓慢拔出导管，检查导管尖端的完整性
	体内断管	安抚患者，用压脉带结扎置管肢体，报告医生，紧急行X线检查，确定导管位置，在介入手术下取出导管
胃、食管术后胃管		观察患者生命体征，立即通知医生做进一步处理

（2）填报非计划拔管事件报告单。

（3）分析原因、持续改进，避免以后同类事件发生。

2. 流程图

常见管道非计划拔管的应急预案流程图见图10－3－1。

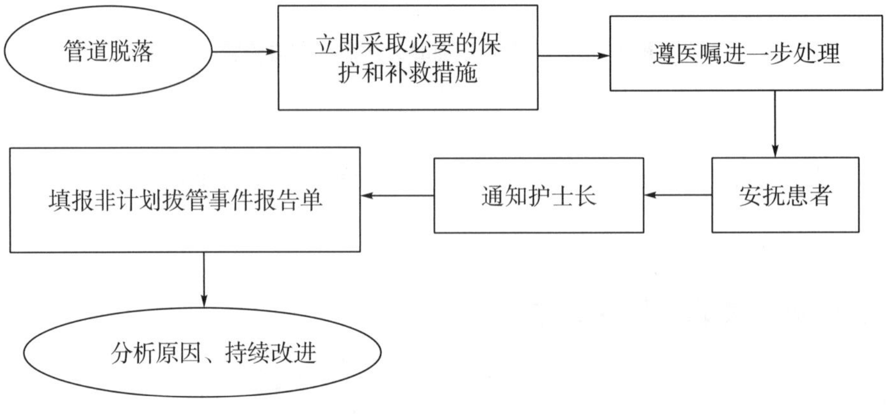

图10－3－1 常见管道非计划拔管的应急预案流程图

【知识拓展】

临床常见管道护理评估与管理

1. 气管插管患者气管导管脱落的处理措施

（1）评估。

①气管导管位置：成年女性气管插管深度为20～22cm，成年男性的插管深度为22～24cm。经鼻插管深度应比经口插管深度深3cm左右。大于1岁的小儿的插管深度（到门齿，cm）＝年龄（岁）/2＋12。

②导管脱落症状：气管导管脱落可导致患者出现呼吸困难、通气不足、缺氧、气道

损伤、出血、窒息等，甚至存在生命危险，具体表现为导管不在原刻度或完全脱出、呼吸机连接中断、潮气量或压力报警，患者口腔及导管内分泌物多，氧分压（PO_2）降低或不降低，患者烦躁。

（2）应急措施：立刻予简易呼吸器给氧，观察生命体征，特别是意识、瞳孔、血氧饱和度的变化；危重患者检查时需有医护人员陪同，遇患者病情变化时，及时根据患者病情遵医嘱进行处理；协助医生进行气管插管，连接呼吸机，其他医护人员迅速准备好抢救药物和物品；若患者出现呼吸心搏骤停，立即给予胸外心脏按压，迅速转运患者至就近的急诊科进一步处理。

（3）预防措施。

①妥善固定：可用胶布、寸带双固定，防止导管移位或脱出，观察气管插管深度有无变化。约束带约束患者双手，以防患者拔管。向家属交代气管插管的目的和保护气管导管的重要性，使家属配合。

②保持气道通畅：检查前吸出患者口腔及气管内分泌物，保持患者气道通畅，以防患者烦躁时意外拔管，危重患者优先安排检查。

2. 气管切开患者气管导管脱落的处理措施

（1）评估：气管导管脱落的症状是患者重新出现呼吸困难、突然发出哭声或其他声音，将棉丝放在套管口不见有气息。气管导管脱落可造成重新插管困难，使患者出现窒息。

（2）应急措施：立即评估患者自主呼吸情况、机械通气效果及是否形成气道窦道，保证气道通畅，必要时使用血管钳撑开气管切开处，采取有效措施保证患者生命体征的稳定，如立即给予面罩高流量吸氧、球囊面罩辅助呼吸，及时清理口鼻腔内分泌物（吸痰时注意无菌操作，口腔吸痰管、气管吸痰管要严格分开）。危重患者检查时需医护人员陪同，及时遵医嘱根据患者病情进行处理。当患者气管切开时间超过1周、窦道形成时，协助医生更换导管并重新置入气道，根据患者生命体征、呼吸状态、血氧饱和度等情况，给予吸氧或机械通气；当患者气管切开时间在1周以内、窦道未形成时，协助医生立即进行气管插管，根据病情给予吸氧或机械通气。迅速转运患者至急诊科进一步处理。

（3）预防措施：妥善固定套管，在系带板与皮肤之间安放气管套管垫（可使用无菌纱布或医用气切泡沫敷料），并将系带绕过颈部，在颈侧打三个外科结固定，松紧以能容纳一个手指为宜。对意识不清或小儿患者使用约束带约束双手。向家属交代保护管道、防止导管脱落的重要性，指导家属配合检查。检查前清理患者口腔及气管内分泌物，保持患者气道通畅。

3. 胸腔闭式引流管脱落的处理措施

（1）评估。

①胸腔闭式引流管位置：正常情况下胸腔闭式引流管放置的位置为排液引流时，置于腋中线和腋后线第6～8肋间；排气引流时，置于胸前锁骨中线第2肋间；排脓时，置于脓腔最低点。

②胸腔闭式引流管用途：胸腔闭式引流适用于急性脓胸、胸外伤、肺部及其他胸腔

大手术后、张力性气胸。

③胸腔闭式引流管脱落症状：导管不在原长度、管道缝线外露，患者有气紧、发绀、血氧饱和度下降表现。

（2）应急措施：针对不同情况的胸腔闭式引流管脱落分别进行处理。

①胸腔闭式引流管自胸壁脱出，立即用无菌敷料堵塞或压迫引流口/创口，封堵的同时应特别注意堵塞的密封性。

②胸腔闭式引流管连接处脱开，迅速用手将管折叠或用双钳夹闭胸腔闭式引流管，及时更换引流装置，给予面罩吸氧。

③立即通知医生，配合医生采取急救措施。立即行床旁抽气及做好重新安置胸腔闭式引流管的术前准备，选择大小合适的胸腔闭式引流管（根据患者的年龄、性别、插管目的不同，选择24～36号粗细不等的胸腔闭式引流管。用于排液时成年人一般选择34～36号胸腔闭式引流管；用于排气引流或用于儿童时，一般选择24～28号胸腔闭式引流管）。备好水封瓶，并倒入500mL生理盐水，严格无菌操作。

④胸腔闭式引流管安置好后，妥善固定，防止再次脱落。

⑤密切观察患者病情变化和生命体征，应特别注意呼吸频率、咳嗽、咳痰等。

⑥迅速转运患者至急诊科或住院病房进一步处理。

（3）预防措施：

①上下检查床时妥善搬运患者，搬动患者前，需双重夹闭胸腔闭式引流管，将胸腔闭式引流管折叠成“Z”形，用胶布捆扎牢固，再把水封瓶直立放置在检查床上，或者放在患者两腿中间。搬运后，先把水封瓶放到低于胸腔的位置，检查管道各连接处及水封瓶、瓶盖有无松动，再放开夹闭、折叠的胸腔闭式引流管。

②妥善固定。胸腔闭式引流管用4号丝线缝扎固定在胸壁切口皮肤处，并与长管相接，接头处用胶布固定。胸腔闭式引流管与长管相接时要插到最底部，以防脱落。水封瓶用挂钩固定于床沿且保持直立落地，防止被踢落或抬高。切口用无菌纱布覆盖，胸带外固定。

③患者候检过程中注意观察。胸腔闭式引流管通畅时，水柱随呼吸上下波动4～6cm。让患者采取半卧位，床头抬高30°，嘱其经常变换体位，使水封瓶低于胸壁引流口平面60～100cm，以利于引流。

4. **腹腔引流管脱落的处理措施**

（1）评估：腹腔引流管脱落时可表现为腹腔引流管插入深度有变化、管道固定缝线外露、局部渗液突然增多等。

（2）应急措施：当患者发生腹腔引流管脱落时，应立即用无菌敷料堵塞或压迫引流口/创口，通知医生进一步处理；查看、判断腹腔引流管脱落的原因，并评估腹腔引流管脱落的危害；严密观察患者生命体征、造口状况，观察患者有无呼吸困难、损伤、出血、感染、堵塞、溢漏等现象发生，并根据患者情况协助医生进一步处理；及时报告科护士长和病房主管医生处理。

（3）预防措施：妥善固定导管，腹腔引流管的固定可选用术中缝线固定（如手术切口腹腔引流管、“T”管）、防导管脱落固定敷料、胶布等。外科术后的腹腔引流管分有菌和无菌两类，将两类管道尽可能分置在患者身体两侧，即使在同侧也应该保持适当距离，不可捆绑在一起。下床活动时，将引流袋用安全别针别在患者的衣角、低于引流口的位置。卧床时，将引流袋别于床边，并低于引流口，固定时前端留出一定的活动度。检查过程中，上下检查床时避免患者因移动身体将引流管折叠压在身下，或者牵拉导致引流管脱出。

二、介入手术室患者导管鞘意外拔出应急预案

1. 定义

导管鞘是安置在行介入手术患者入路血管内的一种带反流阀的中空外鞘，其中反流阀可避免血液外溢或者空气进入血管。导丝及相应管径的导管、支架系统、球囊系统等介入材料可在鞘内反复进出。在反复操作过程中，导管鞘不仅能稳定血管入路，还能保护血管内壁不受介入材料的刺激。

2. 目的

（1）保证患者在导管鞘意外拔出时能得到及时处理，最大程度提高患者介入手术的安全性。

（2）明确导管鞘意外拔出时的处理流程与内容。

（3）明确各岗位人员及部门职责，保证快速反应和有效处置。

3. 应急措施

（1）发现患者导管鞘意外拔出时，第一目击者立即手动按压穿刺点，并召集在岗人员协助处理。

（2）护士立即准备穿刺点压迫材料或器械。

①拟用压迫器的患者，准备好压迫器及纱布后，按压位置转移至血管穿刺点近心端。护士及手术医生双人配合，安置妥当压迫器后，第一目击者方可松手。

②拟用弹力绷带加压包扎并人工按压的患者，准备好弹力绷带及纱布卷，按压位置转移至血管穿刺点近心端，护士及手术医生双人配合加压包扎妥当，由手术医生手动按压包扎处，第一目击者方可松手。患者转运出手术间，手术医生向其他医务人员交接，行人工按压健康宣教。

③拟用血管缝合器或者血管闭合器的患者，手术医生手动按压血管穿刺点15～30min后方可更换弹力绷带加压包扎或压迫器压迫。

（3）包扎穿刺点，同时评估患者出血量及生命体征。出血量大时，患者血流动力学受损，护士应立即建立静脉通道，遵医嘱用药给予对症处理。必要时行血气分析、血常规、交叉配血检查，为急诊输血做准备。救治期间，主管医生需要与患者家属进行医患沟通，并签署相关医患沟通表及知情同意书。护士及时、准确、全面记录抢救过程。

（4）术后跟踪随访患者，观察穿刺点有无血肿、假性动脉瘤、皮下瘀斑等，根据患者病情进行后续处置。

4. 流程图

介入手术室患者导管鞘意外拔出应急预案流程图见图 10－3－2。

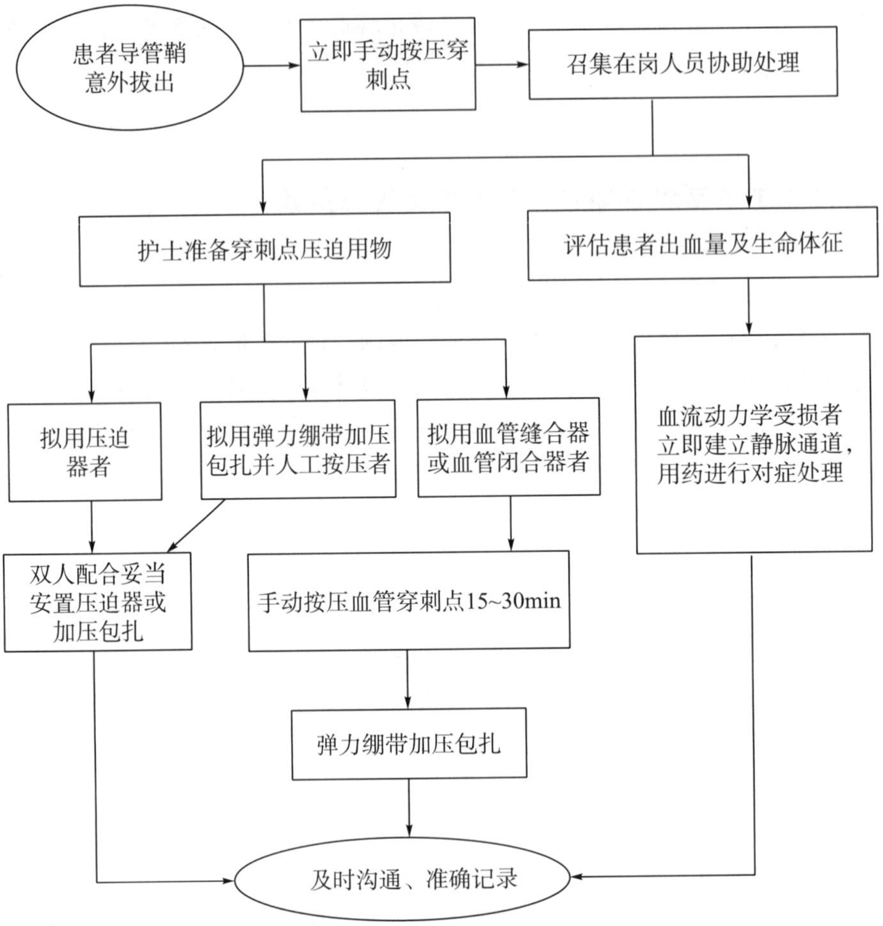

图 10－3－2 介入手术室患者导管鞘意外拔出应急预案流程图

三、患者跌倒/坠床应急预案

1. 定义

跌倒/坠床指患者突然或非故意的体位性改变，倒在地面或比初始位置更低的平面上。

2. 目的

明确患者跌倒/坠床时的处理流程与内容，降低患者的受伤害程度。

3. 应急措施

（1）跌倒/坠床一旦发生，立即观察患者神志、瞳孔及测量生命体征。

（2）检查患者有无受伤及受伤部位，评估受伤严重程度，尤其注意有无颅脑损伤、骨折、内出血等，并做好记录。根据情况通知医生及患者家属。

①患者生命体征平稳、无明显伤害则协助其自行移动到观察室，观察 30min 后方可离开检查室。

②患者发生骨折、肌肉损伤、韧带损伤，应采取正确的转运方法，必要时遵医嘱行 X 线检查及相应治疗。对于扭伤患者，先局部冰敷；对于有伤口者，用无菌敷料包扎；对于出血较多者，先用无菌敷料压迫止血，再由医生陪同送往急诊科进行清创缝合等进一步处置。住院患者通知主管医生，运输人员准备平车，送回病房行进一步处置。

③患者出现意识障碍时，将患者迅速转移至抢救室，严重者就地抢救，监测生命体征，如有异常，迅速采取相应的急救措施。门诊患者通知急诊科，住院患者通知主管医生。

(3) 护士准确记录患者发生跌倒/坠床的时间、经过和抢救/处置过程。

(4) 逐级汇报（护士长、科护士长、护理部），及时填写跌倒/坠床报告单并上报。

(5) 密切关注患者跌倒/坠床后相关病情的发展与转归，以及患者及其家属的情绪状况，并及时报告。

(6) 组织相关人员讨论、分析原因，拟订整改措施，持续追踪并记录。

4. 流程图

患者跌倒/坠床应急预案流程图见图 10－3－3。

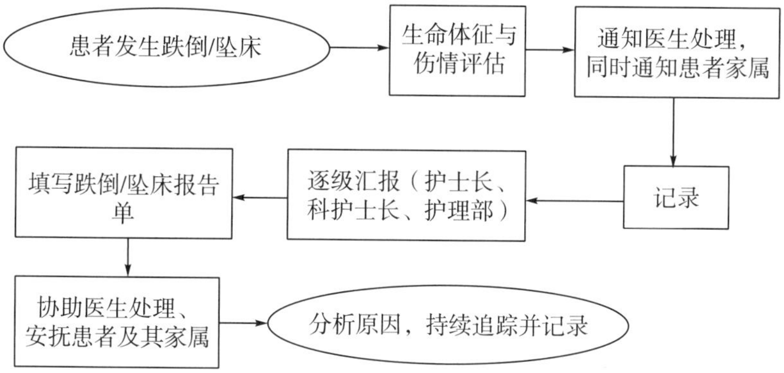

图 10－3－3 患者跌倒/坠床应急预案流程图

四、患者低血糖应急预案

1. 定义

低血糖（Hypoglycemia）指静脉血浆中葡萄糖（简称血糖）浓度过低，非糖尿病患者血糖浓度＜2.8mmol/L、接受药物治疗的糖尿病患者血糖浓度≤3.9mmol/L。

低血糖症指多种原因（如未按时进食或进食量过少、运动量增加、胰岛素或胰岛素促分泌剂等药物使用不当或过量、乙醇摄入尤其是空腹饮酒）引起的血糖浓度过低所致的综合征，主要表现为交感神经和中枢神经症状。交感神经症状包括软弱无力、出汗、心悸、面色苍白、视物模糊、四肢颤抖、饥饿感、恶心、呕吐、烦躁、焦虑等；中枢神经症状包括神志改变、认知功能障碍、头痛、言语障碍、幻觉、痴呆、癫痫发作，甚至昏迷、休克。

2. 目的

及时治疗低血糖，维持患者正常血糖水平，延缓并减少并发症的发生，防止患者跌倒、摔伤等意外发生。

3. 应急措施

（1）评估：询问并观察患者是否有饥饿、乏力、出汗、心悸、面色苍白等情况。严重低血糖患者可出现精神不集中、思维和言语迟钝、头晕、嗜睡、抽搐，甚至昏迷、休克等。部分患者在多次低血糖症发作后会出现无警觉性低血糖，即患者无心悸、出汗、视物模糊等，直接进入昏迷状态。老年患者因伴有自主神经病变，发生低血糖时常可表现为行为异常或其他非典型症状。

（2）急救措施。

①立即监测血糖：可用血糖仪测量血糖，若非糖尿病患者血糖浓度＜2.8mmol/L，或接受药物治疗的糖尿病患者血糖浓度≤3.9mmol/L 即可诊断为低血糖。若患者出现低血糖症状，但没有检测血糖，称为可疑症状低血糖，也应及时处理。

②对清醒患者：扶患者到相对安全的地方坐下休息，防止跌倒、摔伤等意外发生。给患者食用 15～20g 糖类食品，如果汁、糖水、面包等，但以口服葡萄糖为佳。大多数患者在进食糖类食品后，其低血糖症状可自行缓解，每 15min 监测一次血糖。

③对意识障碍患者：立即拨打院内 120 急救电话，保持患者呼吸道通畅，予吸氧，建立静脉通道，遵医嘱静脉注射 50％葡萄糖注射液 60mL 或肌内注射胰高血糖素 0.5～1.0mg，每 15min 监测一次血糖，并根据结果遵医嘱调整葡萄糖液用量。严密观察患者病情变化，等待医生到达，评估治疗效果并做好记录。

4. 流程图

患者低血糖应急预案流程图见图 10－3－4。

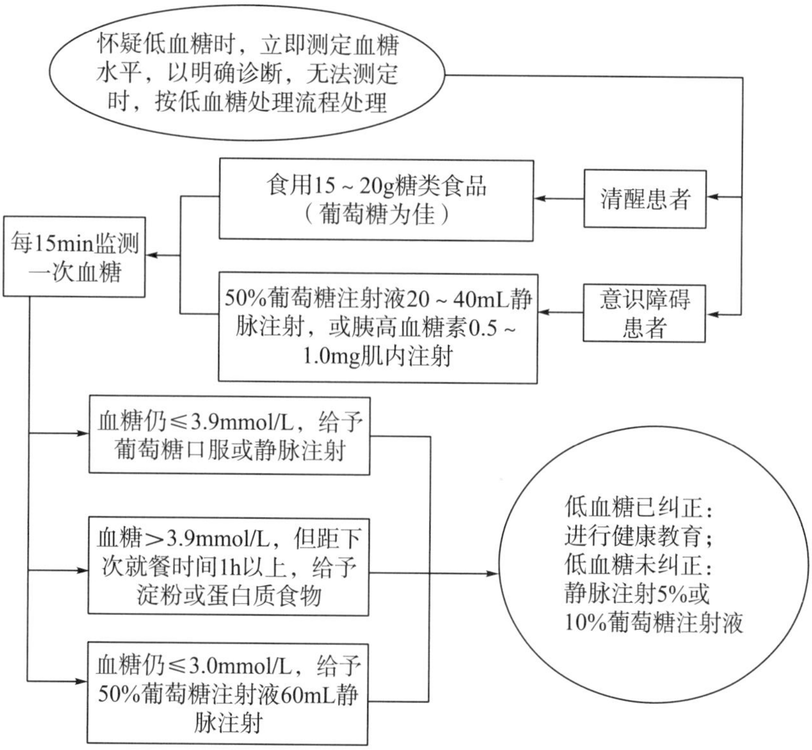

图 10－3－4 患者低血糖应急预案流程图

五、患者晕厥应急预案

1. 定义

晕厥是一过性全脑血液低灌注导致的短暂意识丧失（Transient loss of consciousness，TLOC），特点为发生迅速、一过性、自限性并能够完全恢复。晕厥与休克的区别在于休克早期无意识障碍、周围循环衰竭征象较明显且持久。

2. 分类

《晕厥诊断与治疗中国专家共识（2018）》依据晕厥的病理特征将晕厥分为神经介导性晕厥（反射性晕厥）、直立性低血压（OH）晕厥和心源性晕厥。神经介导性晕厥中常见的是血管迷走性晕厥（VVS）。直立性低血压晕厥是当自主神经系统对血管张力、心率和心脏收缩力的调节功能存在缺陷且患者在直立位时，血液过多存留于内脏和下肢血管，造成回心血量减少、心输出量减少、血压降低而发生的晕厥。心源性晕厥危险性很高、预后较差，常见于心律失常所致晕厥。

放射科常见的晕厥类型为晕针，此类患者多为年轻人，常有晕针病史，在特定诱因，如疼痛、痛苦刺激、静脉穿刺时发生晕厥，发作时常有恶心、呕吐、发热感等前驱症状，之后表现为面色苍白、出冷汗、心率减慢、血压下降、意识丧失等，症状发作后很快缓解，无后遗症。

3. 应急措施

患者发生晕厥时应做如下处理：

（1）立即搀扶患者坐下或扶至检查床躺下，防止患者跌撞造成外伤。

（2）初步评估患者病史，如询问患者既往有无心脏病史，了解患者晕厥与进餐、体力活动的关系等。因病因不同，晕厥可能预后良好，也可能威胁生命。

（3）立即通知医生，并做好相应急救处理，如对于晕针患者，发作时应使其平卧，头低足高，按压人中、合谷等穴位；对于低血糖性晕厥者，予口服50%葡萄糖溶液；对于直立性低血压晕厥患者，应立即使其平卧。

（4）给予氧气吸入、安置心电监护。

（5）迅速建立静脉通道。

（6）遵医嘱积极进行救治。

（7）待患者好转后给予安慰和解释，行健康宣教。

4. 流程图

患者晕厥应急预案流程图见图10－3－5。

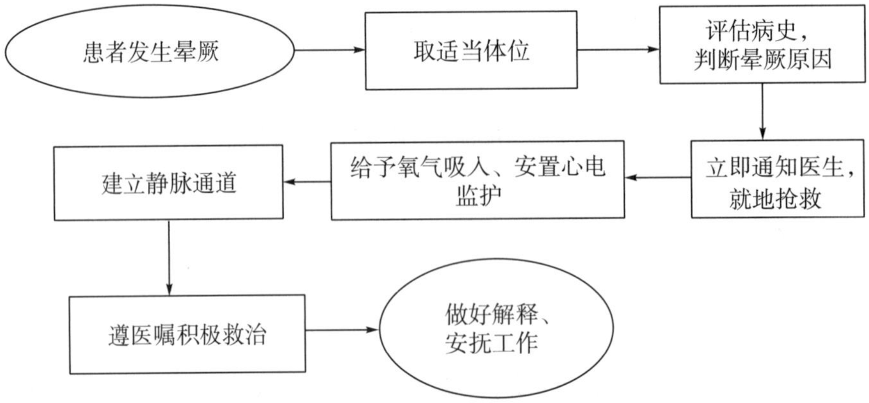

图10－3－5　患者晕厥应急预案流程图

六、患者误吸/噎呛应急预案

1. 定义

①误吸：来自胃、食道、口腔或鼻的物质从咽进入气管的过程。这些物质可以是固体，如固态食物或异物；也可以是液体，如血液、唾液或胃内容物。

②噎呛：进食时，食物和水误入气管或卡在食管狭窄处压迫呼吸道，引起呛咳、呼吸困难，甚至窒息。

③窒息：吸入氧和排出二氧化碳都受到限制的状态，故在低氧血症的同时伴有高碳酸血症，见于急性呼吸道梗阻者。

2. 目的

预防误吸/噎呛发生，一旦发生能采取及时有效的应对措施，防止患者窒息甚至死亡。

3. 应急措施

（1）评估。

①症状：患者突然出现不能说话、剧烈咳嗽、发绀、音质变温润或沙哑、呼吸困难，甚至窒息、呼吸心搏骤停等。当噎呛发生时，可通过咳嗽反射将吸入物咳出，老年人由于受到器官功能退化、心理、疾病、药物等多种因素的影响，一旦发生噎呛，常导致吸入性肺炎，甚至引起窒息及死亡。

②原因：放射科常见脑血管疾病老年患者，由于年龄和疾病的影响，张口反射下降、咽喉感觉减退、咳嗽能力减弱，这些会导致其吞咽功能失调，易发生误吸/噎呛，患者在检查过程中注射对比剂以后可能出现对比剂急性胃肠道反应，呕吐大量胃内容物，此时患者常处于平卧位，易发生误吸/噎呛。婴幼儿患者在行影像学检查前常需要口服水合氯醛以镇静，水合氯醛口感差、对胃黏膜有刺激，加之婴幼儿患者哭闹不配合，常出现喂药时呛咳、喂药后呕吐，易发生误吸/噎呛。

（2）处理措施。

①就地抢救，立即开放并清理呼吸道，保持呼吸道通畅。同时立即通知医生和患者家属。

卧床患者：因异物发生误吸/噎呛或误吸/噎呛后发生晕厥，立即将患者头偏向一侧，面对患者，一手用下颌抬举法打开患者口腔，另一只手示指裹纱布沿着患者面颊内侧深入喉部，抠出口内异物。

昏迷患者：若不能成功抠出异物（如呕吐物），立即运用海姆立克急救法（常用方法：跨跪在患者双腿两侧，一只手掌根部放于患者腹部肚脐上两横指的位置，另一只手重叠覆盖在第一只手上，五指交叉，掌心掌背交叠，迅速向上冲击）。进行 5 次腹部冲击后，检查并用手指抠出异物，解除呼吸道梗阻。

清醒患者：若在检查过程中因异物发生噎呛/误吸，应立即将其扶起，施救者站于患者身后，用双臂经腋下环抱其胸部。双手握拳，置于患者脐上腹部，快速向上重击压迫上腹部，并辅以拍背，使异物进入口腔，用手指抠出，解除呼吸道梗阻，恢复呼吸。

婴幼儿患者：若发生误吸/噎呛，应将其头朝下，一手撑住颈部，一手拍背或按压胸部，解除呼吸道梗阻。

异物不易取出时应用负压吸引装置及时吸出口腔、鼻腔、咽喉部的异物，迅速解除呼吸道梗阻。

心搏骤停患者：可借助气管插管或支气管镜吸出异物，并且循环进行肺灌洗。应在疏通呼吸道的同时进行心肺脑复苏。

②紧急施救成功后立即给予吸氧、吸痰、心电监护，查动脉血气，密切观察患者的意识、呼吸和血氧饱和度等生命体征，密切关注患者的转归。

③协助医生做进一步处理。

④及时上报相关部门。不论有无伤害，科室于24h内填写护理意外、差错事件报告单并交至护理部。对于严重护理安全（不良）事件立即口头报告科护士长、护理部，在12h内填报护理意外、差错事件报告单交护理部。

4. 流程图

患者误吸/噎呛应急预案流程图见图10－3－6。

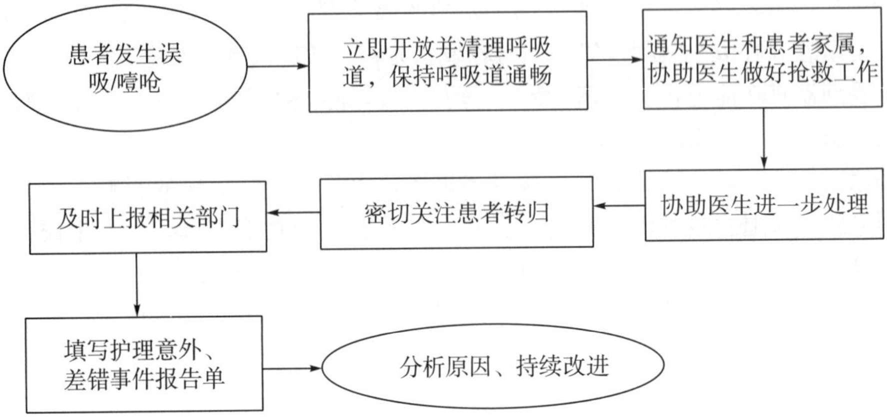

图10－3－6 患者误吸/噎呛应急预案流程图

七、患者抽搐应急预案

1. 定义

抽搐（Twitch）是大脑功能暂时紊乱的一种表现。人体肌肉的运动是由大脑控制的，当管理肌肉运动的大脑有关细胞暂时过度兴奋时，就会发生不能自控的肌肉运动，可局限于某群肌肉、身体一侧或波及全身。

2. 应急措施

（1）使患者就地平卧，头偏向一侧，切勿强制牵拉，以免发生骨折、脱臼等。

（2）保持呼吸道通畅：松开上衣纽扣，及时清理口腔分泌物和异物，防止异物进入呼吸道引起窒息。

（3）吸氧，抽搐会导致大脑细胞缺氧，若呼吸不畅，可致大脑细胞缺氧坏死。

（4）立即通知医生，遵医嘱可给予地西泮（安定）肌内注射。

3. 流程图

患者抽搐应急预案流程图见图10－3－7。

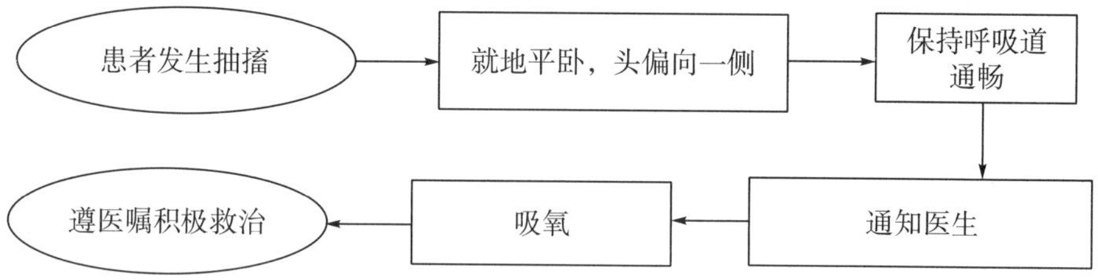

图 10－3－7　患者抽搐应急预案流程图

八、患者呼吸心搏骤停应急预案

1. 应急措施

（1）患者发生呼吸心搏骤停时，评估判断是否与对比剂过敏反应有关，并立即进行心肺复苏，同时通知医生，快速建立静脉通道，遵医嘱应用抢救药物，必要时建立两条静脉通道。

（2）参加抢救人员应密切配合，有条不紊，坚守岗位，严格执行查对制度，口头医嘱应复述，两边确认无误后执行。

（3）保留各种液体、安瓿及药物备查。

（4）密切观察病情变化，及时采取抢救措施。

（5）急救物品做到“四固定”，班班清点，完好率达到 100%，保证应急使用。

（6）护士熟练掌握心肺复苏流程及各种仪器的使用方法和注意事项。

（7）抢救结束后及时补充抢救记录、补执行抢救医嘱，并注明“补记录”和“补执行”。

2. 流程图

患者呼吸心搏骤停应急预案流程图见图 10－3－8。

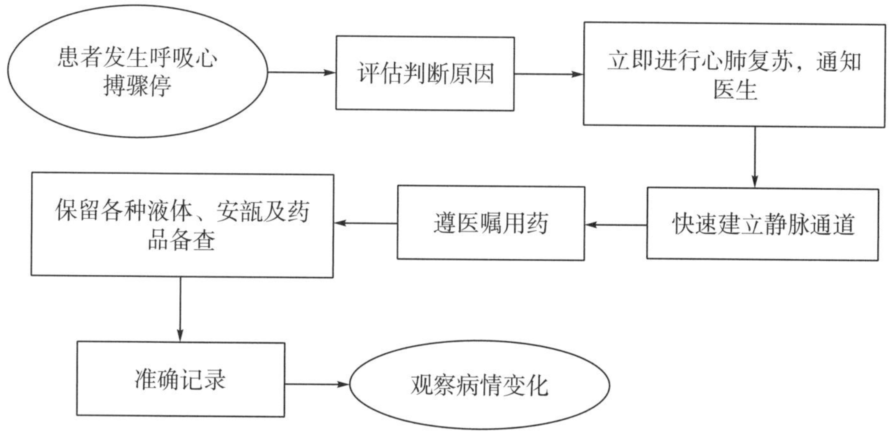

图 10－3－8　患者呼吸心搏骤停应急预案流程图

九、患者猝死应急预案

1. 定义

猝死（Sudden death）指自然发生的、出乎意料的突然死亡。世界卫生组织定义发病后 6h 内死亡为猝死，大多数人主张定为发病后 1h 内死亡为猝死，也有人主张将发病后 24h 内死亡归入猝死。

2. 应急措施

（1）发现患者猝死应立即做出判断，通知医生，同时就地进行自动体外除颤器（AED）复苏或徒手心肺复苏。

（2）积极配合医生进行快速、有效的抢救，密切观察患者生命体征及病情变化。

（3）及时准确做好病情记录和抢救记录。

（4）患者经抢救无效死亡后应积极联系家属或遵医嘱后方可撤去抢救仪器及物品，再行尸体料理。

（5）如果家属不能尽快到达影像科，需两位医护人员同时清点患者的遗物并做好登记，待家属到达影像科后，再由家属点收签字。

（6）整理抢救物资，上报，质量反馈。

3. 流程图

患者猝死应急预案流程图见图 10－3－9。

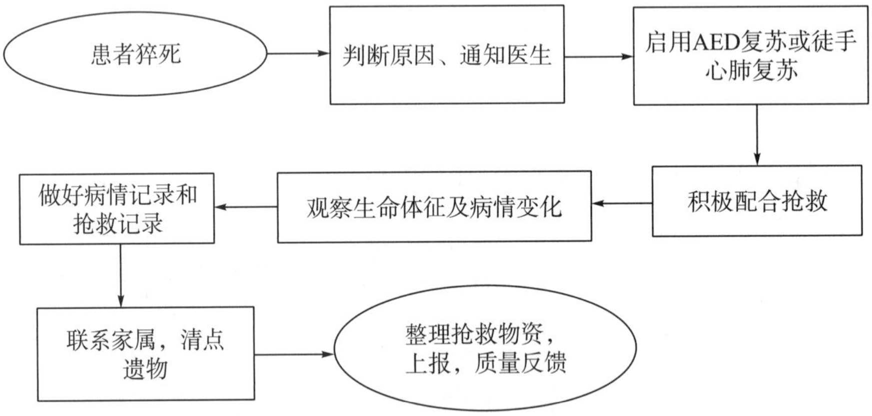

图 10－3－9　患者猝死应急预案流程图

十、磁共振设备相关患者安全（不良）事件应急预案

磁共振成像（MRI）机房内含强磁场、磁体内部含液氦、空间幽闭，是一个环境特殊的检查场所，存在许多潜在风险，如磁性金属物误入磁体间出现抛射或导弹效应导致人员伤亡、液氦泄露导致人员冻伤和窒息等。因此，MRI 机房环境的特殊性决定了在

突发磁共振设备相关患者安全（不良）事件时，不能以一般的应急措施进行处置。

1. 分类（表 10－3－2）

表 10－3－2　磁共振设备相关患者安全（不良）事件分类

种类	患者安全（不良）事件类型	说明
主磁体	抛射	磁性物体被吸向磁体
梯度系统	听觉伤害	暂时或永久的听觉损伤、丧失和（或）耳鸣
	外周神经刺激	神经、肌肉刺激或患者出现刺痛及抽搐等不自主运动
射频系统	灼伤	皮肤变红、起疱、灼伤或有发热感
制冷系统	窒息	磁体失超，液氦气化后进入室内，造成呼吸困难或窒息
检查过程	机械性损伤	检查过程中患者由于意外引起的跌倒、骨折、挤压伤、割伤、肌肉损伤或其他伤害

2. 组织体系及职责

（1）科室成立磁共振设备相关患者安全（不良）事件应急处理领导小组，组织、开展磁共振设备相关患者安全（不良）事件的应急处理及救援工作。应急处理领导小组成员应包括科主任、科室副主任、技师长、工程技术人员。

（2）应急处理领导小组职责。

①定期组织对放射科场所、设备和人员的安全管理进行自查和监测，发现安全隐患应及时上报院办并落实整改措施。

②磁共振设备相关患者安全（不良）事件发生后立即向医院有关部门报告。

③迅速安置伤员就医，组织人员撤离工作，并及时控制磁共振设备相关患者安全（不良）事件的影响，防止事态扩大。

3. 工作原则

（1）所有临床型磁共振设备，包括诊断、科研和介入手术中使用的设备，不论其磁体形式、磁场场强如何，都应该遵循 MRI 安全管理的相关规定。

（2）目前我国临床常规使用的磁共振设备磁场场强为 0.2～3.0T。只有获得中国食品药品监督管理总局批准认证的设备，才能用以对患者开展检查。

（3）建议配置磁共振设备的单位酌情配备至少 1 名 MRI 医学物理师，职责包括修订及维护 MRI 安全管理的相关规定，使其适用于现有的场地和患者检查的要求，同时确保 MRI 安全管理得以严格执行。

（4）MRI 机房内发生的任何安全（不良）事件或安全隐患，都要在 30min 内及时上报相关负责人，并按照要求在规定的时限内逐级上报至上级主管部门（如医务科、医疗安全管理委员会等）。

4. 常见磁共振设备相关患者安全（不良）事件应急/预防措施

（1）磁性金属误入磁体间发生抛射。

①任何参与 MRI 检查的人员都必须去除所有金属物品，如磁卡、手表、钥匙、硬

币、发夹、眼镜、手机及类似电子设备、含金属的药物贴片、含金属颗粒的化妆品及含金属饰物的衣服等。对于行动不便的患者，建议提供安全助步器、安全轮椅或通过安全担架搬运。输液架、血压计以及监护仪等都应为能用于 MRI 检查的装置。

②磁性金属误入磁体间有以下三情况：患者和相关人员误将磁性金属带入磁体间，无事故发生时，应立即制止并协助将磁性金属撤离磁体间；磁性金属被误带入磁体间并被磁场吸引、吸附在磁共振设备表面，但无人员受伤时，立即停止检查及相关操作，将患者撤离磁体间，通知工程技术人员进行现场查看，在确保设备正常后方能继续检查；若误入磁体间的磁性金属被磁场吸引飞起，出现"卡人"或伤人事件时，应立即停止检查及相关操作，将伤员撤离磁体间并通知急救部门进行救治，通知磁共振设备相关患者安全（不良）事件应急处理领导小组进行应急指挥，保护现场。

（2）磁共振设备射频灼伤。

①在 MRI 检查前，要将患者体外所有不必要的导电材料移除，仅仅拔掉电源插头或不进行连接是不够的。必须在每次使用磁共振设备前对所有的电气连接（如表面线圈或监测设备）进行检查，以保证其热性能和电绝缘性能完好。

②在 MRI 扫描过程中，MRI 孔中的导电材料会产生感应电压和感应电流，电阻损耗会导致该材料发热。当热量累积到一定强度就可能对人体组织造成灼伤。决定感应电压或感应电流的众多变量中，最重要的是导电环路的直径。直径越大，可能引起的感应电压或感应电流越大，对相邻或毗连的组织产生热损伤的可能性越大。因此，在成像时如需将导电材料（电线、置入物等）与患者一起放入 MRI 孔，摆放体位时需特别留意，避免形成大直径的导电环路。

③将隔热材料（隔热垫或其他绝热材料）垫在患者与导电材料之间，防止导线与患者皮肤直接接触，可有效降低发生灼伤的概率，如果导电材料不得不与患者皮肤直接接触，可采用冰袋进行局部冷敷。一些药物贴片中含有金属，为避免 MRI 扫描时药物贴片过热发生危险，一般可将冰袋置于药物贴片上进行冷敷。

④尽可能使用局部发射/接收线圈，使导电材料远离射频辐射区域。

⑤如果患者衣服内含有不可拆卸的导电材料，建议为其更换特定的检查服。

⑥在 MRI 扫描过程中，要确保患者没有与 MRI 孔内壁直接接触。

⑦只要皮肤表面的金属钉或缝合合线不是磁性的，而且也不在射频辐射区域内或附近，患者就可以进行 MRI 检查。如果金属钉或缝线位于射频辐射区域内部或靠近射频辐射区域，则要提醒患者特别注意金属钉或缝合线分布的区域有无温热甚至灼烧感，如果有此情况要立即报告。另外，可在金属钉或缝合线分布的区域上放置冰袋进行冷敷。

⑧如果成像区域覆盖了大面积或深色的文身（包括文眼线），为了减少热量累积，建议在 MRI 扫描过程中敷上冰袋降温。同时告知患者，MRI 扫描可能会使 48h 之内制作的文身图案变得模糊。

⑨对于没有知觉或反应迟钝的患者，应该将与其连接的所有导电材料进行冷却或用冰袋冷敷。

（3）磁共振设备机械性损伤。

①机械性损伤并不是磁共振设备独有的安全（不良）事件。对于此类事件，应加强

对技师在体位摆放时的标准化操作培训，技师操作过程中应关注患者在移入（或移出）扫描位时的身体位置及姿态。

②检查过程中患者出现由于意外引起的跌倒、骨折、挤压伤、割伤、肌肉损伤或其他机械性损伤时，应立即暂停检查，安抚并评估患者受伤情况，必要时将患者转移至检查室外进行进一步评估与抢救，上报科室与护理部，做好质量反馈与改进。

（4）危重患者在 MRI 检查过程中病情突发变化。MRI 检查时间长，加上检查环境的特殊性，很多监护设备不能进入磁体间，导致危重患者进行 MRI 检查受到一定的限制。为保证危重患者 MRI 检查的安全，应采取一系列预防措施。

①使用 MRI 检查专用监护设备和生命支持设备，如 MRI 专用指夹式脉搏血氧仪、MRI 专用呼吸机，检查室外备齐急救设备和药品。

②检查前充分吸痰、吸氧，保证呼吸道通畅。

③加强医-技-护之间沟通和配合，为患者开辟绿色通道，尽快安排检查。

④根据患者病情合理设计检查体位和扫描方案，启动快速扫描序列。

⑤医护人员全程陪同检查，检查过程中严密监测患者生命体征和设备工作状态。一旦出现以下意外情况，立即采取应急措施：专用呼吸机断电或氧耗尽，使用备好的简易呼吸气囊、氧气枕、人工气道连接管手动给氧，使用备好的插线板供电；检查中发现呼吸道有痰液或呼吸心搏骤停，应立即停止检查，快速将患者平行移出检查室，就地心肺复苏。

（5）液氦泄露。磁体是磁共振的“心脏”，需要浸泡在大量液氦中实现超导。在磁共振设备待机或工作时，若发现以下三种情况则视为液氦泄露：磁共振设备上方出现白烟，此种情况为液氦气化为氦气，没有通过失超管排出室内；控制室墙上的控制盒（Control box）内表示“磁体停止”的红灯亮，同时伴报警声；在磁共振主机操作界面下方的 Scanner 波形上出现红叉，点开后显示无磁场。

液氦泄露后，液氦气化为氦气的过程会造成周围温度骤降，可能造成人员冻伤，若人员误吸氦气可引起窒息。因此，应立即停止运行磁共振设备，将患者和相关人员撤离出 MRI 机房，关闭所有机房门，疏散门外所有候检人员，拉起警戒线，禁止人员进入候检区域。若在此过程中有人员被冻伤或误吸氦气，应立即通知急救部门进行抢救，通知磁共振设备相关患者安全（不良）事件应急处理领导小组进行应急指挥。

第四节　危重患者应急预案

一、放射科危急值应急预案

1. 定义

危急值（Critical values）指一种极度异常的检查结果，如果不给予及时有效治疗，患者将处于危险的状态。

2. 分类

（1）中枢神经系统：严重颅内血肿、挫裂伤、蛛网膜下腔出血的急性期、脑疝、大面积（一个脑叶或全脑干范围以上）脑梗死。

（2）脊柱、脊髓：椎体爆裂性骨折压迫脊髓。

（3）呼吸系统：气管、支气管异物，大量张力性气胸，肺动脉栓塞。

（4）循环系统：急性主动脉夹层动脉瘤。

（5）消化系统：消化道穿孔，急性肠梗阻，急性出血坏死性胰腺炎，肝、脾、肾等腹腔脏器出血。

3. 目的

（1）危急值信息可供临床医生参考，对生命处于危险状态的患者采取及时、有效的治疗，避免患者发生意外，出现严重后果。

（2）危急值报告制度的制订与实施能有效增强医技工作人员的主动性和责任心，提高医技工作人员的理论水平，增强医技工作人员主动参与临床诊断的意识，促进临床、医技科室之间的有效沟通与合作。

（3）医技科室及时准确的检查及报告可为临床医生的诊断和治疗提供可靠依据，能更好地为患者提供安全、有效、及时的诊疗服务。

4. 应急措施

放射科危急值一旦出现，立即通过医院信息系统和电话及时联系临床医生，口头汇报临床诊断结果，及时出具书面报告并打印胶片，认真填写危急值报告登记本。

（1）危急值报告程序：医技工作人员发现门、急诊患者检查出现危急值情况，首先要确认患者检查仪器、设备和检查过程是否正常，操作是否正确，仪器传输是否有误，在确认检查过程各环节无异常的情况下，应及时告知门、急诊医生危急值结果。无法通知患者时，应及时向门、急诊及医务科报告，值班期间应向医院总值班报告。同时报告科室负责人或相关人员，并做好危急值详细登记。住院患者应立即电话告知病区医护人员危急值结果，同时报告本科室负责人或相关人员，并做好危急值详细登记。

（2）登记：危急值报告与接收均遵循“谁报告（接收），谁记录”原则。各临床科室、医技科室应分别建立危急值报告登记本，对危急值处理的过程和相关信息做详细记录。

5. 流程图

放射科危急值应急预案流程图见图 10－4－1。

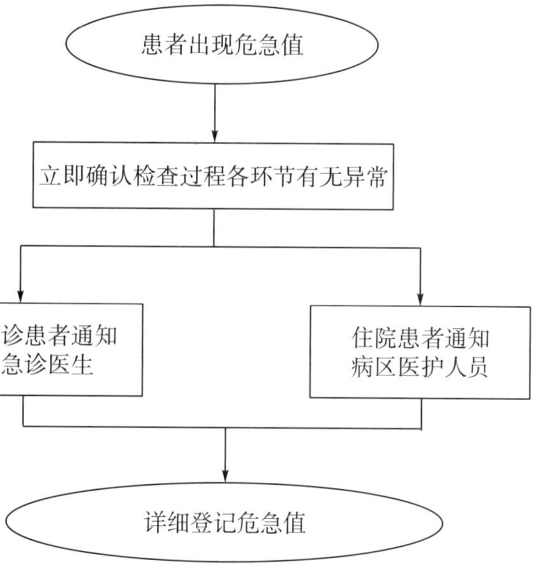

图 10－4－1 放射科危急值应急预案流程图

二、介入手术中严重并发症应急预案

（一）介入手术中急性心脏压塞应急预案

1. 定义

急性心脏压塞发生在外周介入手术中，属于医源性损伤，主要与术中导丝、导管或穿刺针损伤心壁、主动脉、腔静脉等有关。当大量积液或血液进入心包腔时，所有心包腔均因心包内压力急剧升高而受到压迫，导致心脏充盈受阻、舒张期扩张受限、体循环静脉回流量下降、心输出量减少、心室顺应性下降等。患者出现窦性心动过速、静脉压升高、动脉压下降、四肢湿冷、胸痛、呼吸困难、发绀、尿量减少、晕厥等类心源性休克的症状。少数患者会出现贝克三联征，即动脉压低、颈静脉充盈、心音低弱。急性心脏压塞起病急，往往发生在几分钟内，需立即进行救治，迅速降低心包内的压力，否则将危及生命。

2. 目的

（1）保证患者术中发生急性心脏压塞时得到及时、正确的救治，最大程度提高患者介入手术的安全性。

（2）明确急性心脏压塞处理流程与内容，提高救治成功率。

（3）明确各岗位人员及部门职责，保证快速反应和有效处置。

3. 应急措施

（1）出现急性心脏压塞后，立即暂停手术，并上报科主任及护士长，评估患者病情。手术医生在科主任到场之前负责主持现场抢救工作。

①若患者未出现明显血流动力学受损的表现，可不予处理，并严密观察积血/积液量和病情的变化。

②若患者积血/积液量持续增加、血流动力学明显受损，在评估没有相对禁忌证的前提下，需行心包穿刺引流。

（2）手术室巡回护士准备心包穿刺引流器械及超声机，手术医生立即在超声引导下行心包穿刺引流，建立心包穿刺引流通道后，使用大容量注射器（≥60mL）快速抽吸心包内积血/积液，直至症状缓减。如果抢救现场医生不能行心包穿刺引流，应立即拨打心内科、心外科等相关科室急会诊电话请急会诊，急救人员需 5min 内到达现场行心包穿刺引流。心包穿刺引流不通畅或抽吸后积血/积液量持续增加，需请外科医生会诊评估是否行外科开胸手术治疗。

（3）护理人快速选取粗大的血管留置大型号外周静脉留置针，或直接建立中心静脉通道，必要时建立多条静脉通道。如果介入手术入路血管建立在静脉内，在不影响手术及抢救操作的情况下可直接使用介入手术入路血管进行静脉用药。

（4）静脉通道建立后立即行扩容治疗，根据患者病情可使用成分血、全血、血浆、右旋糖苷、生理盐水、乳酸钠林格注射液等。术前未进行备血的患者在扩容的同时进行紧急交叉配血试验，为急诊输血提前做好准备。

（5）术前或术中已使用肝素抗凝治疗的患者，在建立了心包穿刺引流通道抽出心包内大量积血/积液后，方可使用硫酸鱼精蛋白进行抑制抗凝治疗，1mg 硫酸鱼精蛋白可中和 100 单位肝素。

（6）呼吸困难的患者予氧气治疗，如面罩吸氧 6～10L/min，使患者血氧饱和度维持在 92％以上。若患者血氧饱和度不能维持或者自主呼吸消失，可开放患者气道予简易呼吸球囊辅助通气，同时通知麻醉医生进行气管插管，予有创呼吸机辅助呼吸。

（7）如果患者出现呼吸心搏骤停，应立即予心肺复苏，建立人工气道，按心肺复苏流程处理。抢救期间，主管医生需要与患者家属进行医患沟通，并签署相关医患沟通表及知情同意书。护士及时、准确、客观地记录抢救过程。

（8）患者需转运至相关临床科室或外科手术室进行后续治疗时，予以转运呼吸机或呼吸球囊、心电监护仪、微量泵、氧气罐、急救药品等，由临床医生、呼吸治疗师或麻醉医生陪同，转运工人用平车迅速转运，并由临床医生与接收科室进行交接。

4. 流程图

介入手术中急性心脏压塞应急预案流程图见图 10－4－2。

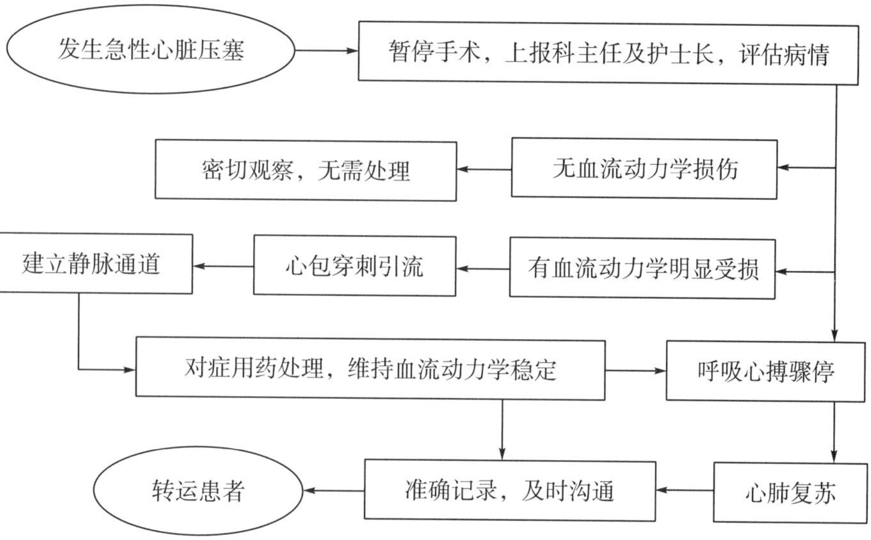

图 10-4-2 介入手术中急性心脏压塞应急预案流程图

（二）经皮穿刺肺活检术中并发气胸应急预案

1. 定义

气胸指胸腔内进入了空气，是 CT 引导下经皮穿刺肺活检术常见并发症之一，属于医源性继发性气胸，大多数患者积气量小、症状轻或无症状。

2. 目的

（1）保证患者术中发生气胸时得到及时、正确的救治，最大程度提高患者手术的安全性。

（2）明确气胸处理流程与内容，提高救治成功率。

（3）明确各岗位人员及部门职责，保证快速反应和有效处置。

3. 应急措施

（1）发现气胸后应立即停止穿刺，直接在 CT 穿刺室内为患者行胸部 CT 检查，评估病情。

①肺体积压缩<30%为轻度气胸，可不做特殊处理或直接穿刺抽气，并严密观察患者病情变化。

②肺体积压缩≥30%或患者出现明显呼吸困难合并大咯血等严重并发症时，需立即进行紧急救治。

（2）召集在岗人员进行紧急救治，通知相关抢救人员，上报科主任及护士长。

（3）护士立即准备胸腔穿刺器械，穿刺医生迅速用空针抽吸胸腔内气体，抽气量一般不超过 1000mL。在单纯抽气无效或气胸合并出血时，应安置胸腔闭式引流管。若现场急救医生不能行胸腔闭式引流穿刺，应立即请胸外科医生急会诊，会诊人员应在医院急会诊规定时间内到达。

(4) 患者出现外周血氧饱和度下降、呼吸困难等症状体征时，需立即给予氧气治疗。若血氧饱和度不能维持在90%以上或患者呼吸困难持续加重，应立即气管插管予呼吸机辅助呼吸。

(5) 患者出现血流动力学受损相关的症状体征时，护士快速建立静脉通道，遵医嘱予生理盐水、乳酸钠林格液等静脉输注。

后续抢救、沟通、记录、转科等参照介入术中急性心脏压塞应急预案。

4. 流程图

经皮穿刺肺活检术中并发气胸应急预案流程图见图10－4－3。

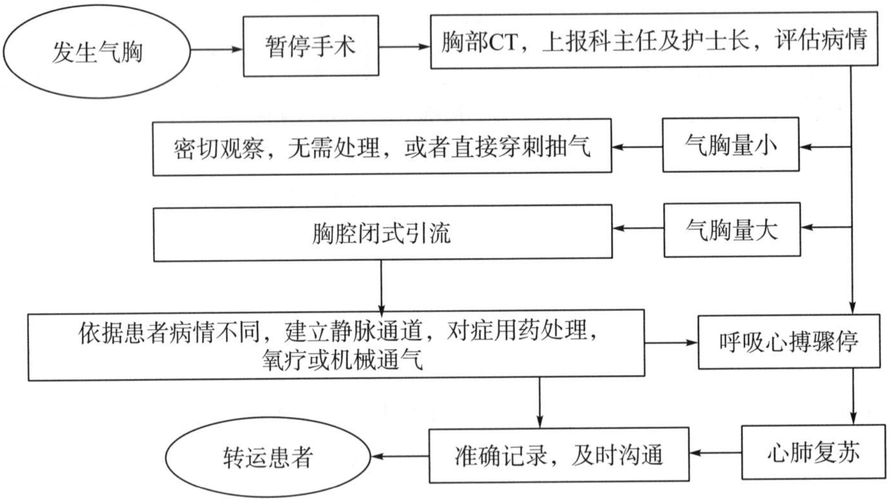

图10－4－3　经皮穿刺肺活检术中并发气胸应急预案流程图

（三）经皮穿刺肺活检术中并发咯血应急预案

1. 定义

咯血是CT引导下经皮穿刺肺活检术常见并发症之一，指喉及喉部以下的呼吸道或者肺组织出血后血液经口咯出的一种临床症状。

2. 目的

(1) 保证患者术中发生咯血时得到及时、正确的救治，最大程度提高患者穿刺术中的安全性。

(2) 明确咯血处理流程与内容，提高救治成功率。

(3) 明确各岗位人员及部门职责，保证快速反应和有效处置。

3. 应急措施

(1) 出现咯血后，立即停止穿刺，通知相关抢救人员，上报科主任及护士长，评估病情。

①缓慢、少量或中量咯血时应进行严密监护，对症处理，予垂体后叶素、酚妥拉明、巴曲酶等药物治疗。

②急性、短时间内大量咯血（一次咯血量大于 300mL）引发窒息时需立即召集在岗人员实施抢救。

（2）医护人员协同使患者取头低足高 45°侧卧位，出血侧肺位于下方，健侧肺位于上方，取出口腔内活动假牙等异物，予吸痰清理呼吸道积血，保持呼吸道通畅。行鼻导管吸氧或面罩吸氧治疗。呼吸道梗阻、呼吸窘迫者立即插入大口径气管导管，用呼吸机辅助通气，必要时通知纤支镜室急会诊，在纤支镜下抽吸或插入硬质气管镜通气。

（3）护士在患者的粗直大血管上迅速使用大型号留置针建立静脉通道，必要时建立中心静脉通道，遵医嘱静脉输血或静脉输注乳酸钠林格注射液、生理盐水、聚明胶肽注射液等。行动脉血气分析、交叉配血、凝血功能、血常规等检查，用于评估病情、抢救患者。遵医嘱静脉给予垂体后叶素、酚妥拉明、巴曲酶等抢救药物，维持血流动力学稳定并纠正出血。必要时联系介入手术或放射介入医生行动脉栓塞止血治疗。

后续抢救、沟通、记录、转科等参照介入术中急性心脏压塞应急预案。

4. 流程图

经皮穿刺肺活检术中并发咯血应急预案流程图见图 10－4－4。

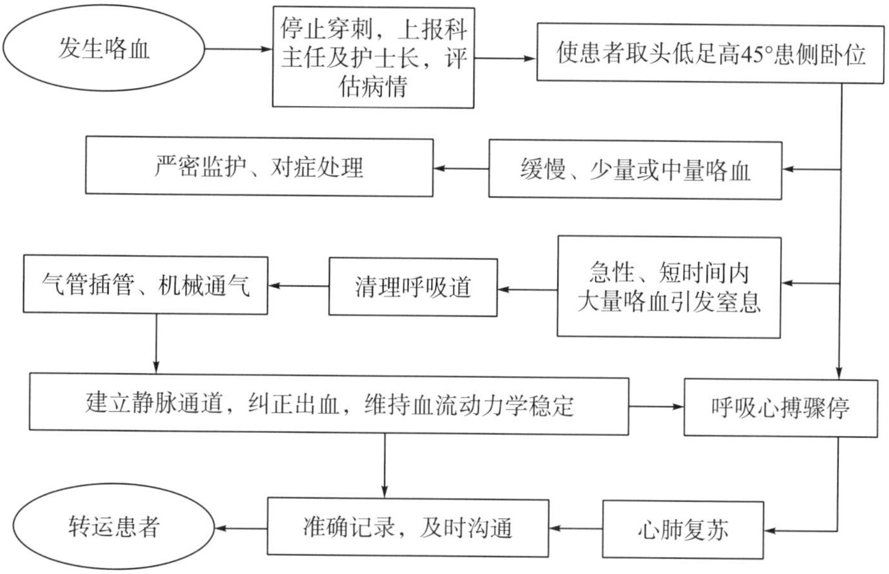

图 10－4－4 经皮穿刺肺活检术中并发咯血应急预案流程图

（四）介入手术中并发异位栓塞应急预案

1. 定义

异位栓塞是指生物胶、碘油等栓塞材料在注射时随血流流到其他器官或组织引起器官、组织栓塞，或者在介入手术中材料脱落或者断裂后随血流流向其他器官或组织，严重者可造成器官、组织功能损伤甚至死亡。

2. 目的

（1）保证患者术中发生异位栓塞时得到及时、正确的救治，最大程度提高患者手术的安全性。

(2) 明确异位栓塞处理流程与内容，提高救治成功率。

(3) 明确各岗位人员及部门职责，保证快速反应和有效处置。

3. 应急措施

(1) 出现异位栓塞后，立即停止介入手术，上报科主任及护士长，明确栓塞位置，评估病情。

①生物胶、碘油等异位栓塞。

脑栓塞：立即予甘露醇 250mL 在 15～30min 迅速滴注完毕，静脉推注呋塞米，用药剂量按 0.5～3.0mg/kg 计算，预防脑水肿的发生。用药期间严密监测患者生命体征，必要时行血生化或动脉血气分析监测血清钾变化，防止低血压及低血钾发生。给予氧气治疗或机械通气，维持血氧饱和度在 92%以上。评估患者病情及脑栓塞情况，判断是否需要行再灌注治疗。

肺栓塞：少量碘油栓塞时，患者无明显症状，密切观察患者病情变化。大量碘油栓塞时，患者会出现气体交换受损、咳嗽、呼吸困难等，并进行性加重。给予氧气治疗，使血氧饱和度维持在 92%以上。血氧饱和度不能有效维持者，行气管插管、呼吸机辅助呼吸。予糖皮质激素进行药物治疗。评估患者病情及栓塞情况，判断是否需要取栓治疗。

脊髓损伤：可立即予甘露醇、地塞米松等静脉滴注，以减轻脊髓缺血、水肿。后续需结合神经营养、康复治疗等综合治疗，恢复脊髓神经功能。

栓塞材料脱落入心脏时，予抓捕器取出。反复尝试抓捕器取出不成功者，请心外科医生评估后，可行外科开胸手术处理。

②介入材料异位栓塞。

立即予抓捕器取出，反复尝试抓捕器无法取出者可用导丝将介入材料推入远端细小分支血管内，或者使用导丝、导管调整介入材料位置予以复位。

颅内动脉瘤介入栓塞术中弹簧圈移位、脱出、解旋等，立即予弹簧圈捕获系统抓捕弹簧圈，或者用微导丝、微导管调整位置，复位至动脉瘤内。运用球囊、支架辅助技术稳定弹簧圈。必要时可请神经外科医生评估是否需要行外科手术治疗。

(2) 护士配合介入医生递送材料进行救治。建立静脉通道，给予对症处理，维持患者血流动力学稳定和通气功能。

后续抢救、沟通、记录、转科等参照介入术中急性心脏压塞应急预案。

4. 流程图

介入手术中并发异位栓塞应急预案流程图见图 10−4−5。

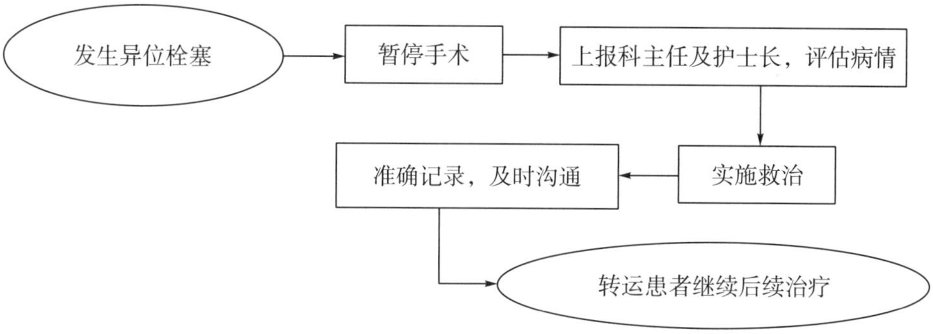

图 10—4—5　介入手术中并发异位栓塞应急预案流程图

（五）介入手术中突发迷走神经反射应急预案

1. 定义

迷走神经反射指在介入手术过程中，多种原因（介入器械刺激血管、患者疼痛和恐惧、动脉压迫、脏器受牵拉等）引起胆碱能神经张力突然增加，诱发内脏、肌肉的小血管反射性地剧烈扩张，患者出现心率降低、低血压、低血糖、恶心、呕吐、意识障碍、休克等症状。

2. 目的

（1）保证患者术中发生迷走神经反射时得到及时、正确的救治，最大程度提高患者手术的安全性。

（2）明确迷走神经反射处理流程与内容，提高救治成功率。

（3）明确各岗位人员及部门职责，保证快速反应和有效处置。

3. 应急措施

（1）患者出现迷走神经反射后，立即暂停手术，上报科主任及护士长，评估患者病情。

（2）患者病情较轻时，对症用药处置后，待生命体征恢复平稳，严密监护即可。若患者病情较重，需立即上报科主任及护士长，召集在岗人员进行抢救。

（3）护士建立静脉通道，必要时行中心静脉置管，遵医嘱静脉注射硫酸阿托品、多巴胺、地塞米松等药物对症处理，静脉快速补液，纠正心率下降、低血压等，患者休克时需立即行抗休克治疗。患者出现缺氧症状时需鼻导管或面罩吸氧，无效时给予气管插管、呼吸机辅助呼吸。

后续抢救、沟通、记录、转科等参照介入术中急性心脏压塞应急预案。

4. 流程图

介入手术中突发迷走神经反射应急预案流程图见图 10—4—6。

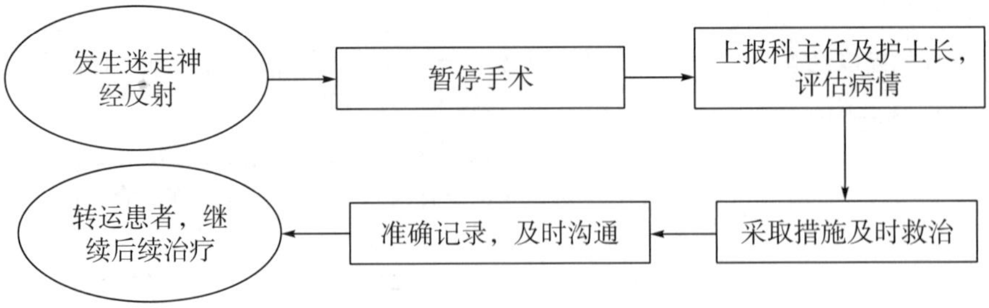

图 10－4－6　介入手术中突发迷走神经反射应急预案流程图

（六）介入手术中突发血管或心脏穿孔应急预案

1. 定义

介入手术中突发血管或心脏穿孔指穿刺针、导丝、导管等介入材料损伤血管壁或者心壁导致血管破裂出血、心脏压塞等并发症。

2. 目的

（1）保证患者介入术中突发血管或心脏穿孔时得到及时、正确的救治，最大程度提高患者手术的安全性。

（2）明确血管或心脏穿孔处理流程与内容，提高救治成功率。

（3）明确各岗位人员及部门职责，保证快速反应和有效处置。

3. 应急措施

（1）发生血管或心脏穿孔后，立即暂停手术，评估患者病情，上报科主任及护士长。

①心脏穿孔或腔静脉损伤导致心脏压塞时，立即予心包穿刺，按“介入手术中急性心脏压塞应急预案”流程处理。

②颅内血管损伤导致脑出血，立即使用 Onyx 胶、弹簧圈等栓塞材料栓塞止血，或予保护球囊封堵止血，并降低动脉压至 90/60mmHg。护士快速建立静脉通道，立即遵医嘱予甘露醇 250mL 在 15～30min 迅速滴注完毕。静脉推注呋塞米，用药剂量按 0.5～3.0mg/kg 计算。用药期间严密监测患者生命体征，必要时行血生化或动脉血气分析监测血清钾变化，防止低血压或低血钾发生。予鼻导管或面罩吸氧，维持外周血氧饱和度在 92%以上，必要时予气管插管或呼吸机辅助呼吸。栓塞后行 X－per CT 检查脑出血情况，必要时请神经外科医生评估是否需要行去骨瓣减压术或脑室外引流。

③如果血管周围组织包裹致密，穿孔损伤较小，可暂停手术，观察出血可否自行缓解。未能自行缓解者可予明胶海绵、弹簧圈、自体血凝块等栓塞止血。不能栓塞止血者可予球囊短暂贴压穿孔处，并迅速安置覆膜支架修复血管。如果胸腔内血管穿孔导致血胸，评估患者病情后予安置胸腔闭式引流管。必要时通知外科医生急会诊，评估是否需要行外科手术。

（2）术中给予全身肝素化的患者，予硫酸鱼精蛋白拮抗肝素，1mg 硫酸鱼精蛋白可中和 100 单位肝素。

后续抢救、沟通、记录、转科等参照介入术中急性心脏压塞应急预案。

4. 流程图

介入手术中突发血管或心脏穿孔应急预案流程图见图 10－4－7。

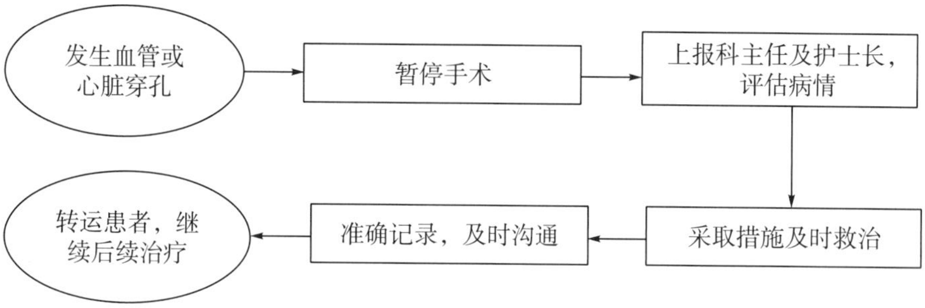

图 10－4－7　介入手术中突发血管或心脏穿孔应急预案流程图

（七）介入手术中突发 B 型主动脉夹层破裂应急预案

1. 定义

主动脉夹层指主动脉壁中层裂开，并且在这裂开的间隙中有流动或者凝固的血液。中层裂开处常发生于中层的内 1/3 和外 2/3 交界面。使用腔内修复术进行治疗的主动脉夹层多为 B 型主动脉夹层。

2. 目的

（1）保证患者术中发生 B 型主动脉夹层破裂时得到及时、正确的救治，最大程度挽救患者生命。

（2）明确 B 型主动脉夹层破裂抢救流程和内容，提高救治成功率。

（3）明确各岗位人员及部门职责，保证快速反应和有效处置。

3. 应急措施

（1）术中出现 B 型主动脉夹层破裂，评估病情后，立即安置腔内覆膜支架及弹簧圈栓塞假腔。不能安置支架者，通知心外科医生及外科手术室，行急诊开胸，建立体外循环。召集在岗人员进行抢救。

（2）护士建立大型号静脉通道及中心静脉置管，快速静脉输液、输血，进行对症处理。

后续抢救、沟通、记录、转科等参照介入术中急性心脏压塞应急预案。

4. 流程图

介入手术中突发 B 型主动脉夹层破裂应急预案流程图见图 10－4－8。

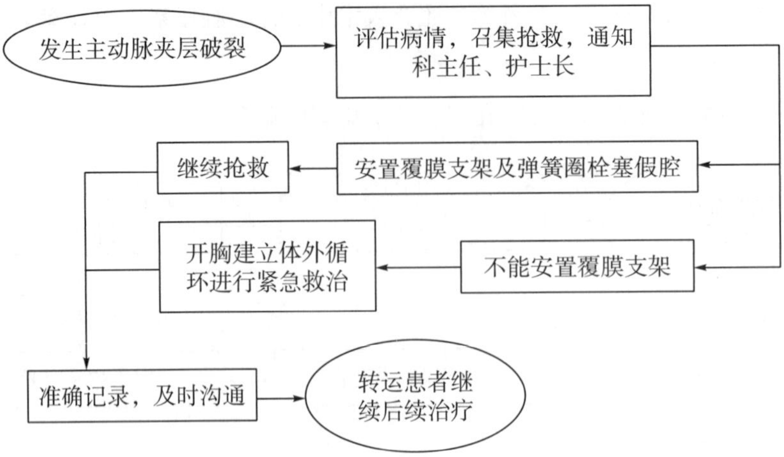

图 10－4－8　介入手术中突发 B 型主动脉夹层破裂应急预案流程图

（八）介入手术中突发急性颅内血栓形成及脑梗死应急预案

1. 定义

急性颅内血栓形成及脑梗死是颅内动脉瘤介入栓塞术的严重并发症之一，主要由附壁血栓脱落、全身肝素化不足、弹簧圈突出、载瘤动脉吸附血小板、导丝/导管损伤血管内壁等引起，处理不当则会造成患者功能障碍甚至死亡的严重后果。

2. 目的

（1）保证颅内动脉瘤介入栓塞术中发生急性颅内血栓时患者得到及时、正确的救治，最大程度提高患者手术的安全性。

（2）明确急性颅内血栓形成及脑梗死处理流程与内容，提高救治成功率。

（3）明确各岗位人员及部门职责，保证快速反应和有效处置。

3. 应急措施

（1）发生急性颅内血栓形成及脑梗死时立即暂停手术，造影评估血管堵塞情况。

（2）经导管缓慢注入替罗非班，负荷剂量为 4～8μg/kg，最大剂量为 25μg/kg。10min 后予脑血管造影评估溶栓效果。若效果不佳，护士遵医嘱予静脉泵入替罗非班 0.1μg/（kg・min），必要时可行血管内血栓抽吸或机械取栓治疗。护士积极配合递送取栓耗材，协助医生进行救治。

（3）护士建立静脉通道，遵医嘱用药保持患者生命体征的稳定，特别是血压的有效控制。

后续抢救、沟通、记录、转科等参照介入术中急性心脏压塞应急预案。

4. 流程图

介入手术中突发急性颅内血栓形成及脑梗死应急预案流程图见图 10－4－9。

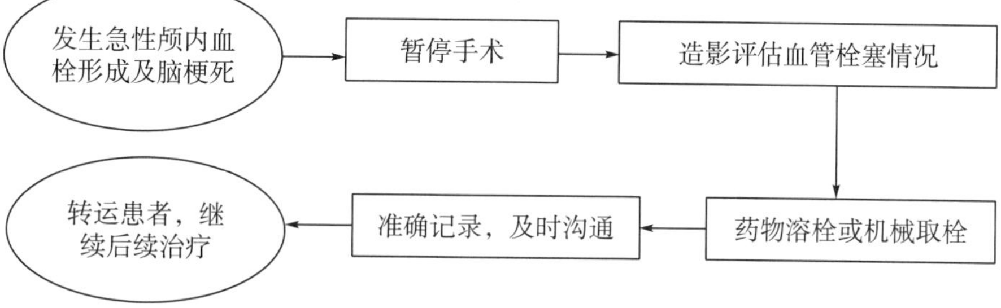

图 10－4－9　介入手术中突发急性颅内血栓形成及脑梗死应急预案流程图

（九）介入手术中突发颅内动脉瘤破裂应急预案

1. 定义

颅内动脉瘤指颅内血管壁异常膨出，主要病因包括先天性颅内血管壁缺陷、颅内动脉腔内压力升高等，颅内动脉瘤破裂是造成蛛网膜下腔出血的常见病因。介入栓塞术是目前公认的颅内动脉瘤安全、有效的治疗手段之一，但仍存在术中破裂的风险，不及时、有效处置将造成高致残率和高致死率。

2. 目的

（1）保证颅内动脉瘤介入栓塞术中颅内动脉瘤破裂时得到及时正确的救治，最大程度提高患者手术的安全性。

（2）明确术中颅内动脉瘤破裂处理流程与内容，提高救治成功率。

（3）明确各岗位人员及部门职责，保证快速反应和有效处置。

3. 应急措施

（1）术中发生颅内动脉瘤破裂时，如果已全身肝素化，护士遵医嘱立即静脉注射硫酸鱼精蛋白，1mg 硫酸鱼精蛋白可中和 100 单位肝素。给予降压药物维持动脉压在 90/60mmHg 左右。遵医嘱给予降颅压药物甘露醇 250mL，15～30min 迅速滴注完毕；静脉推注呋塞米，用药剂量按 0.5～3.0mg/kg 计算。

（2）通过透视影像或者脑血管造影评估微导管头端、弹簧圈位置，上报科主任及护士长。

①微导管头端位于瘤体外、弹簧圈在瘤体内：不可急于撤回微导管及弹簧圈，可填塞少部分弹簧圈于蛛网膜下腔，然后适当回撤微导管头端于瘤体内，继续填塞至致密状态，完成动脉瘤栓塞。若填塞后仍然有对比剂外溢，助手可间断压迫患侧颈动脉，降低载瘤动脉血流量。如果预置有保护球囊，可充盈球囊短暂阻断载瘤动脉血流。

②微导管头端及弹簧圈在瘤体内：不可急于撤回微导管及弹簧圈，可适当调整微导管头端位置，继续填塞动脉瘤至致密状态，完成动脉瘤栓塞。若填塞后仍然有对比剂外溢，助手可间断压迫患侧颈动脉，降低载瘤动脉血流量。如果预置有保护球囊，可充盈球囊短暂阻断载瘤动脉血流。

③微导管头端及弹簧圈均未到达动脉瘤：迅速评估血管形态，评估微导管及弹簧圈

能否快速顺利进入瘤体。若能快速进入，则行弹簧圈栓塞；若不能顺利进入，立即通知外科医生进行评估是否需行外科手术。

④弹簧圈过度栓塞导致动脉瘤破裂：予封堵球囊短暂阻断载瘤动脉血流，如不能有效止血，立即通知外科医生进行评估是否需行外科手术。

(3) 护士积极递送材料，配合手术医生栓塞动脉瘤。

(4) 栓塞后行 X-per CT 检查，检查蛛网膜下腔出血情况，评估是否需要行去颅骨瓣减压术或脑室外引流术。

(5) 如果患者出现呼吸心搏骤停，立即予心肺复苏，按心肺复苏流程处理。

(6) 手术医生在科主任来之前负责现场抢救工作。抢救期间，主管医生需要与患者家属进行医患沟通，并签署相关医患沟通表及知情同意书。护士及时、准确、全面记录救治过程。

(7) 患者需转入其他科室继续后续治疗时，吸氧患者携带氧气罐转运；气管插管患者予安置转运呼吸机或呼吸球囊，并携带心电监护仪、微量泵、氧气罐、急救药品等，由临床医生、呼吸治疗师或麻醉医生陪同，转运工人用平车迅速转运，并由临床医生与接收科室进行交接。

4. 流程图

介入手术中突发颅内动脉瘤破裂应急预案流程图见图 10-4-10。

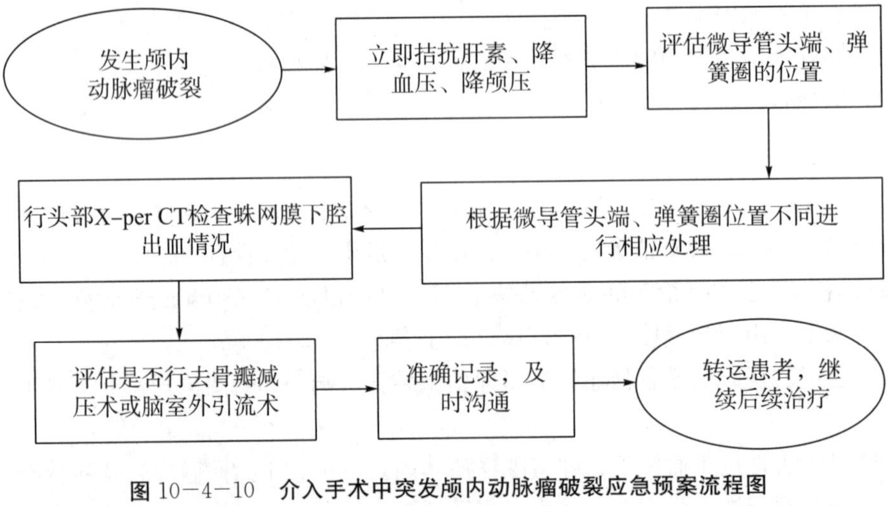

图 10-4-10 介入手术中突发颅内动脉瘤破裂应急预案流程图

(十) 介入手术中突发脑血管痉挛应急预案

1. 定义

介入手术中突发脑血管痉挛为脑血管造影和神经介入治疗常见并发症之一，常与蛛网膜下腔出血、介入操作机械刺激血管等因素相关。

2. 目的

(1) 保证介入手术中突发脑血管痉挛时得到及时纠正，最大程度提高患者手术的安全性。

(2) 明确术中脑血管痉挛处理流程与内容。

(3) 明确各岗位人员及部门职责，保证快速反应和有效处置。

3. 应急措施

(1) 术中突发脑血管痉挛，暂停介入手术，撤除机械刺激源，停止操作 5～10min 后复查造影评估痉挛是否缓解。及时上报科主任及护士长。

(2) 若痉挛未缓解，直接经导管注入硝酸甘油、尼莫地平或罂粟碱后复查造影评估痉挛是否解除，必要时行血管球囊成形术扩张痉挛狭窄血管。

(3) 若痉挛引起血栓形成，则进入“介入手术中突发急性颅内血栓形成及脑梗死应急预案”流程。

(4) 局部麻醉下手术时，手术医生为患者查体，判断痉挛是否引起相关神经功能障碍。护士密切观察患者生命体征、神志、瞳孔的变化。

(5) 救治期间，主管医生需要与患者家属进行医患沟通，并签署相关医患沟通表及知情同意书。护士及时、准确、全面记录救治过程。

4. 流程图

介入手术中突发脑血管痉挛应急预案流程图见图 10－4－11。

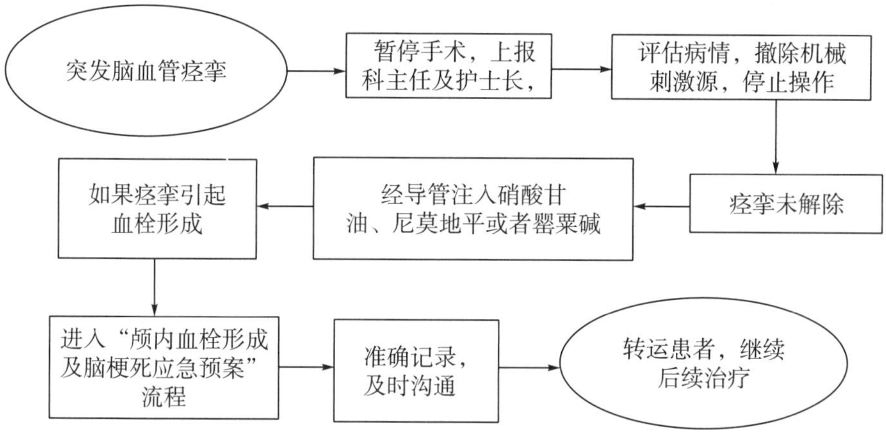

图 10－4－11 介入手术中突发脑血管痉挛应急预案流程图

(十一) 介入手术中突发癫痫应急预案

1. 定义

突发癫痫是全脑血管造影检查及神经介入治疗严重并发症之一，常由蛛网膜下腔出血、介入操作机械刺激、弹簧圈支架等异物留存等因素引起。

2. 目的

(1) 保证介入手术中患者突发癫痫时得到及时纠正，最大程度提高患者手术的安全性。

(2) 明确突发癫痫处理流程与内容。

(3) 明确各岗位人员及部门职责，保证快速反应和有效处置。

3. 应急措施

(1) 术中患者突发癫痫时，立即停止手术，评估病情，召集在岗人员参与抢救，上报科主任及护士长。

(2) 护士立即予鼻导管 3L/min 或面罩 6～10L/min 吸氧，建立静脉通道，密切观察生命体征的变化，必要时吸痰保持呼吸道通畅，并准备好气管插管所需用物。

(3) 护士遵医嘱予静脉推注地西泮 10mg，速率为 2～6mg/min，可间隔 10min 重复一次。如果静脉通道不能使用，可肌内注射咪达唑仑 10mg。

(4) 若 30min 后癫痫未缓解或反复发作，则判断患者进入癫痫持续状态，地西泮以 4mg/h 静脉泵入，或苯巴比妥 15～20mg/kg 静脉推注，推注速率为50～100mg/min。

(5) 患者进入癫痫持续状态时血氧饱和度若不能维持在 90%以上，立即通知麻醉科迅速予气管插管，以呼吸机辅助通气，并转入重症监护室行后续治疗，以防患者发展成难治性癫痫持续状态而不能得到有效救治。

(6) 如果患者出现呼吸心搏骤停，立即予心肺复苏，按心肺复苏流程处理。

(7) 手术医生在科主任来之前负责现场抢救工作。抢救期间，主管医生需要与患者家属进行医患沟通，并签署相关医患沟通表及知情同意书。护士及时、准确、全面记录抢救过程。

(8) 患者转入病房或者重症监护室继续后续治疗，吸氧患者携带氧气罐转运；气管插管患者予安置转运呼吸机或呼吸球囊，并携带心电监护仪、微量泵、氧气罐、急救药品等，由临床医生、呼吸治疗师或麻醉医生陪同，转运工人用平车迅速转运，并由临床医生与接收科室进行交接。

4. 流程图

介入手术中突发癫痫应急预案流程图见图 10-4-12。

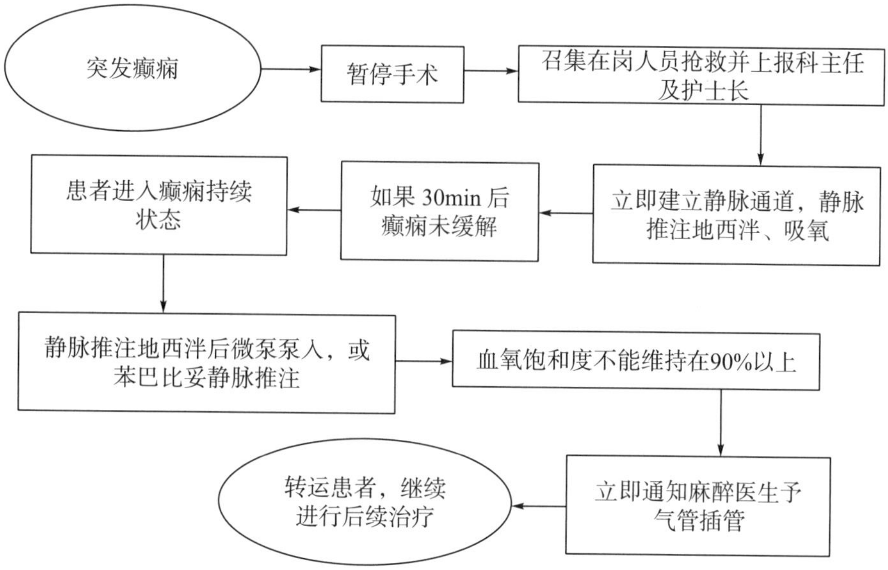

图10－4－12　介入手术中突发癫痫应急预案流程图

第五节　常用仪器设备故障应急预案

一、影像检查设备故障应急预案

1. 目的

（1）保证科室日常工作正常进行。

（2）保证患者及时安全完成检查。

（3）保证医、教、研工作顺利进行。

2. 应急措施

（1）影像检查设备出现故障后，应立即停止检查，将患者安全移出扫描架。

（2）联系设备工程师，迅速检测故障。同时汇报科主任、住院总医生。如简单处置后，设备能正常运转，则恢复正常检查流程。如发现问题暂时不能解决，关闭机器、切断电源，联系厂家工程师，由当天该设备上机技师及相关护士组成现场处置小组，负责联系其他检查室，分流患者、安抚患者；夜班期间应迅速打开备用设备、预热球管，确保患者得到及时检查，上报科室领导，如情况需要，告知临床科室因设备故障暂停部分检查项目。

（3）在厂家工程师指导下检测、维修或厂家工程师直接来科室维修，排除故障。

（4）设备故障排除后，及时填写设备保养及维修记录，并向科领导上报。及时告知临床科室恢复因设备故障暂停的部分检查项目。

3. 流程图

影像检查设备故障应急预案流程图见图 10－5－1。

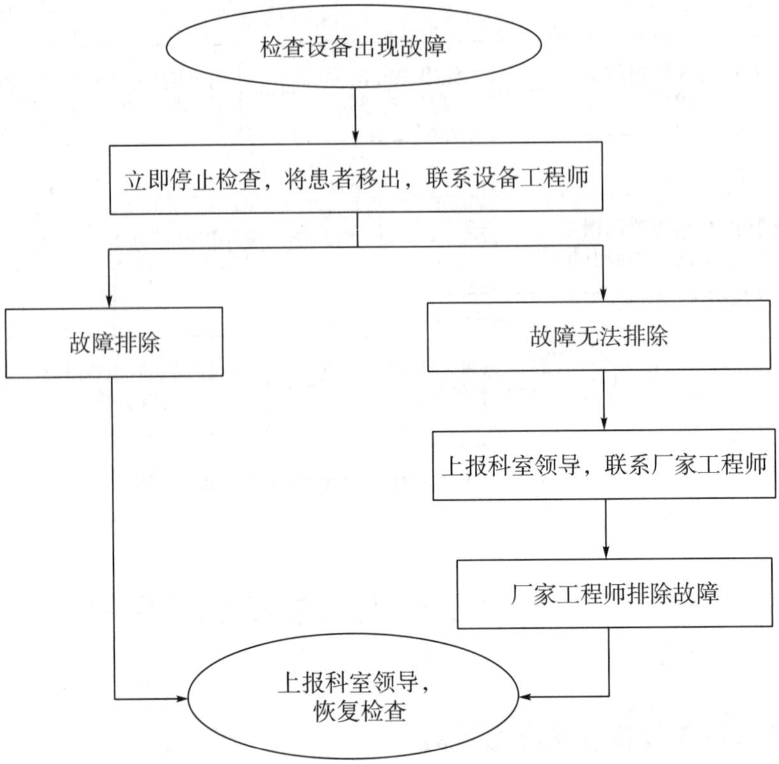

图 10－5－1 影像检查设备故障应急预案流程图

【知识拓展】

影像检查设备常见故障原因

（1）操作不当引起的故障：可拆卸部件安装不正，如滤线器反装等；床旁检查时直接用机器推开房门，引起防碰撞保护或部件损坏；技师因怕辐射而把曝光手闸线拉到极限长度，从而拉断手闸电缆内铜线等；临床医生或患者无意间按压急停开关等。

（2）外部因素引起的故障：茶水、灰尘、对比剂洒入电路板，造成电路板短路或烧毁，洒到检查床，造成图像伪影，遮挡传感器引起设备报错等；老鼠咬线；增强管摄像机光学系统、成像板等发霉，造成图像伪影甚至相关部件损坏；设备运动部件周围的物品、设备检查床下的污物桶或患者携带的仪器等阻碍检查床运动，导致检查床受压变形，甚至损坏摄像机、球管、平板探测器等重要核心部件。

（3）机房温度、湿度等环境因素引起的故障：室温过高会导致设备大功率元件过热甚至烧毁、设备的保护性中断、探测器及相关电路参数漂移等故障；机房长期湿度过高，易使增强管输出屏、摄像机镜头等发霉；在炎热潮湿的夏季，由于机房内外的温差很大，至少在 10℃ 以上，如工作人员打开门窗通风，室外的潮热气流会马上在机房地面、设备表面和低功率电路板上形成大量水珠，轻则改变集成电路输入、输出状态，重则使设备跳闸停电、损毁线路板或其他元件。

（4）机器安装或保养维修过程不当引起的故障：设备在安装或者维修时，设备内电缆线固定不当，致使设备运动时牵拉或摩擦电缆，使电缆内铜芯被拉断或外露，造成电源断路或短路；高压电路连接或绝缘处理不良，引起高压打火等报错；维修保养时不注意静电防护，调整可变电阻或拆卸部件无记号、无记录等造成故障扩大化；忘记接地或接地不良，造成电路输入、输出状态不正常或使医学影像因受外电磁干扰产生变形和伪影等。给机器保养时盲目上润滑剂，润滑剂掉到电机传送带，导致被驱动部件打滑不运动。

（5）软件运行异常引起的故障：没有定期清理磁盘数据或同时进行多种操作，导致软件运行缓慢或终止出错；应用软件过期；没有定期校正设备系统时间，致使登记信息不能及时传输到设备；病毒感染，私人 U 盘使用不规范使设备感染病毒；设备长期未彻底关机重启，故障现象多为报错或者不报错，但机器的某一项功能不能运行。

（6）设备自身元件老化、质变、机械磨损或参数漂移等引起的故障：电路电阻增大或连接不良，多见于插头或插座表面氧化、电源线或数据线铜芯氧化造成接触不良等；电路板的实际电源电压与标称值差异大，其中最典型的故障现象是机器有时可正常工作、有时不能正常工作或不工作；电子元件、电容元件、集成块等老化、质变，引起电路参数飘移；电路板自备充电电池老化造成充电电压达不到额定值；滚轮、滚轴、变速箱、传送带磨损老化等。

二、中心负压装置故障应急预案

1. 应急措施

（1）中心负压装置在使用过程中出现故障时应先分离吸痰管与中心吸引装置，紧急情况下可用注射器连接吸痰管吸痰，并向患者及其家属做好解释与安慰工作。

（2）如注射器抽吸效果不佳，连接备用吸痰器进行吸引。

（3）如其他检查室或观察区中心负压装置完好，可暂时调至其他位置。

（4）严密观察患者的呼吸状况或病情变化，随时进行处理，并做好记录。

（5）立即与设备维修部联系维修。

（6）逐级上报科室领导，分析原因并进行持续质量改进。

2. 流程图

中心负压装置故障应急预案流程图见图 10－5－2。

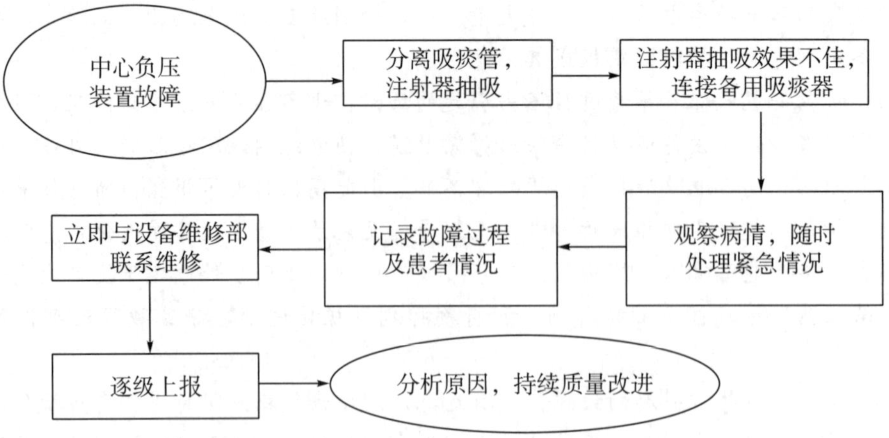

图 10－5－2　中心负压装置故障应急预案流程图

三、中心供氧装置故障应急预案

1. 定义

中心供氧装置指利用集中供氧系统将氧气气源的高压氧气经减压后，通过管道输送到各个用气终端，在各个用气终端利用呼吸机、出氧管等设备供气，以满足患者的用氧需求。

2. 目的

（1）突发中心供氧装置故障时能够快速应对。

（2）保障患者生命安全。

3. 应急措施

（1）立即使用备用氧气源，继续为患者供氧。

（2）必要时将备用氧气筒推至床旁。

（3）如患者存在自主呼吸，可打开吸氧装置，给予患者吸氧。

（4）若患者无自主呼吸，立即人工球囊通气，同时将呼吸机连接至备用氧气筒上，调节参数后连接患者呼吸道。

（5）如无供氧保障，必要时直接使用简易呼吸器。

（6）严密观察患者的呼吸状况和病情变化，随时进行处理，并做好记录。

（7）立即与基建部、设备物资部等相关科室联系维修。

（8）向清醒患者做好解释、安抚工作。

（9）逐级上报科室领导。

（10）分析原因，持续质量改进。

4. 流程图

中心供氧装置故障应急预案流程图见图 10－5－3。

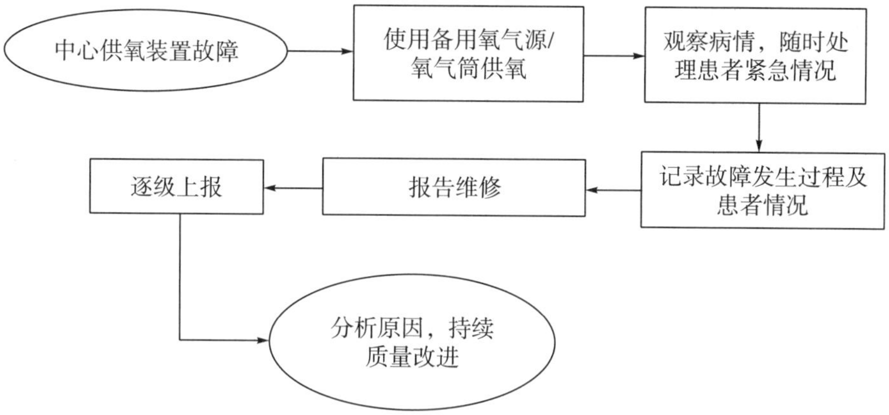

图 10－5－3　中心供氧装置故障应急预案流程图

四、除颤仪故障应急预案

1. 应急措施

（1）如遇除颤仪出现蓄电池无电、意外停电、接触不良等设备故障时，医护人员应快速排除故障，保证患者使用除颤仪的安全。

（2）如果为蓄电池无电，应尽快更换备用电池，或连接电源使用。如果故障不能排除导致除颤仪不能正常使用时，应立即到相邻护理单元借除颤仪进行急救。

（3）严密观察患者的生命体征及病情变化，急救结束后查找设备故障原因。

（4）故障的除颤仪应挂故障标志或放于故障、损坏专柜，及时通知设备维修部维修。维修过程及维修结果应及时登记备案。

2. 流程图

除颤仪故障应急预案流程图见图 10－5－4。

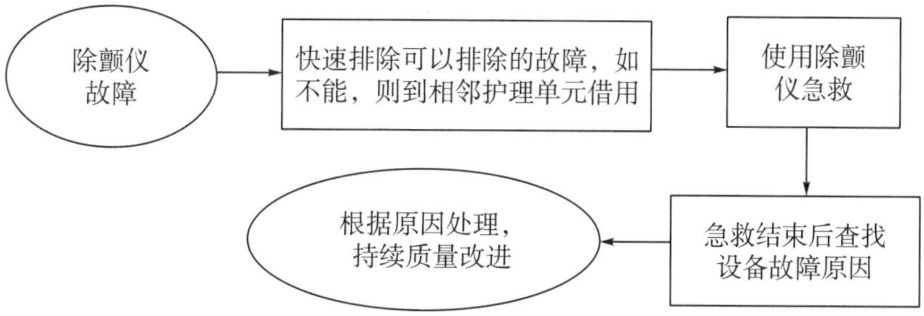

图 10－5－4　除颤仪故障应急预案流程图

五、麻醉机故障应急预案

1. 定义

麻醉机是一种对多种气体和挥发性麻醉药进行输送、控制和辅助患者呼吸，同时在手术过程中对患者意识、痛觉水平进行调节的高级医疗设备。

2. 应急措施

(1) 发现麻醉机故障。

(2) 观察患者病情，随时处理患者紧急情况。

(3) 评估是否能独自处理。

(4) 报告科护士长。

(5) 对设备进行维修或更换。

(6) 维修成功后，对故障机器进行记录登记。

(7) 未维修成功时，挂故障标志，通知相应供货商进行维修。

2. 流程图

麻醉机故障应急预案流程图见图 10－5－5。

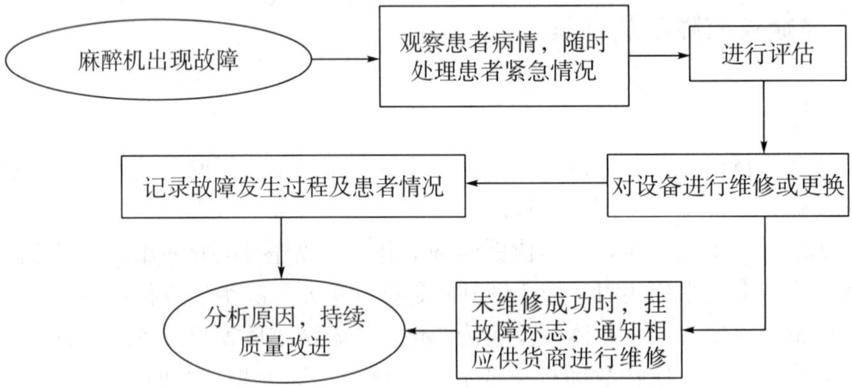

图 10－5－5　麻醉机故障应急预案流程图

六、监护仪故障应急预案

1. 定义

监护仪是医疗单位用于长期、连续地对患者进行心电、心率、呼吸、血氧饱和度、血压动态监护及测量的医疗设备。

2. 目的

(1) 突发监护仪故障时能迅速应对。

(2) 保障患者生命安全。

3. 应急措施

(1) 发现监护仪故障，检查连接部位是否松动、电源是否完好。

(2) 不能排除故障时马上停止使用。

(3) 评估患者病情，通知医生。

(4) 严密观察患者的生命体征及病情变化。

（5）立即使用备用仪器。

（6）向清醒患者做好解释工作。

（7）在故障的仪器上挂故障标志，写明故障原因及时间，通知设备维修部进行维修。

（8）维修过程及维修结果应及时登记备案。

4. 流程图

监护仪故障应急预案流程图见图 10－5－6。

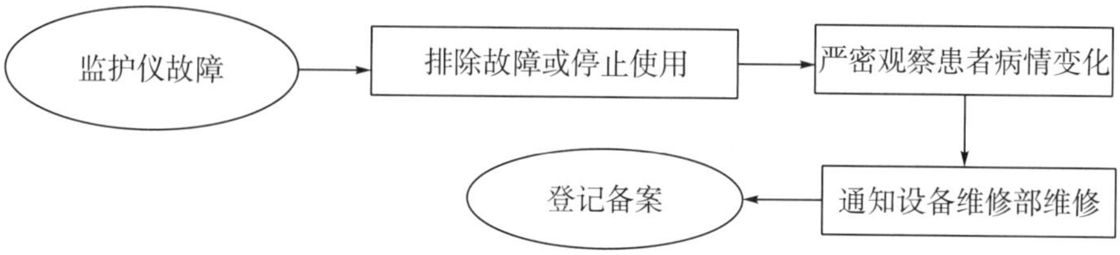

图 10－5－6 **监护仪故障应急预案流程图**

七、微量泵故障应急预案

1. 定义

微量泵为便携式医疗器械，体积小、重量轻，注射药物精确、微量，适用于长时间微量给药。

2. 目的

（1）突发微量泵故障时能迅速应对。

（2）保障患者的生命安全。

（3）为手术顺利进行提供保障。

3. 应急措施

（1）微量泵出现压力、阻塞报警。

①检查注射器，一次性注射器在长时间使用后，注射器的滑动性会变差，出现压力、阻塞报警。处理措施为更换注射器，严密观察患者生命体征。

②检查延长线，延长线在长时间使用后，会出现堵塞、泵管折叠等现象，出现压力、阻塞报警。处理措施为更换延长线，严密观察患者生命体征。

③药物外渗到一定程度产生阻力，出现压力、阻塞报警。处理措施为更换管道，严密观察患者生命体征及病情变化。

（2）其他报警。

①电池/蓄电池电力不足，电池充电无效报警。处理措施为连接交流电源，更换电池。

②注射器安装不正确、注射器推杆装夹不正确报警。处理措施为正确安装注射器。

③微量泵在开机状态下长时间没有进入工作状态，产生报警。处理措施为先关机，

等准备工作做好后再开机。

④当药液只剩 2mL 时，微量泵报警、红灯闪烁。处理措施为更换新的液体，重新开始注射。

(3) 微量泵正常显示总量，无报错，但实际上没药物推进患者体内。处理措施为马上更换微量泵，观察患者生命体征，在故障微量泵上挂故障标志，标明故障原因、时间，通知设备维修部进行维修。

(4) 注射器安装完毕，参数设置好，机器正常运行，但输液量比设置参数多。处理措施为马上更换微量泵，观察患者生命体征及病情变化，在故障微量泵上挂故障标志，标明故障原因、时间，通知设备维修部进行维修。

(5) 微量泵电源有电，安装上注射器，按开机键，机器没有反应，开不了机。处理措施为立即更换微量泵，在故障微量泵上挂故障标志，标明故障原因、时间，通知设备维修部进行维修。

(6) 注射器安装完毕，参数设置好，机器正常运行，运行过程中微量泵报注射完毕报警，但注射器内残留药液过多。处理措施为立即更换微量泵，观察患者生命体征，在故障微量泵上挂故障标志，标明故障原因、时间，通知设备维修部进行维修。

4. 流程图

微量泵故障应急预案流程图见图 10－5－7。

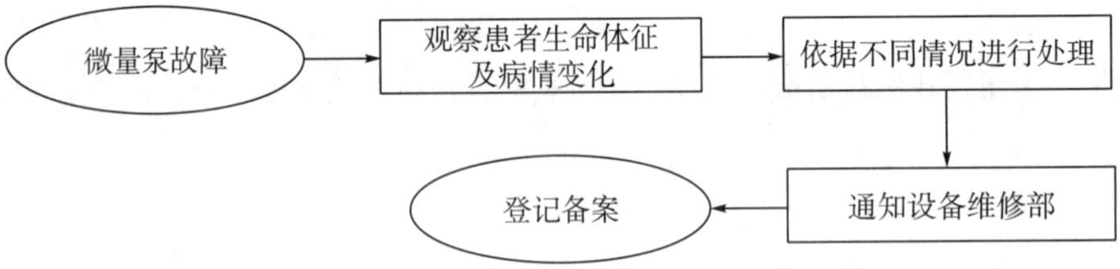

图 10－5－7　微量泵故障应急预案流程图

八、检查室停电应急预案

1. 应急措施

检查室停电时，医护人员应快速反应、加强合作，使用应急灯等应急设备，保障患者安全，同时做好解释、安抚工作。

(1) 计划性停电。

①科室接到医院以电话或其他形式的停电通知时，必须问清楚停电的起止时间，以及停电原因，做好记录。

②通知科室领导，通知所有检查室人员，提前做好停电准备。

③停电前 5min 保存数据并执行关机程序。

④提前向患者说明情况，取得配合和理解，减少不必要的纠纷。

⑤恢复正常用电后，先检查科室内所有仪器设备是否正常运作、存储数据是否存

在，再通知患者。

⑥通知科室领导，总结停电应急措施是否合理、有效，持续改进停电应急措施。

（2）非计划性停电。

①发生非计划性停电时，立即启用应急照明设备，如应急灯等，通知科室领导。联系医院立即通知后勤中心，必要时汇报医院总值班。

②向患者及其家属做好解释、安抚工作，通知患者及其家属留在原位，防止出现混乱而导致其他突发事件的发生。

③基建运行部及时排除故障。

④医护人员加强病情观察，做好危重患者安排。门、急诊患者可先前往急诊科治疗，住院患者可先返回病房，及时上报。

⑤放射科多为大型仪器设备，无法使用备用电源。基建运行部先使用备用电源保障生活照明用电。

⑥恢复正常用电后，先检查科室内所有仪器设备是否正常运作，存储数据是否存在，再通知患者。

⑦通知科室领导，总结停电应急措施是否恰当，持续改进停电应急措施。

2. 流程图

检查室停电应急预案流程图见图 10－5－8。

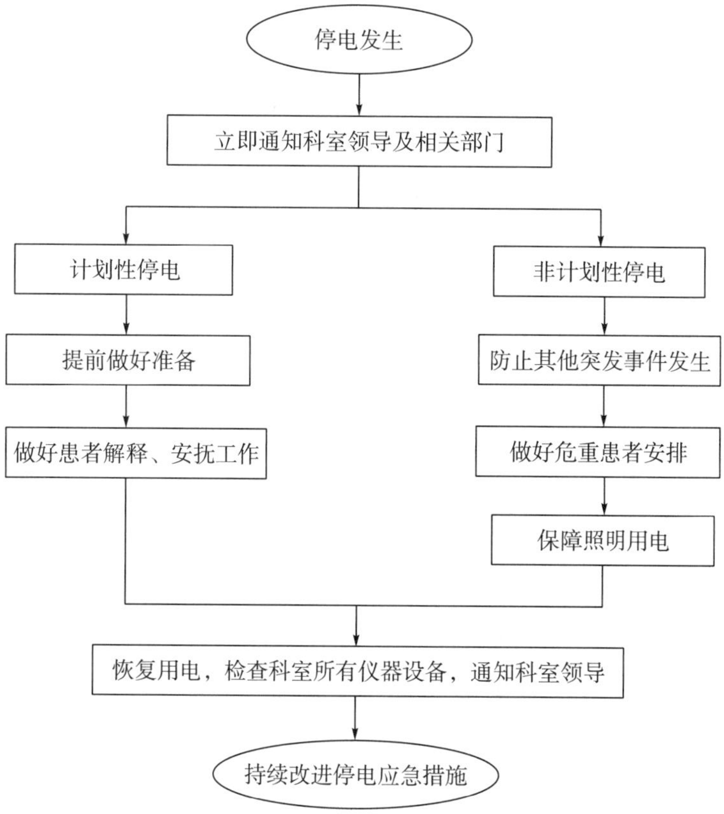

图 10－5－8　检查室停电应急预案流程图

九、术中突然停电应急预案

1. 应急措施

（1）在手术过程中，如果突然遇到停电，医护人员应采取补救措施以保证手术的顺利进行。

①如果是一个手术室停电，通知电工班立即检查是否跳闸及保险丝有无问题，针对相应问题进行解决。

②如果是全科停电，立即启用带备用蓄电池的仪器暂时维持功能，同时通知后勤中心进行发电；若是无带备用蓄电池的仪器，可行手工操作。

（2）停电期间，本手术室护士不得离开手术室，并密切观察患者的病情变化，以便随时处理紧急情况。

（3）将不带备用蓄电池的用电仪器关闭，以免突然来电时损坏仪器。

（4）来电后，打开所用仪器，并重新调整参数。

（5）护士将停电经过、时间、原因及患者的特殊情况准确地记录备案，并通知科室领导，逐级上报。

（6）手术室每位护士应熟悉电工班的电话及各手术室线路走形情况。

（7）备用蓄电池应保持长期备用状态，专人负责、定期检查，以备应急使用。

2. 流程图

术中突然停电应急预案流程图见图 10－5－9。

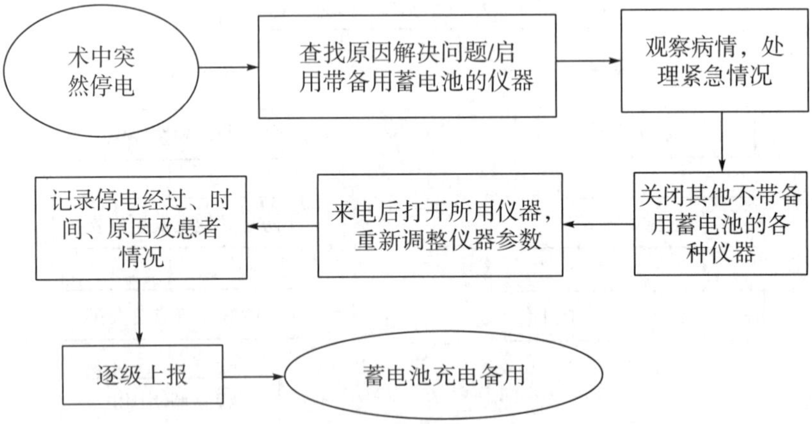

图 10－5－9　术中突然停电应急预案流程图

十、医院电子病历信息系统故障应急预案

1. 应急措施

（1）当发现医院电子病历信息系统故障时，应立即报告信息中心。

（2）出现系统瘫痪、数据丢失等特殊情况时，除了报告信息中心，还应报告护理部。

（3）信息中心进行故障检修。

（4）故障期间，手工记录患者的相关治疗、护理、费用等。

（5）故障修复后，及时补记患者的所有治疗、护理、费用等信息（必要时备注“补记”）。

2. 流程图

医院电子病历信息系统故障应急预案流程图见图 10－5－10。

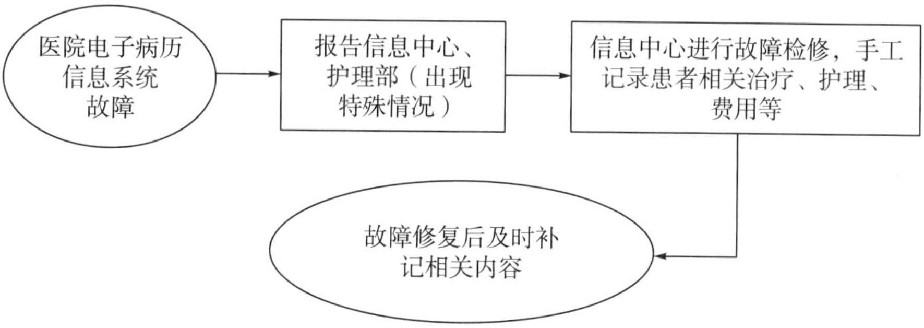

图 10－5－10　医院电子病历信息系统故障应急预案流程图

十一、检查信息系统故障应急预案

随着医院信息系统（Hospital information system，HIS）、放射学信息系统（Radiology information system，RIS）、图像存储与传输系统（Picture archiving and communication system，PACS）在放射科的广泛应用，放射科的管理逐渐转变为数字化、信息化管理，但是当不可抗力因素，如火灾、机房断电等导致放射科网络运行出现故障时，放射科的检查、诊断、图片调阅等工作便不能得到正常有序的开展。

HIS 为医院局域网，当网络维护或故障时，医院局域网出现故障，会导致所有计算机无法网络连接、患者无法登记、图像无法传输；RIS 服务器为登记、报告服务器，出现问题时无法完成患者登记；PACS 服务器为图像存储服务器，出现问题时，患者登记正常，但图像无法上传至服务器，也无法在诊断工作站调阅。

（一）应急类型一：PACS 不可用，RIS 正常

1. 受影响的工作角色

系统管理员、技师、护士、科内运输员、医生。

2. 受影响的工作环节

检查、打印胶片、分发胶片到亚专科、初级报告、审核报告、复审报告。

3. 应急措施

（1）系统管理员：及时通知受影响的各个工作角色采取相应的应急措施，立即和相

关人员取得联系，获取技术支持。在问题解决后，统一、有序地安排缓存在各个设备工作站的数字图像进入 PACS。

(2) 技师：停止向 PACS 自动发送数字图像，存储图像在设备工作站本地，可适当加大设备工作站的硬盘容量，针对所有检查项目，直接打印胶片，在 PACS 恢复后，听从系统管理员的调度发送缓存在设备工作站的图像到 PACS。

(3) 护士：协助优先处理急危重症患者的胶片打印、分发及报告审核等工作，协调各检查室检查人数，暂时减少非急诊检查人数，做好患者沟通解释工作，维护检查秩序。

(4) 科内运输员：额外承担分发未出报告的胶片到亚专科的任务。

(5) 医生：使用每个医生工作平台上保留的读片灯及 RIS，查看胶片，书写/审核电子报告。

（二）应急类型二：RIS 不可用，PACS 正常

1. 受影响的工作角色

系统管理员、信息录入/登记员、技师、护士、医生。

2. 受影响的工作环节

登记、检查、初级报告、审核报告、复审报告。

3. 应急措施

(1) 系统管理员：及时通知受影响的各个工作角色采取相应的应急措施，立刻和相关人员取得联系，获取技术支持，在问题解决后，安排相关人员补登患者基本信息、检查信息和报告信息。

(2) 信息录入/登记员：手工完成患者的登记分诊，给患者分配唯一的流水号，系统恢复后补录患者的基本信息和检查信息。

(3) 技师：根据检查申请单手工录入患者相关信息，输入分配给该患者的流水号，进行检查。

(4) 护士：为 CT/MRI 增强检查患者建立静脉通道后，手工收取患者检查申请单，人工分流患者至相应检查室。评估患者病情，优先安排急危重症患者检查，及时协调各检查室检查人数，做好患者沟通解释工作，维护检查秩序，协助登记、报告审核等其他环节工作。

(5) 医生：查看患者数字影像，切换到手工流程出报告。

（三）应急类型三：PACS 和 RIS 均不可用

1. 受影响的工作角色

系统管理员、信息录入/登记员、护士、科内运输员、医生。

2. 受影响的工作环节

登记、检查、打印胶片、分发胶片到亚专科、初级报告、审核报告、复审报告。

3. 应急措施

（1）系统管理员：及时通知受影响的各个工作角色采取相应的应急措施，立刻和相关人员取得联系，获取技术支持。在问题解决后，统一、有序地安排缓存在各个设备工作站的数字图像进入 PACS，安排相关人员补登记患者基本信息、检查信息和报告信息。

（2）信息录入/登记员：手工完成患者的登记分诊，给患者分配唯一的流水号，系统恢复之后，听从系统管理员的调度发送缓存在设备工作站的数字图像到 PACS。

（3）护士：为 CT/MRI 增强检查患者建立静脉通道后，手工收取患者检查申请单，人工分流患者至相应检查室。评估患者病情，优先安排急危重症患者检查，及时协调各检查室检查人数，暂时减少非急诊检查人数，做好患者沟通解释工作，维护检查秩序，协助登记、报告审核等其他环节工作。

（4）科内运输员：额外承担分发未出报告的胶片到亚专科的任务。

（5）医生：使用每个医生工作台上保留的读片灯查看胶片，切换到手工流程出报告。

（6）网络恢复后，补录患者信息和费用。

（四）流程图

检查信息系统故障应急预案流程图见图 10－5－11。

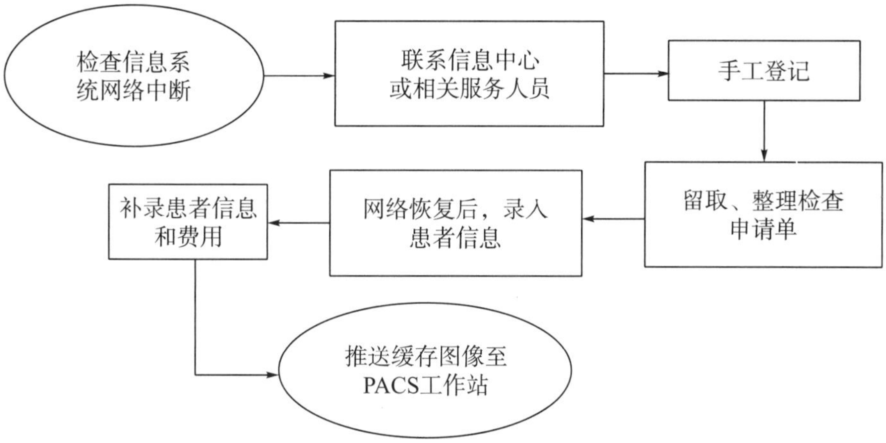

图 10－5－11　检查信息系统故障应急预案流程图

第六节　辐射相关安全（不良）事件应急预案

一、辐射事故应急预案

辐射事故主要指除核设施事故以外，放射性物质丢失、被盗、失控，或者放射性物质造成人员受到意外的异常辐射或环境放射性污染的事件。

1. 目的

（1）提高放射科对突发辐射事故的处理能力。

（2）最大程度地预防、减少突发辐射事故的发生。

（3）保护环境。

（4）保障工作人员和公众的生命安全，维护社会稳定。

2. X线暴露应急预案

（1）报告。

①DSA、CT机发生X线暴露事件时，应及时、实时将事故状况上报科主任，科主任向医院辐射防护安全和环境保护管理委员会上报，立即启动辐射事故应急预案。

②在2h内填写辐射事故初始报告表，向当地环保部门报告（表10−6−1）。

③造成或可能造成人员超剂量辐射的，应同时上报卫生行政部门。

（2）应急措施。

①迅速切断电源，控制事故发展，防止事故扩大。

②快速脱离污染区，进行现场急救。

③立即对受照人员进行去污洗消。

④对受照人员进行白细胞、淋巴细胞绝对计数等检测。

⑤控制事故现场，禁止无关人员进入，避免事故扩散与蔓延。

⑥协助卫生、环保行政部门相关人员对辐射事故进行现场取样，估算受照剂量。

⑦根据现场剂量估算及临床诊断结果，进行医学处理。

⑧判定事故类型，制订救治措施及方案，开启立案调查；协助公安机关负责人员对事故现场进行勘察，收集证据、保护现场。

⑨分析原因，持续质量改进。

表10−6−1　辐射事故初始报告表

<table>
<tr><td>事故单位名称</td><td colspan="6">（公章）</td></tr>
<tr><td>法定代表人</td><td></td><td>地址</td><td colspan="2"></td><td>邮编</td><td></td></tr>
<tr><td>电话</td><td colspan="2"></td><td>传真</td><td></td><td>联系人</td><td></td></tr>
<tr><td>许可证号</td><td colspan="2"></td><td>许可证审批机关</td><td colspan="3"></td></tr>
<tr><td>事故发生时间</td><td colspan="2"></td><td>事故发生地点</td><td colspan="3"></td></tr>
<tr><td rowspan="3">事故类型</td><td colspan="3">□人员受照　□人员污染</td><td colspan="3">受照人数　受污染人数</td></tr>
<tr><td colspan="3">□丢失　□被盗　□失控</td><td colspan="3">事故源数量</td></tr>
<tr><td colspan="3">□放射性污染</td><td colspan="3">污染面积（m^2）</td></tr>
</table>

续表10－6－1

序号	事故源核素名称	出厂活度（Bq）	出厂日期	放射源编码	事故时活度（Bq）	非密闭放射性物质状态（固/液态）
序号	射线装置名称	型号	生产厂家	设备编号	所在场所	主要参数
事故经过情况						
报告人签字			报告时间		年　月　日　时　分	

注：射线装置的“主要参数”指 X 射线的电流（mA）和电压（kV）、加速器线束能量等主要性能参数。

3. 碘（^{125}I）密封籽源暴露应急预案

（1）现场控制。

①立即启动应急预案，向医院辐射防护安全和环境保护管理委员会报告。

②迅速在手术区域设置辐射隔离区域，关闭手术室的门，设立辐射限制标识，防止无关人员误入污染区域。

③告诉所有在场人员自我检查鞋套、工作服，检查后马上离场。鞋套及工作服放置在指定的位置待检。所有在场人员必须经过检测后才能离开现场。

（2）查找。通知粒子管理员，在最短的时间内到达并使用射线探测仪展开查找。用应急包（表面污染测量仪、隔离防辐射容器、长柄镊子、标记笔、废料用坚实耐酸塑料袋 1～2 个 1.5g 当量浓度的硝酸、柠檬酸、射线防护铅眼镜）内的长柄镊子拾取在现场找到的粒子，放入隔离防辐射容器里，等待处置。对粒子掉落的地面，用射线探测仪测量，看是否有辐射污染。

（3）报告。未能及时找到粒子时，通知医院辐射防护安全和环境保护管理委员会负责人到场，建立统一指挥，通知相关科室的负责人携带核医学科探测仪协助查找。在 2h 内未找到粒子时，应上报医院主管院长。

（4）由医院辐射防护安全和环境保护管理委员会负责人决定上报备案，在 24h 内完成。

（5）所有参加人员必须进行污染检测，进行个人洗刷。

（6）警戒解除后方可恢复医疗工作。

（7）原因分析，持续质量改进。

4. 流程图

(1) X线暴露应急预案流程图（图10-6-1）。

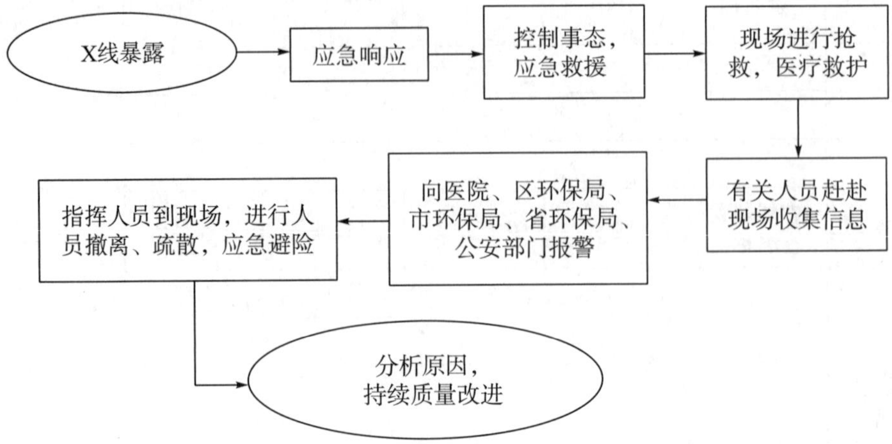

图10-6-1 X线暴露应急预案流程图

(2) ^{125}I密封籽源暴露应急预案流程图（图10-6-2）。

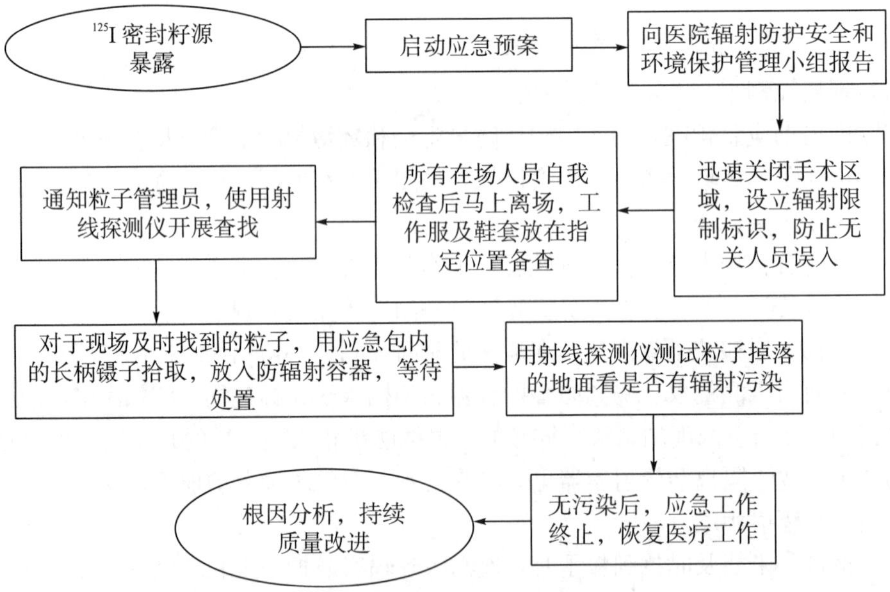

图10-6-2 ^{125}I密封籽源暴露应急预案流程图

二、放射性药品泄漏后污染工作环境应急预案

1. 应急措施

(1) 立即疏散污染区附近无关人员，并在距污染源2～5m处设立警示标志和隔离

铅屏风。

（2）迅速确定放射性药品种类、活度、污染范围和污染程度，并用红色划线标示范围。

（3）用滤纸（吸水纸）吸干泄漏的放射性药品，并放入医用废物袋中。

（4）用湿润的滤纸（吸水纸）或纱布沿污染区的外围螺旋式向内擦拭污染区域，切忌乱抹以免扩大污染范围。擦拭后的滤纸（吸水纸）或纱布也一并放入医用废物袋中。重复此操作多次直到手持式γ辐射检测仪测量污染区域放射性水平接近本底水平或不再明显降低为止。

（5）如多次擦拭后γ辐射检测仪测量放射性水平仍明显高于本底水平，则需对污染区域采用铅屏风、铅板或铅砖屏蔽，并保持警示标志直到污染区域放射性水平达到本底水平。

（6）将上述医用废物袋放置于铅废物箱。

（7）辐射防护安全和环境保护管理小组做好本次事件的记录，并按照安全（不良）事件要求上报医院有关部门，进行整改反馈。

2. 流程图

放射性药品泄漏污染工作环境应急预案流程图见图10－6－3。

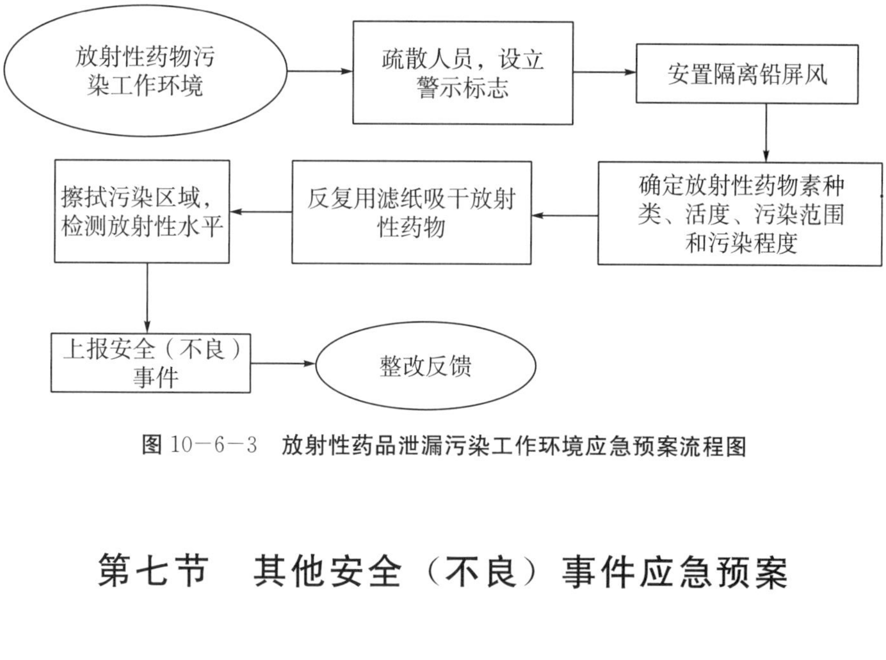

图10－6－3　放射性药品泄漏污染工作环境应急预案流程图

第七节　其他安全（不良）事件应急预案

一、影像科暴力事件防范应急预案

1. 定义

医院暴力事件，亦称医院工作场所暴力或医疗暴力，世界卫生组织将其定义为卫生人员在其工作场所受到辱骂、威胁和攻击，从而对其安全、幸福和健康造成明确的或隐性的威胁。

2. 目的

预防和减少影像科暴力事件的发生，控制和减轻暴力事件导致的严重社会危害，规范影像科暴力事件应对方法，保护医院财产安全及卫生人员、患者合法权益。

3. 适用范围

（1）在影像科内寻衅滋事。

（2）侮辱、威胁、恐吓、殴打影像科工作人员。

（3）非法限制卫生人员人身自由。

（4）占据办公诊疗场所、抢夺医疗物品。

（5）其他扰乱影像科医疗秩序的暴力事件。

4. 组织结构及其职责

科室成立暴力事件安全防范应急小组，科室党支部书记和主任是治安安全管理的责任人。本着落实“管业务必须管安全，管行业必须管安全”的责任制，小组必须履行以下职责：带头贯彻执行治安安全管理相关法律法规及医院制订的治安安全管理相关规定；每年应组织影像科工作人员学习治安安全管理相关法律法规和医院制订的治安安全管理相关规定，提高治安安全自我防范能力、参加保卫部门组织的治安安全事件应急演练；应定期排查影像科的治安安全隐患，发现隐患立即整改；在诊疗活动中，一旦发现暴力事件，立即向保卫部报警；加强影像科重要岗位职工教育，各岗位、各班次工作人员要以高度负责的态度对待工作。

影像科暴力事件防范管理工作应当以人为本，坚持预防为主、突出重点、保障安全的原则，以人防为保障、以技防为核心。暴力事件防范措施具体如下：

（1）人防。

①医院层面：医院应当设置或明确治安保卫机构，配备与影像科保卫任务相适应的专（兼）职治卫人员。

②科室层面：科室定期进行沟通技巧、自我保护能力的培训；有意识地识别高危医疗纠纷病例；加强医护、技护配合，互相帮助，化解医患矛盾；加强报告制度，对于当班工作人员层面不能解决的矛盾应及时上报；改善候诊环境，如合理安排候诊人数、增设候诊椅；合理排班，弥补工作人员数量不足；各岗位、各班次工作人员要以高度负责的态度对待工作；谨记“有时治愈、经常帮助、总是安慰”，在工作中具体落实，争取将各种过激行为消除在萌芽状态。

（2）技防。医院应根据影像科实际情况安装入侵报警系统、视频监控系统、出入口控制系统和电子巡查系统。病区护士站和容易出现医患纠纷的检查区域应安装紧急报警装置（一键式报警装置），紧急报警装置应当与本单位监控中心（监控室）或公安机关联网。

5. 应急措施

（1）遇到暴力事件时，当事人要立即脱身，如果不能脱身，应立即呼救，请求同事或周围人员帮助。

（2）使用所在区域的紧急报警装置，报告保卫部或公安机关。

（3）尽力保证患者的生命安全、自身安全和国家财产安全。

（4）滋事人员逃走后，应注意其走向，为治安保卫管理人员提供线索。

（5）安抚患者及其家属，减少在场人员的焦虑、恐惧情绪。

（6）主动协助保卫人员或公安机关人员的调查工作。

（7）尽快恢复影像科正常医疗护理工作，保证患者的医疗安全。

6. 流程图

影像科暴力事件应急预案流程图见图10－7－1。

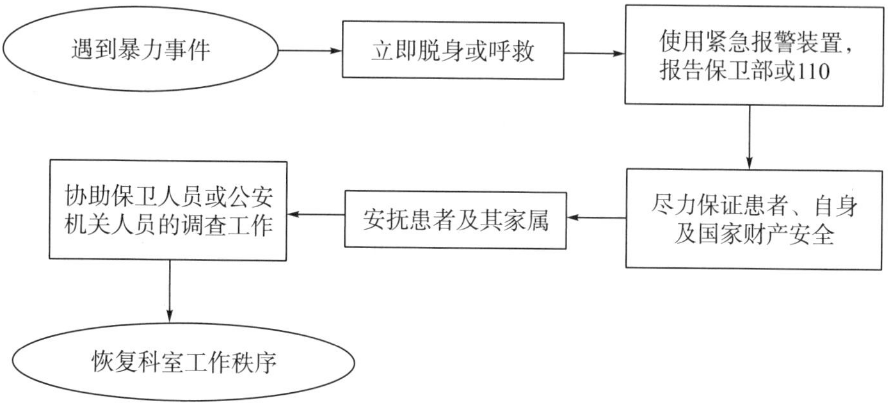

图10－7－1 影像科暴力事件应急预案流程图

二、疫情防控期间核医学病房护理管理应急预案

1. 门诊患者管理

（1）在核医学区域设置单向入口、出口，在入口处设置体温监测台，由专人负责，查看所有人员的疫情调查表，督促患者进行手卫生并监测体温，没有疫情调查表中所述问题且体温正常的患者及其家属，方能进入管控区域。

（2）体温高于37.3℃的患者（休息5～10min后复测体温），如果有流行病学史，安排专人引导至门诊发热患者分诊台；如无流行病学史，建议自行前往发热门诊就诊。

（3）疫情防控期间除急危重症患者及儿童（限1人陪伴）外，家属均不允许进入检查区域，患者及其家属必须佩戴口罩方能进入核医学区域。

（4）加强对患者及其家属的防控知识宣传，要求患者及其家属在等候及检查期间必须佩戴口罩，并注意手卫生，严禁随地吐痰、严禁随意走动。

（5）嘱患者及其家属等待期间保持安静，尽量保持1米以上的距离。

（6）嘱患者检查当日早上7点以前进餐，9点以后按照程序进检查室，与医生间隔1米以上就座，进行病史询问。

（7）待患者空腹4～6h以后，根据医院的防控要求安排对比剂注射。

(8) 注射对比剂后根据不同检查需等待的时间进行检查，做好患者分流与控制人数。

2. 入院患者管理

(1) 入院患者筛查。

①应测量体温，了解有无发热、咳嗽、乏力等呼吸道感染症状，并询问其近期有无疫区停留史、疫区人员接触史。

②患者有上述任意一项，应立即通知医生。对发热患者，应就地单间隔离、协助医生完成实验室检查和影像学检查，必要时转隔离病房收治。

(2) 在院期间患者体温和症状监测。

①每日监测患者体温、呼吸道症状及体征。

②做好患者/陪护的健康宣教：在院期间正确佩戴口罩、正确实施咳嗽礼仪、做好手卫生等个人防护；不得随意进入其他病房或离开自己的病房，不在公共区域逗留，与其他患者保持安全距离；废弃口罩丢在指定位置。

(3) 陪护与探视管理。

①病房应严格实行24h门禁管理。凭腕带或出入证出入。

②如确需陪护，原则上每名患者最多留1名陪护人员，且应相对固定、不随意调换。

③患者在院期间不建议其他人员来院探视。

④做好陪护人员的体温检测与流行病学史筛查。

3. 工作人员管理

(1) 按疾病特点进行相关生命体征监测，并开展行流行病学史筛查。

(2) 加强培训，提高医护人员对疾病的认识水平及防控意识，掌握诊疗方案，增强自我防护能力。

(3) 疫情防控期间应严格控制人员聚集，可借助信息技术平台采用视频、微信工作群、QQ群等方式进行人员在线培训。

(4) 心理支持：关注本病房医护人员心理状态，做好动态评估和管理，加强对医护人员的人文关怀和心理疏导。

(5) 特殊工作人员的管理：加强对保洁工人、生活工人、医疗护理员、进修人员、实习生疫情防护相关知识的培训和心理疏导。

4. 日常环境及物体表面消毒管理

(1) 空气消毒：加强病房通风换气，每日用循环风空气消毒机进行空气消毒2次。

(2) 地面、墙面消毒：采用500mg/L的含氯消毒液擦拭，作用时间为30min。

(3) 物品和医疗设备表面消毒：在每日清洁2次的基础上，每周使用500mg/L的含氯消毒液进行消毒；医疗设备表面清洁和消毒可采用75%乙醇、消毒湿巾或500mg/L的含氯消毒液。

(4) 床上用品消毒：无肉眼可见污染时可用床单元消毒机进行密闭消毒，有可见污染时可按医疗废物处理。若为确诊患者使用过的床单、被套、枕套，无肉眼可见污染时，装入专用袋，袋外贴上“病毒感染”字样，密闭后送至洗浆消毒供应中心消毒；有可见污染时可按医疗废物处理。

（5）办公区和休息区的管理：加强通风换气和空气消毒，对键盘、鼠标、对讲机、移动式查房车等各类物体表面，以及值班室和示教室等人群相对集中的区域，落实清洁和擦拭消毒，每日用500mg/L的含氯消毒液消毒，由专人监督落实。

（6）医疗废物管理：严格实行生活垃圾和医疗垃圾分类管理。如有疑似或确诊患者，实行院内专人、专车收集其产生的医疗废物，按固定路线转运。收集至暂存点后单独存放，尽快交与当地特殊垃圾场焚烧处理。

5. 病室设置及物资管理

（1）严格实行24h门禁管理，病房的医疗区域实行单通道进出，病房入口处专人专岗体温监测，并要求所有进出人员佩戴口罩，做好进出人员信息登记，限制无关人员（如外卖员、借道者）进入。

（2）病床安排：严格控制收治患者总数，根据疾病特点合理安置患者，减少每间病房患者人数，增加床间距，预防交叉感染。应设置应急隔离室，用于疑似患者的隔离。

（3）物资管理：严格落实医用耗材管理规定，加强入库、出库管理。确保医护人员开展诊疗护理工作时能够获得必需的防护用品，同时杜绝过度使用防护用品造成资源浪费。

（罗茂、邱凯凯、杨丽丹、邓双、李慧兰、熊天祯、伍冬梅）

参考文献

1. 刘士远. 新时代医学影像学发展趋势与挑战［J］. 中华放射学杂志，2021，55（2）：97－100.
2. RAWSON JV，KANNAN A，FURMAN M. Use of process improvement tools in radiology［J］. Current Problems in Diagnostic Radiology，2016，45（2）：94－100.
3. 中华护理学会内科专业委员会. 含碘对比剂静脉外渗护理管理实践指南［J］. 中华护理杂志，2021，56（7）：1008.
4. 余建明. 中华医学影像技术学：数字X线成像技术卷［M］. 北京：人民卫生出版社，2017.
5. 高剑波. 中华医学影像技术学：CT成像技术卷［M］. 北京：人民卫生出版社，2017.
6. 李真林，倪红艳. 中华医学影像技术学：MR成像技术卷［M］. 北京：人民卫生出版社，2017.
7. 中华医学会放射学分会放射护理专业委员会放射诊断护理学组. 影像科碘对比剂输注安全专家共识［J］. 介入放射学杂志，2018，27（8）：707－712.
8. 黄钢，李亚明，李方. 核医学［M］. 2版. 北京：人民卫生出版社，2021.
9. 中华医学会放射学分会. 头颈部CT血管成像扫描方案与注射方案专家共识［J］. 中华放射学杂志，2019，53（2）：81－87.
10. 中华医学会影像技术分会医学影像护理专委会. 影像增强检查静脉输注工具规范应用专家共识［J］. 中国医疗设备，2021，36（3）：1－5.
11. 中国抗癌协会肿瘤微创治疗专业委员会护理分会，中国医师协会介入医师分会介入围手术专业委员会，中华医学会放射学分会第十五届放射护理工作组. 经皮肝穿刺胆道引流术管路护理专家共识［J］. 中华现代护理杂志，2020，26（36）：4997－5003.
12. 中国静脉介入联盟，中国医师协会介入医师分会外周血管介入专业委员会，国际血管联盟中国分部护理专业委员会. 下腔静脉滤器置入术及取出术护理规范专家共识［J］. 中华现代护理杂志，2021，27（35）：4761－4769.
13. 中国静脉介入联盟，中国医师协会介入医师分会外周血管介入专业委员会. 下肢深静脉血栓形成介入治疗护理规范专家共识［J］. 介入放射学杂志，2020，29（6）：531－540.
14. 中华医学会放射学分会磁共振学组，中华医学会放射学分会质量控制与安全工作委员会. 钆对比剂临床安全性应用中国专家建议 [J]. 中华放射学杂志，2019，(7)：539－544.

15. 陈烁淳，许敏，顾炯辉，等. 超声造影剂 Sonazoid 的研究进展 [J]. 中华超声影像学杂志，2020，29 (7)：636－641.

16. 宋彬，张小明，李真林. 四川省放射医学质量控制与管理标准 [M]. 成都：四川大学出版社，2019.

17. 中华医学会影像技术分会，中华医学会放射学分会. 数字 X 线摄影检查技术专家共识 [J]. 中华放射学杂志，2016，50 (7)：483－494.

18. 中国抗癌协会乳腺癌专业委员会. 中国抗癌协会乳腺癌诊治指南与规范（2021 年版）[J]. 中国癌症杂志，2021，31 (10)：954－1040.

19. 中华医学会放射学分会儿科学组，中华医学会儿科学分会放射学组. 胎儿 MRI 中国专家共识 [J]. 中华放射学杂志，2020，54 (12)：1153－1161.

20. 中华医学会核医学分会. 淋巴瘤 ^{18}F－FDG PET/CT 及 PET/MR 显像临床应用指南（2021 版）[J]. 中华核医学与分子影像杂志，2021，41 (3)：161－169.

21. 中国医师协会妇产科医师分会母胎医师专业委员会，中华医学会妇产科学分会产科学组，中华医学会围产医学分会，等. 妊娠期应用辐射性影像学检查的专家建议 [J]. 中华围产医学杂志，2020，23 (3)：145－149.

22. 浙江省核医学中心，浙江省医学会核医学与放射医学防护分会质控学组. 浙江省 ^{99m}Tc－MIBI SPECT 心肌灌注显像检查规范及质量控制专家共识（2020 版）[J]. 浙江医学，2021，43 (2)：117－123，147.

23. 中华医学会核医学分会《临床核医学辐射安全专家共识》编写委员会. 临床核医学辐射安全专家共识 [J]. 中华核医学与分子影像杂志，2017，37 (4)：225－229.

24. 中华医学会核医学分会. ^{131}I 治疗分化型甲状腺癌指南（2021 版）[J]. 中华核医学与分子影像杂志，2021，41 (4)：218－241.

25. 中华医学会核医学分会. ^{131}I 治疗格雷夫斯甲亢指南（2021 版）[J]. 中华核医学与分子影像杂志，2021，41 (4)：242－253.

26. 吕珂，李建初，姜玉新. 超声造影临床应用进展 [J]. 中国医学影像技术，2021，37 (12)：1761－1764.

27. 黄瑛. 精准时代的介入超声诊疗——继承与创新 [J]. 中国临床医学影像杂志，2021，32 (8)：533－535，539.

28. 中国医师协会超声医师分会. 中国超声造影临床应用指南 [M]. 北京：人民卫生出版社，2017.

29. 中国医师协会外科医师分会甲状腺外科医师委员会，中国研究型医院学会甲状腺疾病专业委员会，中国医学装备协会外科装备分会甲状腺外科装备委员会. 超声引导下甲状腺结节细针穿刺活检专家共识及操作指南（2018 版）[J]. 中国实用外科杂志，2018，38 (3)：241－244.

30. 中国抗癌协会肿瘤介入学专业委员会. 梗阻性黄疸经皮肝穿刺胆道引流及支架植入术专家共识（2018）[J]. 临床肝胆病杂志，2019，35 (3)：504－508.

31. 中国医师协会神经介入专业委员会，中国颅内动脉瘤计划研究组. 中国颅内未破裂动脉瘤诊疗指南 2021 [J]. 中国脑血管病杂志，2021，18 (9)：634－664.
32. 中国医师协会神经介入专业委员会，中国颅内动脉瘤计划研究组. 中国颅内破裂动脉瘤诊疗指南 2021 [J]. 中国脑血管病杂志，2021，18 (8)：1672－5921.
33. 中华医学会神经病学分会，中华医学会神经病学分会神经血管介入协作组. 脑血管造影术操作规范中国专家共识 [J]. 中华神经科杂志，2018，51 (1)：7－13.
34. 中华医学会神经外科学分会介入学组，《脑动静脉畸形介入治疗中国专家共识》编写委员会. 脑动静脉畸形介入治疗中国专家共识 [J]. 中华神经外科杂志，2017，33 (12)：1195－1203.
35. 袁丁，赵纪春，王家嵘，等. 2018 年美国血管外科学会 (ASVS) 腹主动脉瘤诊治临床实践指南解读 [J]. 中国循证医学杂志，2018，18 (12)：1273－1280.
36. 中华医学会外科学分会血管外科学组. 腔静脉滤器临床应用指南 [J]. 中国实用外科杂志，2019，39 (7)：651－654.
37. 中华医学会放射学分会护理工作组. 门静脉高压患者经颈静脉肝内门体分流术护理管理专家共识 [J]. 介入放射学杂志，2022，31 (2)：117－124.
38. 王振常，耿左军. 医学影像学 [M]. 3 版. 北京：人民卫生出版社，2018.
39. 中华医学会放射学分会. 放射科管理规范与质控标准 (2017 版) [M]. 北京：人民卫生出版社，2017.